KB039768

애착이론과 정신분석

Peter Fonagy 저
반 건 호 역

도서출판 빈센트

ATTACHMENT THEORY AND PSYCHOANALYSIS

by Peter Fonagy

이 책의 번역과 출판은 김승주 소아과의원, 김승주 원장의 지원으로 수행 되었습니다.

목 차

Professor Fonagy's Foreword to Korean Version

There is no doubt that psychodynamic approaches in Korea are more advanced than in most other countries in the Far East. I have personally been privileged to have contact with a number of eminent Korean colleagues and was therefore particularly pleased to hear that Attachment Theory and Psychoanalysis will be made available to professionals from Korea. Attachment theory seems to me to provide a universal language across mental health cultures, just as attachment itself is a cultural universal. Identifying the connections between psychoanalytic theory and ideas based in attachment theory, which is the overriding aim of this monograph, might serve to highlight those aspects of psychoanalytic theorization that are most relevant to Korean culture.

As someone born in Eastern Europe, writing in England, I am all too aware, however, that many ideas which we assume to be relevant to professional groups outside of our own in fact have very limited pertinence. They travel as poorly as Hungarian wine. I therefore submit this work to you with much humility, hoping but not expecting that you will find the larger proportion of its content relevant to your work with children and adults, families and groups. I hope that if one aspect of the work is perceived as relevant, it will be openness to ideas and the hope for meaningful dialogue and discourse that can be found with effort between approaches as diverse as attachment theory and psychoanalysis and our respective histories and traditions in approaching human relationships and psychological problems.

I am most grateful and deeply indebted to Dr. Geonho Bahn who worked with great diligence to make the work accessible in Korea, and in the course of this identified a number of slightly embarrassing inaccuracies and omissions in the English edition, which we had the opportunity to correct in the Korean.

11 MARCH 2005
Peter Fonagy, PhD, FBA

번역후기

　Bowlby는 소아정신과 이론 중 하나인 애착이론의 창시자로 유명하지만, 그의 뿌리가 정신분석에 있다고 하면 의아스럽게 생각할 수도 있다. 저자도 서문 첫머리에서 밝혔듯이 정신분석과 애착이론 사이에는 악연이 있다. 40여 년 전 Bowlby가 애착이론을 발표하면서부터 안나 프로이트는 물론 Klein학파까지 가세해서 애착이론을 공격한다. 이후 Bowlby 이론은 정통 정신분석에서 퇴출되고 정신과의사나 분석가들에게는 비밀의 화원으로 남았다. 역자 역시 정신분석 이론을 접한 지 이십 여 년이 지났으나 애착이론과 같은 뿌리를 가지고 있다는 사실을 제대로 알지 못했다. 얼마 전부터 정통 정신분석의 예봉이 무뎌지면서, 그리고 애착이론에서 정신분석의 맥이 흐르고 있음을 인정하게 된 분석계 일부에서 집 나간 자식 불러 들이 듯 화해의 싹이 트고 있다.

　애착이론이 현대 소아정신과를 지탱하는 소중한 이론 중 하나이며, 소아정신과의 대모 격인 안나 프로이트가 정신분석계의 거목이라는 단순한 두 가지 명제에서 독자들은 애착이론-정신분석의 연결은 당연한 수순일 수밖에 없음을 쉽게 간파할 수 있을 것이다. 하지만 이렇듯 간단해 보이는 연결이 생명을 되찾는 데 40여 년의 세월이 흘렀고 이제 간신히 싹이 트고 있음을 생각하면 우리가 알고 있는 수많은 대가들 역시 나무를 보고 숲을 보지 못하는 우를 범한 것은 아닌가 하는 생각이 든다.

양 쪽 이론에 모두 정통한 저자의 방대한 문헌고찰을 통해 두 이론이 갖는 공통점과 차이를 대비시키며 비교적 명쾌한 전개를 보인다. 하지만 엄청난 참고문헌에서 보듯이 수많은 이론과 학자들이 언급되면서 어려운 내용 때문에도 그렇지만 생소하기까지 한 용어의 혼란으로 인해 독자를 거의 혼수상태에 빠뜨린다.

오랜 세월 딴 살림을 차렸던 이론들이라 서로 사용하는 용어 자체부터 엄청나게 다르고 그 공통점을 찾는 과정에서 설명이 길어질 수밖에 없다. 개념 자체도 이해하기 어렵지만 우리말로 옮기는 일이 쉽지 않았다. 외국인 이름은 영어 알파벳을 그대로 사용하였으나 Sigmund Freud 경우만 '프로이트'로 사용하였다. 이 책의 내용과 관련된 몇몇 서적을 참고하면서 가능한 통일된 용어를 사용하고자 하였으나 참고 도서에 사용된 용어들이 각기 다른 경우가 많았다. 예를 들어 Melanie Klein의 paranoid-schizoid position 개념에서 'position'을 이재훈의 경우 '자리', 이무석의 경우 '입장'으로 번역하였다. 역자는 '태도'라고 옮겼다. 'caregiver' 라는 용어도 흔히 사용되는 말이지만 막상 우리말로 옮기기는 쉽지 않았다. 국립국어연구원의 김희진 박사와 상의하여 '돌봄이', '돌보는 이'로 번역하였다. 'ego'는 '자아', 'self'는 '자기'로 용어를 통일하였다. 이들 이론의 개념 이해와 올바른 용어 제정을 위해 국내 관련 학자들 사이에 지속적인 교류와 상호 이해가 절실히 필요한 시점이다.

원본의 참고 문헌에 일부 결손, 순서 바뀜, 내용 애매 등의 문제가 있어 저자에게 문의하여 일부 수정 하였습니다.

까다로운 영어 표현을 쉽게 풀어내는 데 도움을 주었던 경희대학교 의과대학 정희경, 정혜영 군, 김영신 선생, 참고문헌 정리에 수고를 아끼지 않았던 신경정신과 비서 조현주 군, 경희의료원 문성경, 최소영, 김학주 선생에게 감사의 말을 전합니다. 함께 원고를 검토해 준 신경정신과 교실원 여러분께도 감사드립니다.

눈부시게 발전하는 생물정신의학의 그늘에서 묵묵히 인간정신의 치유를 지향하는 한국정신분석학회 회원들의 조용한 열정이 시지프스의 바위굴리기 같은 번역을 마칠 수 있었던 힘의 원천입니다.

매번 느끼지만 번역이라는 작업은 역량의 한계를 절실히 느끼게 만든다. 하지만 섣부른 번역이나마 시작해 놓으면 수많은 오역에 대해 누군가 돌을 던질 것이고 그 돌들이 쌓여서 오히려 정신분석과 애착을 연결하는 돌다리가 되기를 희망하면서 무모한 도전을 합니다.

2005년 여름
반건호

용어 선정 참고문헌

1. 멜라니 클라인-멜라니 클라인의 정신분석학. Hanna
   Segal 지음, 이재훈 옮김, 한국심리치료연구소, 1999
2. 심리학용어집. 양돈규, 학지사, 2003
3. 애착이론과 심리치료. Mario Marrone 지음, 이민희
   옮김, 시그마프레스, 2005
4. 자녀양육과 정상발달: 애착 이론에서의 조명. 노경선,
   대한 소아청소년 정신의학회-한국 여성 정신의학회
   1998년도 합동 춘계학술대회 초록집 13-23쪽, 1998
5. 정신분석에로의 초대. 이무석. 도서출판 이유, 2003
6. 존 볼비와 애착이론. JEREMY HOLMES 지음, 이경
   숙 옮김, 학지사, 2005

서 문

정신분석과 애착이론 사이에는 악연이 있다. 집안싸움이 다 그렇듯이 이 경우도 문제가 어디서 시작되었는지 찾기 힘들다.

1960년대 초 John Bowlby가 Psychoanalytic Study of the Child에 논문을 발표(Bowlby 1960)한 후 많은 정신분석가들이 그에게 등을 돌렸다. 애착이론은 기계적이고 비역동적이며 정신분석 이론을 잘못 이해한 결과라고 비난하였다 (A Freud 1960, Schur 1960, Spitz 1960). 오랫동안 대립하고 있던 Anna Freud와 Melanie Klein의 추종자들조차 그의 이론에 반대하면서 작지만 공통의 장을 열었다 (Grosskruth 1986). 이후 수 십 년간 Bowlby는 정신분석계에서 고립된 존재였다. Engel (1971), Rocklin (1971), Roiphe (1976), Hanley (1978) 같은 대가들이 주기적으로 비판을 통해 여러 가지 문제를 제기했으나 대개 몇 가지 비교적 단순한 불일치 항목에 뿌리를 두고 있는 것이었다. Bowlby는 역동, 오이디프스 콤플렉스, 무의식 과정, 특히 무의식적 공상, 내적 동기에 의한 콤플렉스, 갈등 해소 체계를 부정했다. 더 나아가서 그는 사회화를 포함해서 자아가 경험한 감정이나, 유아가 몸에서 얻을 수 있는 기쁨과 같은 풍부한 인간 감정을 간과하였다. 애착이론은 생물학적 취약성을 무시하고, 아이를 돌보는 이의 행동에 근거한 취약성을 중시한다. 원인을 고려하기보다 신체 분리라는 단일 인자를 중요하게 생각하는 것처럼 보인다. 그 결과 애착을 형성하고 손실에 대해 반응하는 아이의 능력 평가 시 자아의 발달 상태에 따른 영향을 고려하지 않았다는 점에서 비난 받는다. 신체 분리에 비해 외상과 엄마의 두려움과 관련된 부정적 애착을 무시했다는 점도 비난의 대상이다. Bowlby는 복잡한 상징 기능을 완전히 인지하는 대신 진화론을 강조하는 환원주의자처럼 보인다. 바로 대중의 구미에 딱 맞는 정신분석적 평가판이라는 평도 있다. 사석에서는 더 심한 평가도 있었다. Bowlby는 인간을 동물처럼 취급한다 (Grosskruth 1987, 406쪽). 분석가들은 Bowlby의 업적에 대해 여전히 부정적이므로 그의 저서를 읽을 필요를 느끼지 못 한다 (Marraone 1998 에서 인용). 영국에서 열 손가락 안에 드는 정신분석가이며 아마도 국제적으로 가장 많이 인용되는 인물 중 한 사람임에도 불구하고, 그의 저서는 여전히 영국 내 정신분석 연구소에서 필독 도서에 포함되지 않는다. 이러한 불화는 좀처럼 수그러질 조짐을 보이지 않는다. 1992년에도 Lilleskov는 Bowlby가 역동이론을 무시함으로써 행동관찰이 용이해 졌을 수는 있으나, 그러한 관찰을 설명할 수 있는 힘은 줄어들었다 (128쪽)라고 비판하였다.

　Bowlby에 반대해서 논쟁을 벌였던 역사적인 정신분석가들의 이야기와, 역사적인 반대 인물들이 종종 들고 나왔던 애착이론에 대한 심각한 오해와 비판이 어리석었음을 다룬 주제들을 잠시 접어두고, Bowlby의 정신분석 이론을 살펴보자. 안타깝게도 때로는 그의 천재성에 비해 이론이 걸맞지 않을 때가 있다. 그의 저서인 '애착과 상실'의 2권

(Bowlby 1973) 22장 성격의 성장 경로에서 두 가지 서로 다른 이론 모델을 두 가지 철도 체계에 비유했다. 성격발달에 대한 정신분석 모델은 열차 운행이 중단될 수 있는 단선 철도로 간주하였다. 성인의 병적 상태는 조기 정상발달 과정으로의 퇴행 또는 고착으로 여겼다. Bowlby의 대체 모델은 생물학자인 Waddington (1966)의 이론에서 착안한 것으로, 주 노선이 있고 몇 가지 다른 노선으로 가지를 치는 복선 철도체계로 비유되며, 발달 경과 상 여러 가지 대체 과정을 겪는 것으로 설명한다. Bowlby는 자신의 이론이 분명히 다르다고 하였으나, 사실 솔직한 태도가 아니다. 그는 Anna Freud, Erik Erikson 등의 업적에 통달한 편인데, 그들 모두가 비슷한 복선 발달 체계를 제시한 인물이기 때문이다. 정신분석 주자들과의 대립은 Bowlby에게 책임이 있는 것 같다. 비슷한 예를 1958년 논문에서 찾아 볼 수 있다. 그 논문에서 Bowlby는 정신분석가들이 이차 역동 이론으로부터 빠져 나오기 위해 헛된 노력을 하고 있음을 증명하려고 애를 썼다. 구강기 및 다른 신체적 요구에 기반을 둔 일차 역동은 결합 bonding을 위한 이차 역동을 형성한다. 반대로, 그는 타고난 일차적 생물학적 위치에 사회적 결합을 배치하였다. 다시 강조하건대, 프로이트와 Burlingham은 1944년에 이미 엄마에게 애착을 형성하기 위해 필요한 아이의 본능적 요구를 감지했었다. 훨씬 이전에도 헝가리의 정신분석가인 Imre Hermann (1923)은 영장류의 관찰에 기반을 둔 돌보는 이에게 달라붙는 일차적 본능을 제안했었고, Harlow의 연구를 Bowlby가 이용한 것과 다르지 않다.

Bowlby는 끝까지 이렇게 '눈 가리고 아웅' 식의 태도를 고집했다(1980c). Parkes와 Sterenson-Hinde가 펴낸 Bowlby의 전집 맺음말에서 정신분석은 사람 마음의 내적 작업에 비중을 두었고, 친밀한 인간관계의 특별한 상황을 인식했다. 하지만 이미 쇠퇴해버린 정신분석의 초심리학이 문제다. '한 가지 후향적 연구 방법에 집착해서는 견해 차이를 풀 수 있는 방법이 없다'(310쪽)라고 정신분석에 대한 실망을 토로하였다. 여기서 그는 정신분석적 관찰과 이전 연구들과의 관련성을 배제한 것으로 보인다. 아울러 그러한 생각들을 고찰해 보려는 의지도 없었다. 여러 가지 연구 방법은 고유의 강점과 취약성이 있으며, 조합해서 사용하면 풍성한 결과를 얻을 수도 있다고 덧붙였다. 어떤 연구 방법의 강점은 다른 것의 약점을 일부라도 보완할 수 있을 것이다(312쪽). 그러나 이때는 이미 정신분석이 그의 지식 창고에서 모습을 감춘 뒤였다. 1988년에 그는 정신분석에 대한 견해를 다음과 같이 발표했다. 아이의 실제 경험이 어떠했는지 강조하는 사람은 비현실적이라고 비난 받았다. 정의상, 외부 세계에 관심이 있는 사람은 내적 세계에 관심이 없을 것으로 가정한다. 게다가 대개 내부 세계로부터 도망쳐버린다(Bowlby 1988, 43~44쪽).

쟁쟁한 동료 정신분석가들의 이론과는 달리 Bowlby의 이론들이 정신분석연구소로 전파되지 않았음은 흥미로운 사실이다. 만약 그렇게 되었었다면 이 책을 쓸 이유가 없었을 것이다. 그의 이론은 경험적 연구로 연결되었고, 애착 이론을 정신분석으로부터 멀리 떼어 놓는 결과를 초래하였다. 임상 사례를 이해하는 데 있어서 이상한 방법일 뿐만 아니라 모순된 인식론이라는 이유로 분리될 수밖에 없었다. 표상의 현실보다는 실제를 관찰하고 연구하고 표현하는 데 관심을 가졌던 그는 정신분석가들에게 외면당한 채 반생을 비정통파 정신분석가로 지내야 했다. Jeremy Holmes (1995)는 이에 대해 신랄하게 묘사했다. Bowlby의 이론과 임상에서의 엄청난 자료들이 수 십 년 동안 정신분석사에서 지우개로 지운 것처럼 사장되었다. 마치 스탈린 시대에 동조하지 않았던 몇 몇 사람들처럼 (20쪽).

따라서 정신분석가들이 지속적으로, 그리고 편견을 가진 채 애착이론을 잘못 이해하고 훌륭함이나 설명력이 결핍되어 있음을 발견한 것처럼, Bowlby도 계속 정신분석의 가장 취약한 분야에 초점을 맞추었다. 마치 상호보완적인 관계를 미리 차단하려는 것처럼 보일 정도였다. 결과적으로 Bowlby의 추종자들은 경험주의 과학과 실험실 관찰을 주로 하는 분야에서 생겨났다. 이러한 경향에 예외도 있다. Bretherton (1987)은 애착이론, 분리-개별화 이론, Stern이 제시한 유아-엄마 관련 이론 들을 사려있게 비교 검토하여 발표하였다. Allen (1995, 2000), Eagle (1995, 1997), Holmes (1993b, 1997), Marrone (1998)처럼 애착이론과 전형적인 정신분석 이론 사이의 접촉 가능한 영역을 살펴 본 후에 이들 저자들의 이론을 검토할 것이다.

이 저서에서는 애착이론과 정신분석 사이의 관련성이 각 집단에서 일반적으로 인식하고 있는 것보다 훨씬 복잡함을 증명하려는 한편, 양자간 통합을 시도할 것이다. 사실 많은 접점이 있지만 정도 면에서 분명한 것도 있고, 좀 더 은근하기도 하며, 어떤 경우는 거의 희박하다. 물론 심각한 차이를 보이는 내용도 있다. 지금 시점에서 볼 때 정신분석 이론이 일관성이 없으므로, 애착이론과 관련된 주요 정신분석학파를 개별적으로 살펴봄으로써 중복되는 부분을 탐색할 수 있는 지름길은 없다. 애착이론과 애착연구의 주요 발견을 개괄하는 내용으로 책을 시작하고, 정신분석적 접근의 검토는 프로이트에서 시작해서 Daniel Stern의 연구로 끝 낼 것이다. 지면이 한정된 관계로 관련분야의 내용을 많이 축약할 수밖에 없으며, 더 심각한 문제는 바로 저자의 무지로 인해 좋은 내용을 충분히 전달할 수 없음이다.

1장
애착이론 소개

　　애착이론은 정신분석이론 중 일반심리학과 임상 정신 역동이론 사이의 틈을 연결할 수 있는 거의 유일한 이론이다. 경험적 사회과학(대개 심리학 연구)에 뿌리를 두고 있는 마음에 대한 이론과 정신 병리를 포함한 인생 경과를 결정하는 데 있어서 개인 경험의 중요성에 초점을 맞춘 임상이론 사이에 오늘날까지 존재하는 격차에 대해 많은 이들이 언급한 바 있다. 최근 Paul Whittle(출판 중)은 이들 이론 사이의 비연속성에 대해 심리학 전반을 우연히 지나고 있는 단층이라고 언급하였다. 사실 정신분석 지형과 실험심리학 지형 사이의 단층을 식별하는 것은 쉽다. 정신분석에서는 경험에 의미를 부여함으로써 행동의 일차적 요인을 찾아내고 동시에 치료적 변화로 가는 왕도가 된다. 실험심리학 지층에서는 절약, 신뢰할만한 관찰의 강조, 수사학과 사색적 이론 수립 혐오 등을 강조한다. 애착 이론은 여전히 이 단층의 양쪽에 모두 근거지를 두고 있다. 어떻게 이런 일이 있을 수 있는가?

　　John Bowlby의 애착이론 작업은 적응 문제가 있는 청소년 수용소에서 일하던 21세부터 시작됐다. 엄마와의 관계가 심하게 손상된 두 소년들과의 임상 경험은 Bowlby에게 엄

청난 영향을 미쳤다. 십 년 뒤에 행한 후향적 연구에서 좀도
둑 청소년 44명의 과거력을 조사하였고 (Bowlby 1944), 조
기 엄마-아기 관계 손상은 정신장애의 핵심 선행인자가 된
다는 견해를 수립하였다. 정신질환이 있는 아이들과 비행
청소년 사이에 가장 두드러지는 차이를 보이는 인자는 상
당기간 부모와 격리된 증거였다. Bowlby가 명명한 *감정
없는 인간 affectionless*에서 특히 심했다. 40대 후반이 되
면서 그는 엄마-아기 관계로 관심의 폭을 넓혔고, 시설에
수용된 어린 아이들의 결과에 대한 연구보고 자료를 검토
하였다 (Bowlby 1951). 심각할 정도로 엄마의 돌봄이 박탈
된 아이들은 감정 없는 청소년 도둑들에게서 발견한 내용과
똑 같은 증상을 보이는 경향이 있었다. 일반적으로 부모역할,
특히 유아-엄마 관계에 중점을 두기는 했으나 1951년 논문
에서는 모성박탈이 전반적인 부정적 결과로 이어질 수 있는
기전에 대해서 언급하지 않았다. 모성박탈 문헌은 여러 가지
해석이 구구했다. 특히 엄마-유아 연대를 강조하지 않는 이
들에게는 더했다 (예: Rutter 1971). 비슷한 시기에 James
Robertson은 Bowlby의 격려와 지원 하에, 병원에 입원하거
나 탁아소에 입주한 적이 있는 18 내지 48개월 된 아이들에
게 부모와의 분리가 미치는 영향을 필름에 담았다. 이후
Christopher Heinicke (Heinicke와 Westheimer 1966)는 체계
적인 행동관찰과 기술 자료를 수집하여 Robertson의 작업
을 완벽하게 뒷받침 하였다.

  Bowlby는 감정 유대의 발생 기원에 대해 20세기 전반을
주도하던 이론들을 받아들일 수 없었 다. 정신분석과 Hull
의 학습이론에서는 최초의 돌보는 이와의 정서적 연결은

구강기 욕구 충족에 근거한 이차 역동이라고 강조하였다. 최소한 동물 세계에서는 동물의 새끼가 자신을 먹여 살리지 않는 성인에게 애착을 형성할 수도 있다는 증거가 있다(Lorenz 1935). Bowlby(1958)는 사람의 아기가 사회적 상호작용에 참여할 수 있도록 예정된 세상으로 들어간다는 것을 인식한 최초의 인물 중 한 사람이다. 발달심리학에서는 이 발견이 옳다는 것을 확인하였다(예: Meltzoff 1995, Watson 1994). 그러나 20세기 중반, 돌보는 이와 상호작용을 시작, 유지, 종료하기 위해 애착을 형성하고, 이를 탐색과 자아 발전을 위한 안전기지 secure base로 사용하는 유아의 생물학적 경향에 중점을 두고 있던 Bowlby의 결정론은 다른 종류의 (가성) 생물학적 결정론으로 옮아간다. 이는 리비도 본능과 공격적 본능의 이론에 기초한 것이다.

Bowlby가 결정적으로 기여한 것은 엄마를 향한 유아의 깨지지 않는(안정된) 조기 애착에 대한 신념이다. 그러한 준비가 되지 않은 아이는 '부분적 박탈' 혹은 '완전한 박탈'의 조짐을 보일 수 있다고 생각하였다. 부분적 박탈 조짐은 사랑 혹은 복수에 대한 과도한 요구, 죄책감, 우울 등이다. 완전한 박탈 조짐은 안절부절 못 함, 조용히 반응 없음, 발달지체 등이다. 그리고 훗날 피상적 관계, 구체적 감각 추구, 집중결함, 속임, 강박적 도둑질 등의 발달 이상 조짐을 보인다(Bowlby 1951). 훗날 이러한 상호작용을 저항 → 절망 → 이탈(protest → despair → detachment)로 이어지는 분리에 대한 반응 틀로 정리하였다(Bowlby 1969, 1973). 저항은 아이가 분리 위협을 감지하면서 시작되고, 울음, 분노, 도망치려는 신체적 시도, 부모를 찾음 식의 반응이 대표적이다. 일주일까지 지속될 수 있고 밤에 심해진다. 저항 후에는 절망이 이어진다. 활동적 신체 동작이 줄어들고 가끔씩 울고, 슬퍼 보이며, 접촉이 줄어들고, 다른 아이들에게 혹은 집에서 가져온 좋아하는 물건을 적대적으로 대하는 일이 많아지고, 애착 인물의 상실에 대한 애도기로 접어든다 (Bowlby 1973). 이탈의 최종단계는 다소 완전한 사교성으로의 복귀가 두드러진다. 이 시기에 도달한 아이는 돌봐주는 다른 어른에 대해 거부 반응을 보이지는 않지만, 돌보는 이와의 재결합 시 완전히 비정상적으로 행동한다. 2주일 내지 21주일 동안 격리된 아이에 대한 Heinicke와 Westheimer (1966)의 연구에서 두 아이는 엄마와의 재결합 시 엄마를 알아보지 못했고, 여덟 명은 등을 돌리거나 다른 데로 가 버렸다. 아이들은 울거나 감정표현이 아예 없었다. 재결합 후에도 일정 수준 분리가 지속되었으며, 버림받는 것을 심하게 두려워하면서 매달리는 행동이 번갈아 나타났다.

전통적인 정신분석과 마찬가지로 Bowlby의 애착이론에도 생물학적 관점 (Bowlby 1969)이 있다. 애착이론은 이미 유아행동에 관한 한 미소, 발성 같은 분자 수준까지 시야가 좁아진 상태이며, 이러한 행동을 통해 돌보는 이가 사회성에 대한 아이의 관심사를 알아차릴 수 있고, 아이와 긴밀하게 친밀감을 형성할 수 있다. 미소 짓기와 발성은 혐오의 감정을 나타내는 울음과 같은 애착 행동이며, 좋지 않은 자극이 끝나기를 바라면서 돌보는 이가 돌봄 행동을 하도록 해 준다. Bowlby는 애착의 생존 가치를 강조했다. 이러한 가치는 침입자로부터 보호는 물론 급식, 환경에 대

해 배우기, 사회적 상호작용 이외에도 돌보는 이와의 친밀
감을 통한 안전감을 높일 수 있다. Bowlby (1969)가 애착행
동의 생물학적 기능을 고려한 것은 침입자로부터의 보호 때
문이었다. 애착행동은 *행동체계behavioral system* (Bowlby가
동물행동학에서 차용한 용어)의 일부로 보인다. 이 부분이
바로 정신분석과 애착이론 사이의 논란이 되는 뜨거운 감
자를 이해할 수 있는 열쇠다. 행동체계는 타고난 동기를
포함한다. 이는 다른 역동에 의해 줄어들지 않는다. 따라서
급식이 근본적으로 애착과 연결될 수 없는 이유이며
(Harlow 1958), 돌보는 이가 아이를 학대해도 애착이 형성
되는 것을 설명할 수 있다 (Bowlby 1956).

애착 행동에 필적할 만한 특별한 행동은 찾아 볼 수 없
다. 30여년의 연구 결과, 애착의 주요 요소들이 심리적 기
전이라는 데 전반적으로 동의하고 있다. 긴밀함을 형성, 유
지하는 행동들은 다음과 같다. (1) 돌보는 이가 아이에게
끌리도록 하는 신호 (예: 미소 짓기), (2) 기능은 같지만 혐
오의 감정을 보이는 행동 (예: 울음), (3) 아이가 돌보는 이
에게 갈 수 있는 골격근 운동 (주로 운동력). 취약한 유아
일수록 혈연관계에 있는 돌보는 이가 더 잘 보호하는 것은
자명한 사실이며, 따라서 생존가능성이 높아진다. 전체 행
동체계는 일정 범주 내 (기기, 미소, 울기 등)에서 긴밀함
을 최적화하는 공통된 기능이 있다. 이 체계는 안정된 내적
구조화를 확실히 하기 위해 존재한다. 구조화는 일정 목적
을 가지고 있으며, 개인은 환경변화에 따라 목표 수정 방식
을 택해서 융통성을 발휘하며 반응할 수 있다. Bowlby 이
론은 군사용어로 비유한다면 열 추적 방식 미사일과 비슷

하다.

Bowlby의 공식과 대상관계 이론가들의 가설 사이에는 분자 수준의 행동 방식에서 미묘하지만 중요한 차이가 있다 (Fairbairn 1952b). 예를 들면 아이의 목표는 대상이 아니라 엄마다. 체계를 조절하는 목적이 처음에는 엄마에게 긴밀함을 유지하려는 물리적인 것이다. 시간이 지나면서 신체적 목표는 돌보는 이에게 친밀감을 느끼려는 심리적 목표로 바뀐다. 이 목표는 대상이 아니고 그 어떤 상태 혹은 느낌이기 때문에, 아이가 살고 있는 상황(돌보는 이의 반응)은 애착 체계에 강한 영향을 미치게 된다. 애착목표가 달성되었다고 받아들인다면 아이의 행동체계에 영향을 미칠 것이기 때문이다.

애착이론은 처음부터 애착 이상의 것에 관심이 있었다. 사실 발달 이론으로서 애착이론은 애착인 것과 애착 아닌 것과의 몇 가지 중요한 차이에서만 이해할 수 있다. *탐색 행동 체계 exploratory behavioral system*는 애착과 미묘한 상호 연관이 있다. 애착 대상 인물은 탐색을 시작하는 데 필수적이고 안전한 전초기지이다(Ainsworth 1963). 돌보는 이가 없어진 것을 발견하면 아이는 즉시 탐색행동을 중단한다(Rajecki 등 1978). 애착 대상의 부재는 탐색을 방해한다. 따라서 안정된 애착은 한 개인의 인지적, 사회적 역량의 범위를 결정하는 데 중요한 역할을 한다. 반대로 *두려움 체계 fear system*는 애착 시스템을 활성화시키고, 돌보는 이의 유효성은 위험한 것으로 감지되는 자극에 대한 아이의 반응을 줄일 수 있다(Bowlby 1973). Bowlby가 말하는 자연스런 위험 신호(예: 생소함, 갑자기 들리는 소음, 고립)

가 두려움 체계를 자극하면 아이는 즉각 보호와 안전한 피난처, 즉, 애착 대상인물을 찾게 된다. 따라서 애착에는 두 가지 스트레스 근원이 있다. 하나는 보호막 없는 노출이며, 다른 하나는 보호해주는 주요 인물로부터 떨어져 나갈 것 같은 느낌이다. Bowlby는 *불안 anxiety*이라는 용어를 전에도 경험한 적이 있는 애착 인물의 부재에 따른 두려움 체계가 작동된 상태를 지칭하는 데 사용하였다. 세 가지 행동 체계, 즉, 애착, 탐색, 두려움이 아이의 발달 과정에서 애착을 조절한다. 이들 세 가지 체계가 조화를 이루면서 아이가 너무 옆길로 빠지지도 않고 너무 처지지도 않으면서 적절히 배우고 발달하도록 돕는다 (Ainsworth와 Wittig 1969).

　두려움 체계의 자극 없이 아이가 친구를 찾는 경향은 *사회적 또는 정서적 행동 체계 sociable or affectional behavioral system*의 활성화로 설명할 수 있다. 아이는 정신적으로 안정되어 있을 때, 그리고 애착 인물의 소재를 확실히 알고 있을 때 놀이친구를 찾는다 (Bowlby 1969, 307쪽). *돌봄 체계 caregiving system*는 아이에게 실제 또는 위험가능성이 있음을 부모가 감지했을 때 안정과 긴밀감을 촉진하기 위해 설계된 부모 행동의 일부다 (Cassidy 1999, 10쪽). 아이의 애착 체계와 상호 작용하는 돌봄 체계가 이상적이다. 아이의 걱정이 실제 또는 감지된 위험과 관련이 없을 때 돌봄 체계가 활성화되는 예도 있다. 예를 들면 돌봄 (예: 달램)으로는 더 이상 어찌할 수 없는 좌절 때문에 나타나는 아이의 고통에 돌보는 이가 반응을 보인다면 상황이 개선되기보다는 악화될 것이다.

　애착 유대는 소위 *정서유대 혹은 연결 affectional bonds*

*or ties*의 하위분류이며, 한 개인이 다른 이에게 거대한 정
서적 중요성을 갖고 있는 것이며, 따라서 상호 교환 가능
성이 없다. 이 개인에 대해 가까워지고 싶어지며 이별에는
고통이 따른다. 개인이 이 상호관계에서 안정 또는 편안함
을 찾게 되면 정서 유대는 애착 유대로 된다 (Ainsworth
1989). 따라서 정서 유대는 좌우대칭일 수 도 있고 아닐 수
도 있는 반면, 애착 유대는 심하게 비대칭적인 것이 정상적
인 것이다. 아이에게서 안정을 찾고자 하는 부(모)가 있다면
심리적 (정신적) 장애의 조짐이 있는 것이며 아이에게도 장
애를 일으킨다 (Bowlby 1969, 377쪽). 정서유대는 애착과 性
性 sexuality 사이의 관계를 강조한다. Bowlby는 애착과
성 행동 사이에 유별난 연결이 있음을 인식하였으며 다음과
같이 표현하였다. 두 체계는 서로 확실히 다르다. 서로가 충
돌하고 서로의 발달에 영향을 미치기 쉽다는 증거가 있다
(Bowlby 1969, 233쪽). 애착 없이도 성관계가 이루어지며,
상당수 부부가 성관계 없이 결혼생활을 지속해 나간다는
사실은 성과 애착 체계는 분리되어 있으며, 관련이 있다
하더라도 억지로 짝 지워진 정도에 지나지 않음을 증명한
다.

　아이들은 어린 시절에 여러 사람과 애착관계를 형성하는
경향이 있으며, 그 중 가장 좋아하는 애착 인물이 있고 나
머지 사람도 서열이 매겨 진다 (Bretherton 1980). 서열 결
정 인자는 어른이 유아와 함께 하는 시간, 돌봄의 질, 아이
에게 쏟는 정서, 출현 빈도 등이다 (Cassidy 1999, Colin
1996). 애착관계의 다양성은 애착이론과 정신분석 이론의
중요한 접점이다.

Bowlby는 *애착과 상실* 삼 연작 첫 권 (1969)에서 일단 신체적 긴밀함이 확실해져서 체계가 종료된 후에 애착 행동이 어떻게 작동하는지 아직 규명하지 못했었다. 애착체계의 목표는 긴밀함을 달성하는 것이며, 이러한 친밀함의 측정은 단순히 행동을 관찰함으로써 가능하다. 애착 인물이 없으면 생물학적 필요성이 발생하고, 애착 인물이 돌아오면 생물학적 필요성이 사라진다. 그러므로 많은 정신분석가들이 행동주의, 환원주의 (과도한 단순화)의 사상을 과도하게 포함하고 있는 이러한 단순 접근 방식에 경악한 것도 놀랄만한 일이 아니다. 이는 종종 사실로 나타나기 때문에 (또한 정신분석이론 자체의 비판적 평가에 대해서도 사실이었으므로), 비판적 견해는 (똑같은 비판에 대한 반응으로) 대상의 변화와 발전에 관계없이 꾸준히 유지되며 초기 이론 구성에 정착되는 경향이 있다.

1970년대 Ainsworth팀 (Ainsworth 등 1978)의 연구는 애착 개념을 다듬는데 도움이 되었다. 연구진은 낯선 상황[1]에 대한 유아의 반응을 이해하는 데 분리 (엄마의 물리적 부재)가 핵심이 아님을 인식하였다. 엄마의 부재 자체가 중요한 것이 아니라 예상치 못했던 엄마의 행동에 대한 유아의 평가가 아이의 반응을 결정하였다. 적어도 실험실에

---

1. 낯선 상황 strange situation : 총 20분짜리 실험실 검사로 아이를 애착인물과 두 차례 잠깐 분리시키는 실험이다. 잠깐 분리는 매번 최대한 3분이다. Mary Ainsworth와 연구진 (Ainsworth 등 1978)은 중산층의 한 살짜리 아이들 상당수가 엄마와의 재회 시 친밀함을 추구하고 안심하는 것을 발견하였다 (안정된 애착, B형 유아). 25%는 은근히 무관심한 반응을 보였으며 (불안 회피성 애착, A형 유아), 15% 정도는 친밀함을 추구하지만 거의 안심하지 못한다(불안 저항성 애착, C형 유아). 이 평가 결과는 다음 장과 책 전반에서 충분히 검토한다.

서의 분리에 따라 당황한 좀 큰 아이들의 경우, 아이의 고통과 엄마가 돌아온 것에 따른 안심을 설명할 수 있는 것은 엄마의 부재가 아니고 분명히 엄마의 독단적인 행동이다. 이렇듯 좀 더 정교한 역동-인지 모델은 Bowlby가 검토한 모성분리에 대한 임상문헌까지 확산되었다. 최초의 돌보는 이로부터 분리됨으로써 유발된 혼란은 복잡한 일련의 (무의식적) 평가 과정에 따라서 조절된다.

Bowlby의 삼연작 중 2권에서 돌보는 이의 도달가능성 accessability과 반응성 responsiveness 유지가 애착 체계의 목표로 자리 잡았다. 이를 한 단어로 *유효성availability*이라고 표현하였다 (Bowlby 1973, 202쪽). 사실 2권의 3부까지만 해도 애착 체계 작동에서 평가의 결정적 역할에 초점을 맞췄었으며, 유효성이란 확실한 기대를 의미한다고 주장하였다. 이러한 기대치는 상당 기간 동안 꽤 정확하게 (애착인물이 유용할 것이라는) 대표적인 경험에서 얻어진 것이다. 그런 연유로 Bowlby의 표상 모델 혹은 Craik (1943) 이후의 *내부 작동 모델(internal working model*: IWM)과 같은 일련의 인지 기전이 애착 행동 체계를 지지하게 되었다. Bowlby의 견해는 사실 피아제 학파[2]에 가깝다.

애착을 표현하는 표상 체계를 가정하기 위해서는 개인의

---

2. Piaget가 Bowlby에게 끼친 영향은 동물형태학자인 Konrad Lorenz와 Robert Hinde에 비해 덜 알려져 있다. 사실 Lorenz와 Piaget 모두 Geneva에서 세계보건기구 (WHO) 주최로 열린 부모의 돌봄과 인격발달이라는 주제의 토론회에 참석하였고, Bowlby는 이 모임을 조직한 인물이었다. 이 모임은 당시 WHO 정신건강 부서 책임자인 Ronald Hargreaves가 의뢰한 것이었으며, 사회적으로 세련된 방식으로 정신과에 접근하도록 촉진하는 데 크게 기여하였다. Hargreaves는 Bowlby의 친구이자 The University College Hospital의 졸업생이었다.

차이를 좀 더 세심하게 고려해야 한다 (Bowlby 1973, 1980a).
인간의 애착 체계를 이끌어가는 생물학적 역동의 힘을 가
정한다면, 거의 대부분의 인간은 애착을 형성한다. 이미 알
고 있는 것처럼 애착은 안정될 수도 있고 아닐 수도 있다.
안정된 애착이란 애착 대상 인물이 필요할 때 항상 반응을
보이고 접근 가능한 표상 체계를 의미한다. 불안한 애착은
돌보는 이의 반응이 없을 경우, 아이가 인지된 반응 없음
에 대해 우회적으로 대응할 수 있는 전략을 세우는 표상체
계를 의미한다 (Ainsworth 등 1978). Bowlby는 돌보는 이
의 반응성이 애착이론의 안정성 결정에 핵심임을 가정함에
있어서 선견지명이 있었다. 매달리고 졸졸 따라다니기, 그
리고 그와 관련된 모든 행동을 엄마 입장에서 받아줘야 할
지 물리쳐야 할 지 정하는 일은 매우 중요하다 (Bowlby
1958, 370쪽). 이 가정을 증명하기 위해 상당한 경험적 지지
연구를 수행하였다 (De Wolff와 van Ijzendoorn 1997,
NICHD Early Child Care Research Network 1997).
　　따라서 내부 작동 모델의 핵심은 애착인물에서 예상되는
유효성에 관한 것이다. Bowlby는 자아의 보조적 작업 모
델도 구상했다. 보조 작업 모델의 핵심은 아이가 애착인물
의 눈에서 자신이 받아들여질 것인지 아닌지를 느낀다는 것
이다. 돌보는 이의 내부 작동 모델이 거절에 초점이 맞춰져
있는 아이는 귀엽지 않고 가치도 없고 결함 있는 자기의 보
조 작업 모델을 발전시킬 것으로 기대된다. Bowlby가 확실
히 언급한 적은 없지만, 애착인물과 자기의 이러한 모델들
은 상호작용하는 교류적 자기-타인 관계를 나타내는 모델
이다. 인지과학의 발달과 정신분석에서 대상관계 이론이

두드러지면서 발달심리학, 사회심리학, 인지심리학, 임상심
리학의 다양한 개념으로 이어졌다. 광범위하게는 일차적
기능이 사회정보처리인 관계 표상이나 도식을 포함 한다
(Baldwin 1992, Westen 1991). Bowlby가 구상한 가설적
구조 사이의 유사성과 차이점, 애착이론가들에 의한 재구
성(아래에 이어짐), 현재 정신분석적 사고 등이 이 책의
주요 논점 중 하나이다.

　애착분야의 대가들이 Bowlby의 원래 개념을 정성 들여
손질하였다 (Bretherton 1991, Bretherton과 Munholland
1999, Crittenden 1990, 1994, Main 1991, Main 등 1985b,
Sroufe 1990, 1996). 이 책에서 이들 논문을 검토하지는 않
겠지만, 네 가지 표상체계를 간추려서 그림 1에 제시하였
다. 이 도표를 통해 대가들이 재구성한 내용들을 이해하는
데 도움이 될 것이다. (1) 생후 첫 일 년 간 생겨나고 계속
해서 정교해진 초기 돌봐 주던 이와의 상호작용 특성에 근
거한 기대, (2) 애착 관련 경험의 일반적 및 특별한 기억들
을 입력하고 정정하면서 생겨난 사건 표상, (3) 자전적 기
억은 계속되는 개인의 이야기와 자기 이해의 발달과 관련
되어 있기 때문에 특정 사건들은 자전적 기억에 의해 개념
적으로 연결됨, (4) 의도, 믿음 같은 인식론적 마음 상태와
소망, 감정 같은 동기 유발성 마음 상태를 추정하고 추론
하면서 다른 사람들의 심리적 특성을 이해하고, 자기의 심
리적 특성과 차별화하게 됨.

　1970년대 후반, Sroufe와 Waters (1977a) 같은 사려 깊
은 이론의 대가들이 이 개념을 다시 한 번 손질하였다. 애
착 체계의 최종 목표는 신체적 거리감 조절보다는 안정감

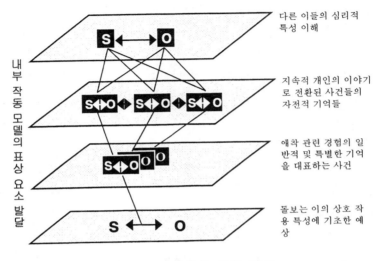

다른 이들의 심리적
특성 이해

지속적 개인의 이야기
로 전환된 사건들의
자전적 기억들

애착 관련 경험의 일
반적 및 특별한 기억
을 대표하는 사건

돌보는 이의 상호 작
용 특성에 기초한 예
상

내부 작동 모델의 표상 요소 발달

그림 1. 내부 작동 모델의 개체 발생

느끼기 felt security였다. 따라서 기분, 질병 혹은 공상 같
은 내부 단서는 사회적 환경 흐름이나 외적 사건과 마찬가
지로 이별에 대한 아이의 반응과 관련이 있는 것으로 보였
다. 개념으로서의 안정감 느끼기는 애착 개념의 적용 범위를
초기 아동기로부터 후기 아동기는 물론 성인기까지 확대하
는데 기여하였다(Cicchetti 등 1990). Sroufe(1996)는 애착
이론을 감정 조절 측면에서 재구성하였다. 자기 조절을 위
한 능력이 내재화된 안정된 애착을 형성한 개인은 조숙하
게 감정을 하향조절(회피성) 혹은 상향조절(저항성)한 사람
들과는 대조적이다. 안정감 느끼기에 기여할 수 있는 경험
범위가 결코 돌보는 이의 행동에 국한된 것이 아니기 때문
에, 이는 Bowlby 학파 개념의 실질적인 확대이다. 그러나
Ainsworth(1990)가 지적한 것처럼, 만약 안정감 느끼기라

는 용어가 애착인물이 지금은 옆에 없어도 아이가 필요로
할 때 함께 할 수 있는 가에 대한 평가(유효성 평가)에 동
반되는 감정만으로 제한된다면 Bowlby의 견해는 '안정감
느끼기' 개념과 상당 부분 일치한다. 애착인물의 실제적인
친밀함은 흔히 아이가 안정감을 느낄 수 있는 수단이다
(Ainsworth와 Bowlby 1991). 따라서 과거는 기대에 영향
을 미치거나 편견을 갖게 할 수는 있지만 결정할 수는 없
다. 나이든 아이들이나 어른들은 계속해서 애착인물의 반
응과 접근가능성을 주시한다. 인격의 내재화된 측면은 현
재 애착관계의 질에 따라 상호작용하는 것으로 보인다.

  유효성 평가에 대한 잠재적인 외적 위협은 1973년 저서
의 상당 부분을 차지한다. Bowlby는 자살 위협, 떠난다는
위협, 아이를 보내버린다는 위협과 같은 버림의 상징적 의
사소통에 강한 인상을 받았다. 그러한 경험을 실제라고 받
아들인다고 해도, 이러한 영역에서는 위협의 현실과 아이
의 정신적 현실이 분명히 겹친다. 예를 들면, Bowlby는 부
모들이 흔히 사용하는(아이가 위협을 정말 일어날 것으로
고지식하게 해석하는) 은유적 의사소통을 언급했다(예: 너
때문에 엄마가 미치겠다). 가정 내 폭력은 확실히 발달 문
제의 특수한 잠정적 근원이다. 왜냐하면 부모에게 닥칠 해악
에 대한 두려움은 엄마에 대한 비유효성의 예감으로 이어지
고, 실제 부모의 결혼 생활 갈등이 생기면서 엄마에게 갈 수
없는 일이 생길 수 있기 때문이다(Davies와 Cummings
1995, 1998). 열린 대화 방식이 부모의 분노와 같은 파괴적
인 사건들을 위협으로 인지하는 범위를 줄일 수 있음
(Allen과 Hauser 1996, Allen 등 1996)이 지속적으로 관찰

되는 것은 유효성을 평가할 때 보일 수 있는 편견의 근원
으로서 공상이 가지는 역할 축소를 의미한다.

Bowlby의 후기 연구 (1979, 1980a, 1987)는 인지 심리학,
특히 신경 및 인지 기능의 정보처리 모델에 큰 영향을 받
았다. 인지심리학자들이 표상 모델을 특정 종류의 정보와
자료에 대한 접근성에 대한 관점에서 정의한 것처럼,
Bowlby도 애착의 서로 다른 패턴이 어떤 생각, 느낌, 기억
에 접근하는 개인의 정도 차이를 반영하는 것이라고 제안
하였다. 예를 들면, 회피성 불안정 애착 모델은 제한된 범
위 내에서만 애착 관련 생각, 느낌, 기억에 접근이 가능한
반면, 다른 경우에는 애착 관련 정보에 접근이 과장되거나
왜곡될 수 있다. 따라서 애착관련 정보의 접근은 물론 인
지적 접근 역시 과거 유아와 돌보는 이와의 관계 특성에
따른 기능으로서 발생한다.

1970년 대 후반부터 1980년대에 이르면서 애착 연구는 아
동 학대, 신체적 및 성적 학대에 관심이 많아졌다. 낯선 상황
행동 분류 중 두려움, 얼어붙기, 방향감각 상실 등이 두드러
진 증상(Main과 Solomon 1986)인 비구조적 disorganized /
비정향 disoriented 패턴은 아이의 학대와 관련 있으며 (예:
Cicchetti와 Barnett 1991), 부모의 과거력 상 해결되지 않
은 외상과도 관련이 있다 (Main과 Hesse 1990). 부모가 놀
라는 행동, 무서워하는 행동을 보임으로써 아이의 애착 구
조는 서서히 무너질 것이다 (Main과 Hesse 1992). 안정감
과 위험을 동시에 나타내는 애착인물은 전체적인 애착행동
체계를 손상시킬 가능성이 높다. 아동기 학대는 유아기에
서 관찰되는 애착의 비조직화를 일부 설명할 수는 있으나

전부 다 설명할 수는 없다. 따라서 유아의 시각에서 볼 때
애착체계의 비조직화를 설명할 수 있는 이유들은 보다 미
묘하면서도 혼란스러운 경험들을 포함한다. 낯선 상황 절차
에서 비조직화로 분류된 유아의 부모들을 관찰해보면 해리
혹은 이상한 그리고 놀라는 표현을 하는 것을 알 수 있다
(Schuengel 등 1999a, 1999b). 장기적인 추적 연구 결과들
을 보면 유아의 비조직화는 훗날 정신병리로 연결 된다
(Lyons-Ruth 1996b, Shaw 등 1996). 특히 해리 증상과 관
련 된다(Carlson 1998). 애착이 모든 경우에 영향을 미치
는 것처럼 보이기는 하지만, 애착의 비조직화에 대한 연구
와 이론에 따르면 초기 애착 경험과 인격 장애 사이에 충분
한 이론적 연결이 가능하며, 이전에 비해 훨씬 유용하고 따
라서 현재 임상적 애착 연구의 중요한 기준이 된다(Lyons-
Ruth와 Jacobovitz 1999, Solomon와 George 1999a).

애착 연구의 생물학적 기초는 동물 연구에 뿌리를 두고
있다. 설치류 새끼를 사용한 Myron Hofer의 연구는 여기
서 말하는 엄마-유아 관계와 분명히 유사한 상호작용에 관
한 것이다(Hofer 1995, Polan과 Hofer 1999). 30여년에 걸
친 Hofer의 연구 결과, 엄마의 친숙함과 상호관계는 단순
한 보호의 진화론적 생존가치 이상의 의미가 있으며, 유아
의 생리적 및 행동 체계의 조절에 유용한 여러 경로로까지
확대된다. 애착 관계는 엄마가 아기와의 (엄마 나름대로의
패턴이 있는) 상호작용을 통해 아기의 생리적 및 행동발달
을 형성해 줄 수 있는 기회를 제공 한다(Polan과 Hofer
1999, 177쪽). 애착은 그 자체로 끝나는 것이 아니며, 개체
발생에 핵심적인 생리적 및 심리적 과제를 충족시키기 위

해 진화하면서 적절히 변화된 시스템이다. 조절 과정으로
서의 애착을 재구성한 Hofer의 이론에 따르면 부모-유아
상호작용은 감춰져 있어서 드러나지는 않지만 관찰가능하
며, 이전에 애착이라는 주제로 논의되었던 현상들을 상당
히 다른 방법으로 설명할 수 있다. 전통적인 애착모델은
분명히 순환 고리를 이룬다. 분리에 따른 반응은 사회적
유대의 혼란으로 이어지며, 사회적 유대에 문제가 있으면
분리반응으로 추측한다. 상실이 발생하면 유대 관계를 잃
는 것이 아니라, 정신적 내용의 평가와 재조직을 위한 더
상층부의 조절기전이 생겨날 수 있는 기회를 잃는 것이다.
이런 맥락에서 볼 때, 애착은 복잡한 정신적 삶을 다양한
국면의 그리고 순응하는 행동체계로 유도해 가는 과정이라
고 개념적으로 해석할 수 있다. 그러한 정신기능이 전부
다는 아니더라도 일부는 인간에게만 있는 독특함이다. 이
러한 애착 관계를 일으키는 기전은 인간 이외의 종에 걸쳐
서도 진화론적으로 연속성이 있다. 쥐새끼에서도 생물학적
조절 기능의 개체 발생적 발달은 결정적으로 엄마-유아 단
위에 달린 것처럼, 인간 발달에서도 심리적 해석 능력(역
량)은 엄마와의 반복적 상호 작용의 맥락에서 진화한다.

그렇다면 애착 이론은 전통적 정신분석 이론과 어떻게
다른가? 애착 이론에서는 Rapaport와 Gill(1959)의 다섯
가지 기본 정신분석 관점 중에서 꾸준히 세 가지를 인용하
고 있다. Bowlby가 가장 강력하게 자신의 이론에 접목시
켰던 것은 유전적 관점(발달학적 견해)이었다. 또한 구조
이론적 관점을 취해서 발전시켰으며, 근대 인지 심리학으
로 넘어 오면서 정교하게 가다듬었다. 적응에 대한 관점

역시 돌보는 이와 아이의 관계를 자세히 기술하는 데 있어
서 핵심부분이다. 이들 세 가지 주장은 분명히 Bowlby의
고유 이론에서 중요한 내용이며, 최근 연구에서 여전히 제
역할을 하고 있다. 하지만 두 가지 관점, 즉, 경제적 및 역
동적 시각은 완전히 배제하였다 (그러나 Bowlby의 삼연작
중 마지막 권에서 한 장을 모두 지각적 방어기제와 무의식
과정을 설명하는 데 투자하였다).

  1950년대 및 1960년대 정신분석계에서는 분석 이론을 정
의하는데 있어서 Bowlby가 채택하였던 세 가지 관점 보다
는 배제시켰던 두 가지 시각을 더 중요하게 생각했다.
Bowlby는 당시로서는 받아들이기 어려운 새로운 견해를
다음과 같이 몇 가지 추가하였고, 그로 인해 그의 입지는
더욱 곤란해졌다. 정신기능에 대한 동물행동학적 (오늘날
사회생물학적) 견해, (행동을 유발하는 동기로서 신체적 역
동보다 관계를 중시하는) 대상관계 견해, 외부 환경에 특
권을 부여하는 인식론적 견해, 정신분석 연구의 유일한 자
료근원이 되는 전통적 임상보고의 가치를 비난하는 견해
등이다. 그가 동료들보다 덜 유명한 것도 전혀 놀랄 만한
일이 아니다.

  다음과 같은 여러 가지 동시다발적 역사적 사건과 변화
때문에 재접근이 가능해 지고 있다. (1) 애착이론 내에서
변화가 있었다. 물리적 환경 내의 유아행동과 그 결정인자
에 대한 관심으로부터 유아와 부모의 내적 표상으로 관심
범위가 넓어짐, (2) 정신분석 쪽에서 체계적 관찰과 경험적
연구에 대한 관심이 늘어남. 정신분석 임상가와 이론 연구
가들에게 관심을 끌만 한 정보를 제공하고 과학적으로 수

용 가능한 (믿을만하고 유의한) 철학적 및 이론적 틀이 부
족하다는데 의견이 모아짐, (3) (유럽에서는 덜 하지만) 미
국 내에서 정신분석을 지배하던 이론적 주도권이 깨짐. 따
라서 다양한 이론의 가능성에 대해 개방적으로 바뀜. 새로
운 아이디어의 첫 번째 수용 가능성 기준은 임상적 유용성
과 지적 매력임, (4) 애착 이론 내에서 패턴의 범주화에 대
한 인식이 늘고 있음. 임상에서 순수 인지과학적 접근의 한
계에 대한 인식과 임상과 연계해서 연구와 이론 수립을 풍
성하게 하기 위한 대체 이론 자료의 필요성에 대한 인식.
따라서 양쪽 집단 모두 통합에 대한 기대를 가지고 있다.

2장
애착 연구의 주요 업적

삼십 여 년에 걸친 애착 연구의 업적을 포괄적으로 다루는 일은 이 짧은 책의 한계를 벗어난다. 경험적 관찰에 대한 내용은 이미 앞 장에서 대강 언급하였다. 이번 장에서는 애착 이론의 발달에 기여한 업적과 정신분석과의 관계를 도출하는 데 필요할 것으로 보이는 연구 결과들을 선별적으로 간단히 훑고 지나갈 것이다. 다행히도 그런 목적에 맞는 최근 저서들이 있다. Cassidy와 Shaver (1999)의 최근 저서는 잘 정리된 요약 판이며, 임상관련 업적은 Allen (2000)의 단행본이 접근하기 쉬우면서도 상당히 믿을 만하다.

아동기의 애착 측정

애착이론의 진보는 부분적으로는 유아와 성인의 애착 행동이 개인별로 차이가 있음을 발견하면서부터 이다. 애착 안정의 결정인자 연구는 애착 등급 측정도구의 신뢰도와 타당도에 의해 전적으로 좌우된다. 일련의 도구가 애착 분류 평가에 유용하다. 이 책에서 다루는 자료들은 대부분 이들 도구를 사용한 것이므로 이들 도구의 기본 이론과 내

용을 간단히 알아보는 것이 책 내용을 이해하는 데 도움이
된다.

1. 낯선 상황 (The Strange Situation)

낯선 상황은 Mary Ainsworth의 연구진이 개발하였으며,
1~2세 유아에서 애착을 측정할 수 있는 간단한 실험실 검
사법이다 (Ainsworth 등 1978). 유아와 돌보는 이 사이에
두 차례 짧은 분리 삽화가 있다. 분리 시 나타나는 유아행
동과 특히 돌보는 이와의 재회 시 보이는 행동에 따라 네
가지 범주로 나뉜다. 즉, 안정적 애착 (B), 불안회피성 애착
(A), 불안양가적/저항성 애착 (C), 비조직화/비정향 애착
(D)이다. 돌보는 이와 분리되면 걱정하다가 재회하면 안심
하는 애착 패턴은 돌보는 이가 편안하게 해 줄 거라는 믿
음을 특징으로 하는 내부 작동 모델을 반영한다. 불안회피
성 패턴은 유아에게 돌보는 이의 유효성에 대한 자신감이
결여되어 있음을 말하며, 감정적 자극을 조숙하게 통제 내
지는 하향 조절하려고 노력하는 전략을 사용하고, 분리에
대처하기 위해 성숙하지 않은 시도를 하며 걱정을 거의 하
지 않고 재회 시에는 흥미를 보이지 않는다. 불안양가적/
저항성 유아는 분리 시 고통을 받으며 돌보는 이가 돌아와
도 안심하지 않는다. 돌보는 이의 관심을 계속 끌기 위해
감정을 과장하거나 상향 조절하는 전략을 세운다. 비조직
화/비정향 애착 유아는 일반적으로 엄마에게 이상하고 비
정향적 방식으로 긴밀함을 추구한다. 예를 들면, 엄마 뒤로
접근한다거나, 숨고, 동작 도중에 갑자기 얼어붙거나 허공
을 응시한다 (Main과 Solomon 1990).

낯선 상황에서 얻어진 분류의 안정성에 대해서는 현재도 논란이 있다. Ainsworth가 기술한 패턴들이 Bowlby (1973)가 기술한 애착-행동 체계를 지배하는 지속적인 인지 감정 구조를 반영하는 것이라면 애착 이론가들에게는 지대한 관심의 대상이 된다. 초기 연구에서는 낯선 상황에서 얻어진 애착분류가 안정성 기준에 잘 부합했었으나, 최근 연구 결과는 상당히 실망스럽다. 비교적 최근 연구를 예로 들면, Belsky의 연구팀은 3개월 간격으로 유아에서 재검사를 실시한 결과, ABC 분류가 동일하게 나타나는 경우는 50% 미만이라고 보고하였다 (Belsky 등 1996a). D 분류의 안정성은 비교적 높은 편이다 (Lyons-Ruth 등 1991). 대체로 가정 내 큰 변화가 자주 일어나는 위험 부담이 높은 가족에서는 안정성이 떨어지는 것으로 나타났다 (Solomon과 George 1999b).

2. Cassidy와 Marvin 시스템

Cassidy와 Marvin 시스템은 미취학 및 유치원 아동 (2½~4½세)을 대상으로 하는 다섯 개 범주의 애착 분류법이다 (Cassidy와 Marvin 1992). 안정된 아동의 재회 장면은 부드럽고, 개방적이고, 따뜻하고 긍정적으로 묘사할 수 있으나, 양가적 아동의 경우 친밀함을 강력히 추구하지만 아기처럼 굴고 수줍어한다. 회피성 아동은 다소 이탈된 것으로 보이며 무관심하고, 신체적 혹은 심리적 친밀감을 회피한다. 비조직화 범주에 드는 아이들은 때로는 통제하려 들고, 때로는 가혹한 행동을 보이며, 유아기의 비조직화 된 행동을 보이기도 한다. 다섯 번째 범주는 위의 네 가지 범주로는 설명하기 곤란한 불안정한 형태를 말한다. 이들 연령층에 적용

가능한 대체 검사로 두 가지가 더 있다. Crittenden의 미취
학 아동 애착 평가(Crittenden 1992)와 Main과 Cassidy의 유
치원 연령 아동 평가(Main과 Cassidy 1988)이다. Cassidy와
Marvin 검사가 세 가지 검사 중 최적이지만, 이 들 검사는
낯선 상황 검사처럼 여러 학자들의 검증을 거치지 않았다.
따라서 이들 연령층에서 얻어진 애착 자료의 해석은 주의
를 요한다.

3. 상징적 표상에 근거한 측정

5세 이상의 어린이에서는 애착 행동 측정법이 한계가 있
으며, 아이의 상징 표상을 이용하는 것이 애착행동을 지배
하는 조절 체계 상태를 좀 더 정확히 진단할 수 있다는 가
정에 근거한 일련의 측정방법들이 있다. 애착 관련 장면을
표현하는 영상물로 이루어진 분리불안 검사(Separation
Anxiety Test: SAT)(Slough와 Greenberg 1990)에 대한
아이들의 반응을 평가하기 위해 부호화 시스템들이 개발됐
다. 안정된 애착 집단 아이들은 그림에 묘사된 이별을 건
설적인 방향으로 기술하며, 회피형 아동은 자신의 손실에 대
한 대처방법을 제시한다. 양가형 아이들은 부모를 기쁘게 해
드려야겠다는 소망과 함께 그림상의 부모에게 분노를 섞어서
표현한다. 비조직화 아동은 두려움을 표현하거나 비조직화 되
고 방향성이 없는 사고과정을 보인다(Kaplan 1987). 상징 표
상에 기초한 또 다른 방법은 이별과 재회 이야기가 포함된 인
형놀이다 (Bretherton 등 1990). Carol George 팀(Solomon
등 1995)과 David Oppenheim (Oppenheim 등 1997)에 의
해 발전 되었다. SAT가 가장 흔히 사용되는 상징적 애착

측정 방법이기는 하지만, 이야기 줄거리 완성 화법이 질적
으로 5~7세 아동에서 내부 작동 모델을 평가하는 데 상당
히 만족스런 방법이라는 증거가 점차 늘고 있다(예:
Steele 1999).

Green의 연구진(Green 2000)은 비슷하지만 좀 더 복잡
하고 정교한 방법을 보고하였다. 이 접근 방식은 인형의
집 이야기 완성과제가 주어지며, 그 이야기 내용과 연관된
주제에 아이가 관심을 보일 때까지 검사자가 아이의 애착
체계를 세밀하게 자극한다는 점에서 혁신적이다. 이 방법
은 7세 이하의 아이들에게 적용하면 만족할 만한 결과를
얻을 수 있다. 이 분류법은 심리검사 특성을 갖추고 있으
며 엄마의 성인 애착 면담(Adult Attachment Interview:
AAI) 분류와 강한 상관관계가 있는 것으로 나타났다.

4. 아동 애착 면담
(The Child Attachment Interview: CAI)

낮은 연령층 집단에도 성인 애착 면담(Adult Attachment
Interview : AAI)의 적용이 확대되고 있다. 12~14세 청소
년층에도 AAI 사용이 적절하다고 밝혀졌으며(Ammaniti 등
1990, Ammaniti 등 출판 중), Trowell은 성학대 받은 사춘기
전 단계 소녀들의 연구에서 사용하였다. CAI(Target 등 준
비 중)는 8~14세 아동에게 적절한 검사법이며, 발달연령
에 맞춘 면담 기법이다. 언어사용이 가능한 6~7세 아동에
게도 확대 사용 가능성이 있다. CAI는 AAI의 검사자 지시
와 단서 제공을 상당부분 바꾼 수정판이다. 검사자 입장에
서 아이가 이야기를 풀어 가는 것은 기대할 수 없으며, 면

담 시 과거보다는 현재 부모와의 관계에 초점을 둔다. 이
면담 체계는 안정-불안정 분류로 결과가 나타나는 데, 신
뢰할 만하며 안정적이고 부모의 AAI와 강한 연관이 있다.

5. 애착 Q-sort (The Attachment Q-sort: AQS)

반투사법 혹은 투사 검사법에서 나타나는 정신 표상이나
검사실에서 아이 행동을 분류하는 방법 이외의 대체 기법으
로는 집에서 아이 행동을 장시간 직접 관찰하는 방법이 있
다(몇 차례 나눠서 방문하고 총 2~6 시간 정도 관찰) (Posada
등 1995, Waters 1995, Waters와 Deane 1985). 상당히 안
정적이고 믿을 만한 방법이다. 최근 AQS 평가가 낯선 상
황 검사와 약간 다른 복합개념을 측정했다는 발표가 있었
다(van Ijzendoorn 등 출판 중). 낯선 상황 검사와 AQS의
상관은 보통 혹은 그 이하이며, AQS는 낯선 상황 검사보
다 기질적 차이에 따른 변수에 좀 더 민감할 수 있다. 그
럼에도 불구하고 애착 안정과 관련된 많은 연구에서 AQS
를 일차적 애착 측정법으로 사용한다.

6. 성인 애착 면담 (Adult Attachment Interview, AAI)

성인 애착 측정 방법 중 가장 정신분석가의 관심을 끄는
것이 바로 AAI(George 등 1996)이다. 정신치료를 위한 평
가 과정에 필수적인 어린 시절에 대한 내용을 파악할 수
있으며, 대화체로 진행한다. 민감한 어린 시절의 사안에 대
해 빠르고 일관성 있게 접근할 수 있는 특수한 방법이다.
Mary Main이 말한 것처럼 무의식이 놀라 깨어나게 할 수

있는 방법이라는 표현이 적절하다(Main과 Goldwyn 1998).
핵심이 되는 것은 Grice(1989)의 합리적 의견교환의 상호
협동 이론이다. 자신이 말하는 내용에 대한 증거를 제시하
여 응집력에서 높은 점수를 받게 되는 면담 내용을 보면
간결하지만 완전하고, 이어지는 대화 내용과 관련이 있으
며, 질서 정연하다. 안정된 애착 상태(자율적 - F)는 대부
분 높은 결속력과 관련 있다. 불안정한 패턴은 세 가지로
나뉜다. 무시형(애착에 대해 경멸적 혹은 이상적 Ds), 집
착형(분노 혹은 수동적 E), 손실이나 학대 관계에 대해 미
해결형(U). Ds와 E 집단은 개념상으로나 경험상 각각 회
피성 유아 범주와 양가형/저항성 유아 범주에 속한다. U
집단에 속하는 부류는 손실이나 학대에 대한 질문을 받으
면 인지 구조 체계가 흐트러지는 특별한 반응을 보이는 한
편, D 유아의 특징으로 보이는 애착 체계의 일반적인 탈구
조화 반응도 함께 나타난다.

　AAI는 연구자들 사이에 빠르게 확산되었는데, 그 이유
는 AAI가 심지어 출산 전이라도 양육자의 성인 애착 면담
대화 내용으로부터 유아의 애착분류를 예상할 수 있기 때
문이다. 이는 최소한 14개 이상의 연구에서 증명된 결과이
다(van Ijzendoorn 1995). 성인애착 면담 분류는 두 달 간
격으로 실시해도 일정한 결과를 얻을 수 있으며, 언어성
및 동작성 지능, 자전적 기억, 사회적 기대치, 면담 효과,
일반적 면담 형태와도 무관하다(Bakermans-Kranenburg와
van Ijzendoorn 1993, Crowell 등 1996, Fonagy 등 1991b,
Sagi 등 1994). 성인애착 면담으로 낯선 환경 분류에 대한
엄마의 민감도를 예측할 수는 있으나 연관성을 충분히 설명

할 수는 없다(Pederson 등 1998). Hesse (1999)는 AAI 연구 결과들을 광범위하게 검토하여 발표하였다.

7. 현재 관계 면담
(The Current Relationship Interview: CRI)

AAI와 상응하도록 개발된 CRI에서는 현재의 애착관계가 안정적인지 불안정한지 평가한다(Crowell과 Owens 1996). 피검사자가 자신과 상대방의 안정적인 행동에 대해 납득할 만한 설명을 한다든가 또는 부정적인 상대방의 행동을 일관성 있게 기술하면 안정적인 것으로 평가한다. 생각 없이 말하고 집착을 보이는 경우는 각각 이상화와 불안한 불만족 기전을 보이는 것으로 판단해서 불안정으로 평가한다. 이성 관계가 인지 구조화를 분리시키는 쪽으로 영향을 미치고 있으면 해결되지 못한 애착으로 분류한다. CRI와 AAI 사이에는 약하기는 하지만 통계적으로 유의한 상관이 있다 (Crowell 1999에서 인용).

8. 자기보고형 성인 애착 검사

현재 사용되고 있는 성인 애착 검사 질문지 종류는 상당히 많다. 애착 과거력 자기보고 검사도구로는 애착과거력 질문지 the Attachment History Questionnaire (Pottharst 1990), 부모 및 동료 애착 검사 the Inventory of Parent and Peer Attachment (Armsden과 Greenberg 1987b), 상호적 및 회피성 애착 질문지 the Reciprocal and Avoidant Attachment Questionnaire (West와 Seldon-Keller 1994) 등이 있다. 이

성 관계 애착의 안정성 측정 도구로는 애착 형태 질문지 the Attachment Style Questionnaire (Hazan과 Shaver 1987) 와 여기에 내용을 보완한 관계질문지 the Relationship Questionnaire (Bartholomew와 Horowitz 1991) 등이 있다. 이들은 관계에 대한 어떤 인물의 일반적 태도를 몇 가지로 간단히 묘사해 주고 피검자가 어떤 설명이 자신의 취향에 맞는지 선택하도록 하는 간단한 검사 도구다. 묘사 방식에 따라 안정형 secure, 두려워 함 fearful, 집착형 preoccupied, 무시형 dismissing으로 나눌 수 있다. 이 검사도구의 전통적 설문지 형태는 Griffin과 Bartholomew (1994)가 개발한 것이 있다. 이러한 검사방법을 검토한 논문으로는 Stein (1998), Crowell 등 (1999)의 내용이 우수하다.

애착 안정성의 결정 요소

Bowlby-Ainsworth 모델에 따르면 애착 안정 결정 요소들은 중심성일 수도 있고 말초성일 수도 있다. 중심성 인자들은 부모-유아 관계의 질에 영향을 미치며 주로 유아의 기질과 엄마의 민감성 sensitivity에 관심을 둔다. 말초성 예측 인자들은 중심성 요인에 작용하는 것으로 보인다. 하지만 이러한 중개 모델은 일부 연구자들만이 연구 결과를 보고하였고 정확성도 떨어진다.

일반적으로 유아 기질은 애착 안정의 강력한 결정 인자로 볼 수 없다. Vaughn과 Bost (1999)는 여러 논문을 검토한 뒤 다음과 같이 결론지었다. 인격을 설명하는 데 있어서 그리고 대인 상호작용의 질을 설명하는 데 있어서 애착 안정을 기질과 동등하게 생각할 수 없다(218쪽). 일반적으로 기질적 어려움, 부정적 반응, 정서성에 대한 부모 보고는 안정/불안정 분류와 무관하다. 하지만 초기 유아 시절 성마른 특성의 아이는 자신에게 불리한 사회적 상황을 조성하므로 돌보는 이가 스트레스를 받게 되서 아이를 부적절하게 돌볼 가능성이 높아지고 불안정성을 획득할 가능성 또한 높아진다(예: Susman-Stillman 등 1996, van den Boom 1994).

엄마의 돌봄은 애착 안정에 확실하게 기여한다. 특히 엄마의 민감성, 고통에 대한 반응성, 보통 정도의 적절한 자극, 상호작용의 동시성과 온화함, 참여, 반응성은 모두 상당수 연구에서 애착 안정의 예측 인자로 증명되었다(Belsky 1999a 참조). 회피성 애착은 유아에게 강요하고 과도하게 자극을 주고 통제하려는 상호작용 스타일인 경우 예측 가능하다. 양가성/저항성 유아 애착은 일반적으로 돌봄에 반응이 없거나 저하된 접근 방식과 관련 있는 것으로 보인다. 그러나 이러한 관련의 강도는 비교적 적은 편이다. 4,000여 쌍의 유아-엄마가 포함된 66편의 연구를 분석한 결과 효과 크기[1]는 .17로 나왔다(De Wolff와 van Ijzendoorn 1997). 이는 어떤 기준으로 보면 작은 편이다. 부모의 민감성 효과를 검사한 연구 30편만을 따로 검토한 결과 효과 크기는 .22로 늘어났다. 그럼에도 불구하고 엄마의 민감성이 애착 안정의 주된 결정인자라는 주장은 아직 경험상 뒷받침할

---

1. 효과 크기 effect size : 관련의 타당성 혹은 중요성을 가리키는 것으로 통계적 유의성을 대신해서 사용된다. 예를 들면, 효과크기 .17은 돌보는 이가 민감하게 아기에게 잘 반응하는 경우 유아가 안정적으로 애착을 형성할 가능성이 6-7%까지 늘어난다는 것을 의미한다.

만한 근거가 모자란다.

　대체할 만한 증거로 활용할 수 있는 연구가 있어서 애착 이론에 힘을 실어준다. 부정적 기질의 아기가 있는 엄마들에게 실험적으로 민감성을 높인 한 연구 결과 특이하게도 애착 안정성이 28%에서 68%로 예외적으로 높았다(van den Boom 1994). 적어도 사회적으로 불리한 입장에 놓인 이 집단의 경우, 모성 민감도가 유아에서 애착 안정을 달성하는 데 결정적임을 시사한다. 열두 개 이상의 연구에 걸쳐서 그러한 중재의 복합적인 효과 크기는 .48이다(van Ijzendoorn 등 1995). 아빠의 민감성은 아빠에 대한 애착 안정과(통계적 유의성은 있지만) 더 관련이 적다(van Ijzendoorn과 De Wolff 1997). 따라서 부모가 아닌 돌보는 이도 아이와의 사이에서 적절한 민감성을 보일 수 있다면 안정적 애착 인물이 될 가능성이 높다(Goosens와 van Ijzendoorn 1990).

　애착 안정 결정에서 부모 역할의 질적 중요성을 극대화 시키기 위해서 굳이 엄마 노릇을 직접 관찰할 필요는 없다. 앞에서 언급한 것처럼, 14개 연구에서 엄마 또는 아빠가 참여한 AAI에서 아이의 애착 안정뿐 아니라, 놀랍게도 낯선 상황에서 아이가 보이는 정확한 애착 범주까지 알 수 있었다(van Ijzendoorn 1995). 무시형 AAI는 낯선 상황에서 회피성 행동이 예상되며, 집착형 AAI에서는 불안-저항성 유아 애착을 기대할 수 있다. 애도 해소가 결핍(미해결형 면담)된 경우, 유아 애착에서 비조직화를 예상할 수 있다(아래를 보시오). (아기의 출생 전에 수집해서 전산 처리한) 각 부모의 AAI에서 생후 12~18개월째 유아의 애착 분류를 예측할 수 있다는 점에서 기질(아동→부모 효과)

은 예측인자로서 부적절하다 (Fonagy 등 1991b, Steele 등 1996a).

Slade와 동료들의 최근 연구 결과, 대를 이어 전해지는 애착 안정의 수수께끼에 대한 중요한 단서가 잡혔다. AAI에서 자율성 (안정애착)으로 나타난 엄마는 무시형 엄마와 집착형 엄마보다 걸음마를 시작한 아기와 좀 더 밀착된 관계를 맺고 기쁨과 즐거움을 주고받는 상호작용을 한다(Slade 등 1999a). 아직 생각할 능력이 없는 유아를 향해 '의도적 자세'를 취하는 부모의 능력은 애착 전달의 중요한 매개체이며, 돌보는 이의 민감함의 영향에 관한 전통적인 관찰을 설명할 수 있다 (Fonagy 등 1991a). 여기서 말하는 의도적 자세란 아기와 부모의 정신상태 사이의 관계에서 볼 때, 아기 마음과 부모 자신의 마음에 있는 생각, 느낌, 바람에 관한 한 의식적으로 유아의 입장에서 생각하는 자세를 말한다. AAI의 흐름상 부모 자신과 과거 부모를 돌봐 주던 이들의 정신 상태를 반영하는 능력이 뛰어난 부모들은 아이들이 부모에게 안정된 애착이 생기도록 할 가능성이 훨씬 많다. 부모의 능력과 아이의 자아발달 촉진이 연계되어 있다고 주장할 수 있는 근거가 되는 발견이다 (Fonagy 등 1993b). 편부모 가정, 범죄자 부모, 실직, 과밀 가정, 정신질환 등 비교적 스트레스가 높은(박탈된) 집단의 엄마들도 자신들의 반영 능력이 좋은 편이라면 아기들에게 안정된 애착을 이루게 할 가능성이 많다는 것을 발견하였다(Fonagy 등 1994). 이 논문은 과거를 기억하지 못하고 과거를 지향하는 사람은 적어도 자신의 자녀들에게 반복할 가능성이 높다는 프로이트의 견해 (1920)를 지지하는 예비 보고이다.

이론적으로는 말초적이라 해도, 아이의 사회적 배경은
똑같이 중요한 애착 안정의 결정요소다. 대체로 성격이 좋
은 부모의 아기가 안정된 애착을 형성할 가능성이 높다
(Del Carmen 등 1993, Maslin과 Bates 1983). 우울증이
심한 엄마에게 노출이 많은 아이일수록 불안정 애착으로
분류될 가능성이 높다 (Lyons-Ruth 등 1986, Radke-
Yarrow 등 1985, Feti 등 1995). 결혼생활의 불화가 심한
가정의 아이들도 마찬가지이며 (Erel과 Burman 1995), 사
회적 지지가 부적절한 엄마와 살고 있는 아이들 역시 불안
정 애착으로 분류될 가능성이 많다 (Crittenden 1985, Crnic
등 1986). 이들 효과 중 상당 부분은 비교적 신뢰도가 낮
고 미미하기 때문에 재현되지 않는 경우가 흔하다. Belsky
(1999a)는 애착 안정의 예측인자들을 발달학적 정신병리의
다른 위험인자로서 받아들여야 하며, 서로 다른 요인들과
상호 작용 혹은 부가적인 기능을 하는 정도로 고려되어야
한다고 제안하였다. 어떠한 경우라도 현재 나와 있는 증거
로는 애착의 중심성 예측인자들 (예: 엄마-유아 상호작용)
은 비교적 약한 편이며, 말초성 인자들 (예: 아빠의 정신병
리)은 더 약하다고 할 수 있다. 어떤 근거를 갖고 있든지 간
에 예측이 취약하다는 것은 정신사회적 환경 표본을 상당히
제한된 동질성 범주 내에서 추출하는 경향이 있는 대부분의
정신사회적 연구처럼 측정 한계가 제한되어 있거나 혹은 유
전적 효과가 강력함을 시사하는 것이다 (Maccoby 2000).

초기 애착으로부터 미래 발달의 예측

유아-엄마 애착 안정성의 차이가 훗날 친밀한 관계, 자기 이해, 심리적 장애 등과 장기적으로 밀접한 관계가 있다는 Bowlby의 신념은 확고했다. 애착 분류의 개인차에 대한 연구는 미래의 결과, 즉, 언어성 지능, 대인간 역량, 기술, 정신병리와 같은 폭 넓은 인지 능력 등과 광범위하게 관련이 있다. 하지만 이들 연구에서 발견된 내용만으로는 초기 애착 관계의 발달 특성 주장에 대해 부분적으로만 지지가 가능하다(Belsky와 Cassidy 1994, Thompson 1999). 단기간 내 부모-자식 상호 작용에 유아기 애착 안정이 좀 더 긍정적이라는 예상은 가능하지만(예: Slade 1987), 유아기에서의 애착 안정과 6세 이후 부모-자식 상호작용 사이에서 강력하고 지속적인 직접적 연관을 찾는데는 실패하였다(예: Grossman과 Grossman 1991). 일부 연구에서는 여러 연령층에서 부모-아동 양자간 애착 분류 평가 결과 상당한 일치도를 보고하였다(Main과 Cassidy 1988, Wartner 등 1994). AAI를 이용한 두 개의 연구에서 생후 18개월째와 20세 되는 해의 안정/불안정 애착 분류의 연속성을 각각 72%와 77%로 상당히 높게 보고하였다(Hamilton 출판 중, Waters 등 출판 중). 다른 샘플에서는 안정성이 훨씬 낮았다(Grossman 등 1999, Weinfield 등 출판 중). 발달의 자연 경과상 연속성을 기대하기는 상당히 어렵다. 발달 연속 가능성은 아마도 아직 밝혀지지 않은 가정생활의 생태학상 결정적으로 중요한 중개 상황에 의존하며, 이들 연구에는 포함되어 있지 않다.

또한 Bowlby-Ainsworth 모델에 의하면 유아-엄마 상관
관계로부터 긴밀한 다른 대인 관계까지 정확하게 예측할
수 있다. 안정된 유아-엄마 관계로부터 형제자매들 간 좀
더 화목한 상호작용을 기대할 수 있다는 잠정적 증거가 있
으며(예: Teti와 Ablard 1989, Vollinger와 Belsky 1992),
유아기에 안정된 애착을 형성한 아이들을 취학 전과 열 살
때 검사한 결과 교사 및 카운슬러들과 좀 더 적절한 관계
로 발전함을 시사하는 자료가 꽤 있다(예: Weinfield 1999).
안정된 애착을 형성한 아이들이 전반적 사회생활 능력 면
에서 좀 더 우월하다는 발표도 있다. Minneapolis 프로젝
트와 두 가지 독일 샘플에서는 안정된 애착 경력 아동이
또래 간 역량이 뛰어난 것이 사춘기까지 계속된다고 하였
다. 또 다른 연구에서는 취학 전, 아동기 중기, 그 이후까
지 추적 관찰한 결과 사소한 효과 혹은 의미 있는 효과가
없는 것으로 나타났다(Berlin 등 1995, Howes 등 1994,
Lewis와 Feiring 1989, Youngblade와 Belsky 1992). 가장
최근 자료로는 Bielefeld의 장기 연구에서 젊은 성인을 추
적 평가한 결과(Grossman 등 출판 중), 협력성 묘사에 있
어서 비교적 적은 숫자이지만 38명의 젊은 성인에서 상당
한 연속성을 증명하였다. 엄마의 민감도와 애착 정도의 복
합적 지표에 따라 젊은이들과 파트너와의 관계에 대한 이
야기의 질을 분명히 예측할 수 있었다. 언어 발생 이전 및
말이 트인 아이에게 민감한 것으로 평가된 엄마의 돌봄 아
래 성장한 22세 성인들을 평가한 결과, 협력성에 대하여
조리 있게 이야기를 나눌 수 있었으며, 자기 성찰 및 상대
의 자율성을 존중하는 증거를 보였다. 이러한 결과에서 특

히 놀랄 만한 것은 생후 첫 해 유아에 대한 엄마의 민감도
만으로 22세 되는 해에 보이는 협력성에 대한 이야기의 질
을 예측한다는 점이다. 따라서 유아기 애착 안정의 믿을 만
한 장기 연구는 많지 않지만, 엄마-유아 애착의 전통 이론을
미래 관계의 기본 모델로 정당화 할 수는 없는 것일까?

일부 연구에서는 유아 애착과 성격 특성이 관련된 증거
가 다른 연구보다 훨씬 강력하다. Minnesota 연구에서 안
정된 애착 경력이 있는 미취학 아동들을 교사들이 평정한
결과 자긍심, 정서적 건강, 수행 능력, 순종성, 긍정적 정서
등에서 항상 높은 점수를 받았으며, 이 결과는 열 살까지
지속되었다 (Elicker 등 1992, Weinfield 등 1999). 이 코호
트에서 가장 최근 발견한 내용은 유아기로부터 성인기까지도
통제되고 있는 많은 잠재적 혼란 인자들을 가진 정신병적 상
태를 예측할 수 있다는 점이다 (Carlson 1998, Weinfield 등
1999). 하지만 모든 연구에서 이런 발견을 재현할 수 있는
것은 아니다 (예: Feiring과 Lewis 1996). Bowlby의 예측과
는 반대로 안정성, 회피성, 저항성 분류는 훗날 부적응으로
측정되는 경우와 강한 연관이 없는 경향이 있으며, 비조직
화/비정향 유아 범주인 경우는 훗날 심리적 장애를 가장
강력하게 예측할 수 있는 것으로 나타났다 (Carlson 1998,
Lyons-Ruth 1996a, Lyons-Ruth 등 1993, Ogawa 등
1997). 이 관련성에 대해서는 뒷부분에서 자세히 설명한다.
더 일반적으로 말하자면, 안정된 유아 애착과 자아탄력성
같은 성격 특성의 관련은 어떤 샘플에서는 나타나지만 다
른 샘플에서는 나타나지 않는다. 또한 불안정 애착으로부
터 나타나는 행동문제는 (관찰 가능하다면) 성별 차이, 환경

적 스트레스, 또는 아이의 지적 능력과 같은 요인들에 의해서 차이가 있는 것으로 나타난다(Erickson 등 1985, Fagot와 Kavanagh 1990, Lyons-Ruth 등 1993). 여러 연구들을 망라해 볼 때, 놀라운 것은 안정된 애착의 지속적인 성격 결과를 알아내기가 어렵다는 사실이다. 조사 대상이 되는 요인 각각은 일련의 결정인자에 의해 영향을 받을 가능성이 있으며, 장기 연구에서 이런 인자들을 모두 통제하기는 매우 어렵다. 애착이 훗날 적응의 기본이 된다는 것을 시사하는 증거는 신뢰성도 없으며 지속적이지도 않다. 이론과 증거 사이의 틈을 메우기 위해서는 애착 이론가들과 여러 가지 정신분석적 이론을 포함한 다른 이론적 접근을 하는 이들의 열린 대화가 필요하다.

좀 더 구체적으로 알아보자. 애착 초기 잔류물들의 명백한 기능이 확실하지 않은 반면, 성격과 정신병리의 근거가 되는 정신과정에 대해 구별 가능 효과가 있음을 시사하는 증거가 쌓이고 있다. 이러한 증거는 애착 역사와 자아, 타인, 자아-타인 관계에 관한 표현 능력 사이의 관련성을 확인하기 위한 시도를 하는 연구에서 나온다. 예를 들면, 안정 애착 아동은 대개 자신들을 긍정적으로 묘사하면서도 자신들이 완벽하지 않음을 인정할 수 있다. 반면 불안정 애착 아동들은 결점을 인정하려 하지 않고 자기 기술에 있어서도 부정적 용어를 더 많이 사용 한다(Cassidy 1988). 안정 애착 경력이 있는 아이들은 부정적인 사건보다 긍정적인 사건들을 좀 더 정확히 기억 한다(Belsky 등 1996). 다른 연구에서 안정 애착으로 판단되는 아이들은 정서 이해에 대한 두 가지 평가에서 부정적 정서 이해에 더 큰 능력이 있음을 보이면서 높은 점수를 얻었다 (Laible과 Thompson 1998).
초등학교 일 학년들의 애착 분류를 통해 아이들이 이야기
등장인물들에게 얼마나 착한 동기를 부여할 것인지 범위를
예상하였다 (Cassidy 등 1996). 유아 애착 역시 마음의 이
론 theory of mind 과제의 수행 정도를 예측할 수 있음을
보여 주었다 (Fonagy 1997). 최종 논점을 예상하기 위해서
는 초기 관계 환경이 결정적이다. (알다시피 증거는 부족
하므로) 이후 관계의 질을 결정하기 때문이라기보다는 개
인에서 (관계 표상을 포함한 정신적 표상을 생성하는) 정
신적 진행체계를 갖추도록 해 주기 때문이다. 이 표상 체
계의 생성은 논란의 여지가 있지만 돌보는 이에 대한 애착
의 가장 중요한 진화 기능이다. 이러한 전망을 수용함으로
써 사회화의 주요 동력으로서 가족의 중요성에 반대하는
지배적 편견을 교정하는 데 도움이 되며, 또한 경험적 내
용보다 정신적 구조나 심리기전을 더욱 강조하게 되고 애
착의 진화기능에 대한 최근 이론을 확장시키는 것과도 관
련된다.

애착과 정신병리

아동기의 정신병리

위험도가 낮은 샘플을 대상으로 한 많은 연구에서 생후
두 살 때의 불안정 애착과 중기 아동기의 정서적 또는 행
동 문제 사이의 단순한 연관을 찾아내는 데 실패했다 (예:
Feiring과 Lewis 1996). 사회적 위험도가 높은 인구집단 샘

플에서는, 초기에 불안정 관계가 있었던 아이들이 사춘기 전까지 계속해서 우울함, 서투른 또래 관계, 우울과 공격성 증상 등에 취약한 경향이 있었다 (Weinfield 등 1999). 이 샘플에 대한 두 개의 최근 추적연구에서는 청소년기의 정신병리에 대해 강력한 예측이 가능하였다. 청소년기의 불안장애는 유아기의 양가적 애착과 관련성이 가장 높았다 (Warren 등 1997). 전반적으로 회피성 유아가 질환율이 가장 높았으며 (70%), 저항성 유아는 안정 애착 유아들보다 진단 가능한 정신과 장애가 더 많지 않았다. 같은 샘플에서 17세와 19세 때 해리 장애는 회피성 분류와 비조직화 행동 수준인 경우에 예측 가능했다 (Ogawa 등 1997).

Lyons-Ruth 연구팀은 64명의 고위험군 유아를 추적 연구했다 (Lyons-Ruth 1995, Lyons-Ruth 등 1989). 적개심 강한 미취학아동의 71%는 생후 18개월경에 비조직화 유아였으며, 샘플 중 12%는 원래 안정 애착군이었다. 유아기에 비조직화 애착으로 분류된 아이들의 절반 이상과 정신사회적 문제가 있는 엄마를 가진 아이들은 유치원에서 적개심이 있는 것으로 보였으며, 이러한 위험 인자가 아무 것도 없는 아이들에서는 5% 미만에서 그러하였다. 유아기에 비조직화 애착을 보였고 낮은 지능지수를 가진 7세 집단에서 교사들의 평가상 외향성 문제가 있는 경우 이와 비슷한 위험이 발견되었다. 반대로 내향화 증상은 비조직화된 애착 분류가 아닌 회피성 유아에서 예측할 수 있었다. Shaw 등 (1997), Shaw와 Vondra (1995)의 피츠버그 고위험군 샘플 연구 결과, 애착 불안정인 경우 3세에는 미취학 아동 행동 문제를 조심스럽게 예측할 수 있었고, 5세에는 확실하고 독특한 행동문제를 예측할 수 있었다. 비조직화 아동에서 임상적으로 높아진 공격성을 보이는 비율은 60%로 다른 두 가지 불안정 애착분류의 30%에 비해 높았으며, 안정 애착 아동에서는 17%였다. 비조직화 애착 및 부모 평정에서 어려운 기질을 가짐의 두 가지 특성을 모두 나타내는 경우 공격성 분포상 99퍼센트에 해당했다. 두 가지 위험 인자 중 단지 한 가지만 있는 어린이는 정상 범주에 들었다. 이들 연구 모두 비조직화 애착이 다른 위험 인자와 결합되면 훗날 심리적 장애를 일으킬 수 있는 취약 인자가 될 수 있음을 시사하고 있다. 게다가 Greenberg (1999)가 검토 종합한 내용에서는 현재 애착 평가와 정신병리 사이에 강한 연관을 보여 주고 있다. 그러나 횡단적 연구에서는 안정적이지 못한 애착이 아동에서 미래의 심리적 장애 지표가 될 가능성에 대해서 결론을 보류한다.

애착과 성인 정신병리

애착안정이 정신병리에 대한 보호인자이며 다양한 건강 성격 변수와 관련 있음은 대개 동의하는 편이다. 건강 성격 변수란 낮은 불안 (Collins와 Read 1990), 낮은 적개심, 높은 자아 탄력성 (Kobak와 Sceery 1988), 대인 관계에서 감정 조절 능력이 뛰어남 (Simpson 등 1992, Vaillant 1992) 등을 말한다. 불안정 애착은 위험 인자로 생각할 수 있고, 높은 우울 정도 (Armsden과 Greenberg 1987a), 불안, 적개심과 정신사회적 질병 (Hazan과 Shaver 1990), 낮은 자아 탄력성 (Kobak과 Sceery 1988) 같은 특성과 관련 있다.

애착 패턴과 성인 정신병리 관련 연구는 매우 적다.

Dozier (Dozier등 1999)가 이러한 연구를 모아 자세히 검토
하였다. 다섯 개 연구를 종합한 결과, 정신질환은 거의 항
상 비자율성, 불안정 마음 상태와 관련이 있고, 미해결형
상황이 이 집단을 대표하는 특성으로 나타났다. 한 장기
연구 (Allen 등 1996)의 고위험군에서는 학대당한 경험 해
결이 제대로 안 되고 악화되면 습관성 약물 남용과 범죄행
동을 예상할 수 있었다. 마음이 분산된 무시형의 경우는
반사회적 인격 장애, 섭식장애, 물질 남용 및 의존과 관련
이 있고, 마음의 집착 상태는 우울증, 불안, 경계선 인격
장애와 같은 자신의 감정에 몰두하는 질병과 연관됨을 시
사하지만, 이렇듯 단순한 모델을 지지할 만한 유용한 연구
자료가 부족하다 (예: Fonagy 등 1996). Eagle (1999)은 집
착형/뒤엉킴형 preoccupied/enmeshed 개인은 심리적 고통
을 더 많이 경험하는 반면, 회피성 애착을 형성한 사람은
신체증상과 질환 발생이 더 많다는 증거를 제시하였다.

　이런 종류의 연구에는 몇 가지 문제가 있다. 첫 째, 공존
질환이 극단적으로 많은 비교적 심각한 임상집단에서는
DSM-Ⅳ Ⅰ축의 질환이 공촌하므로, 애착분류와 특정 정신
병 상태의 단순 연결은 성립할 수 없다. 둘 째, 애착 항목
을 확립하기 위한 부호화 체계는 임상상태와 실제로 무관
하지 않고, 일부 지속적인 연관은 항목 중복의 단순 사례
일 수 있다[2].

---

2. 항목 중복 : 예를 들어 보자. 기억력 문제는 주요우울증 (MD) 진단 기
　준의 일부다. 그리고 조기 (애착) 경험 회상능력 결함이 무시형 애착
　분류 (Ds)의 기준이라면, Ds와 MD 사이의 모든 연관은 애착과 관련
　된 기억 결함이 MD 환자에서 보이는 일반적 기억 문제를 넘어서는
　수준 일 때만 심각하게 받아들여질 수 있다.

  셋 째, 성인애착 코딩 체계는 정신 장애 분류에 맞춰 개발한 것이 아니므로, 정신장애 심각도 자체가 애착 분류 지정을 왜곡할 수 있는지 혹은 얼마나 왜곡할 것인지 분명치 않다. 정신병리의 범주를 나눌 수 있는 적절한 애착 평가 방법의 유용성을 확립하기 위한 유효한 연구가 부족하다.

  최근 일련의 연구에서 애착 분류가 특정 진단 집단 내에서 예측인자로 사용될 수 있는, 즉, 애착 분류와 치료 결과가 연관 있는 것으로 나타났다. 무시형 성인은 치료 범주 내에 있으나 비교적 치료에 저항하는 것으로 나타났다. 논란의 여지는 있지만, 무시형 성인은 돌보는 이가 결국 도움이 되지 않을 수 있는 가능성으로부터 자신을 보호하기 위해서 도움 받을 필요성을 부정한다. 드물게는 도움을 청하기도 하지만 치료를 거부할 수도 있다 (Dozier 1990). 집착형 성인은 대체로 치료자의 말과 지지를 받아들이고 협조하는 것이 어렵지만, 점차 치료자에게 의존적으로 되면서 시시각각 전화를 해댄다 (Dozier 등 1991). Sidney Blatt와 동료들이 이 문헌을 종합하여 의견을 제시하였다 (Blatt와 Blass 1996, Blatt 등 1995, 1998). Blatt 등은 Bowlby-Ainsworth-Main 범주 체계에서 상당히 유익한 방식으로 중복되는 이분법을 제안하였다. 이 이분법은 자아-타인 관계의 발전적 표상을 규정하는 발달 과정 상 두 가지, 즉, 관계 감각의 필요성과 자율적 정체감 의식의 필요성 사이의 변증법을 보여준다 (Blatt와 Blass 1996). 이들 발달적 필요성은 개체 발생 내내 상호간 상승작용을 하는 것으로 보이며, 균형이 깨지면 정신병리로 발전한다. 의존성 ana-clitic 병리 (관계의 필요성이 과장됨-집착/얽힘)는 의존성,

히스테리성, 경계성 인격 장애에서 나타난다. 함입형 in-
trojective 병리 (정체감 요구가 과장됨-무시형 또는 회피성
병리)는 분열성 schizoid, 분열형 schizotypal, 자기애적, 반
사회적, 혹은 회피성 인격에서 특징적이다. 예를 들어, 애
착 이론 관점에서 경계성 인격 장애에 관해 기술한 John
Gunderson (1996)은 고독함을 감당하는 능력이 전혀 없는
의존성 병리를 정확히 간파했다.

애착이론 전망에 대한 개인중심의 접근은 역동적 발달학적
논점을 추가함으로써 DSM-Ⅳ 분류처럼 정신질환을 이해하는
데 도움이 될 수 있는 거대한 잠재력을 지니고 있다. 예를 들
면 Blatt 등은 관계-자율성 변증법 relatedness-autonomy
dialectic을 사용하여 의존적 dependent (anaclitic) 및 자기
비판적 self-critical (introjective), 두 가지 우울증 형태를
구분하였다. 따라서 경계성 인격 장애 환자의 우울증은 공
허감, 고독감, 애착 인물에 대한 절망, 불안정하고 산만한
감정 상태가 특징이다. 경계성 인물의 경우, 같은 증상들이
측정신뢰도 한계 내에서 질환의 심도와 거의 완벽하게 관
련이 있는 반면, 주요 우울증이 있는 비경계성 인물에 있
어서는 우울증 심도와 이러한 측면이 부적 상관을 보인다
(Rogers 등 1995, Westen 등 1992).

이러한 차이 때문에 치료 반응을 예측하는 데 많은 도움이
된다. 예를 들면 우울증에 대한 정신치료 평가를 위한 NIMH
(National Institute of Mental Health) 연구 (Blatt 등 1998,
Elkin 1994) 결과, 인정받기를 원하는 심리적 욕구가 강한
환자 (의존성 유형)는 치료 초기에도 상당히 좋아지는 반면
에 (Blatt 등 1995), 완벽주의자 (자기비판형 유형)는 초반

몇 시간이 지나도 잘 좋아지지 않는다. 일반적으로 무시형
환자는 대부분의 단기 치료에 제대로 반응하지 않는 경향
이 있다(Horowitz 등 1996). Blatt는 이것이 정체감의 체
계화가 자신의 가장 중대한 문제인 개인에서 분리 예감에
의한 결과일 수 있다고 주장했다. 반대로, 무시형 개인은
자기 성찰이 적절히 지지 받을 수 있고 죄책감이 압도적이
아니며(의존형, 집착형과 달리) 치료자와의 관계에서 얽혀
들지 않으므로 치료효과를 상실하지 않을 수 있는 장기 정
신분석적 정신치료가 훨씬 유익할 수 있다(Blatt와 Ford
1994, Fonagy 등 1996). 두 집단이 겪는 정신적 고통이 매
우 다름에도 불구하고, 우울증에 대한 대부분의 연구에서
이 두 집단을 구별하거나 차이를 밝혀내지 않았다는 점에
서 정신분석적 접근의 중요성이 두드러진다. 표상 세계에
초점을 두는 개인 중심의 애착 이론 접근은 심리적 장애에
대한 예측을 상세히 논하는 데 도움이 된다.

애착의 비조직화

정신분석적 시점에서 애착 연구를 할 경우 가장 유망한
분야는 말할 것도 없이 비조직화/비정향 애착 행동 연구이
다. 앞서 기술한 것처럼 비조직화/비정향 애착은 낯선 상
황에서 두드러진다. 순차적 혹은 동시성으로 나타나는 목
표가 없고 불완전하거나 중단되는 움직임 같은 모순된 행동
패턴, 상투적 행동, 이상한 자세 취하기, 얼어붙은 듯 움직이
지 않기, 부모에 대한 걱정, 방향성 잃고 헤매기 등이다
(Main과 Solomon 1986, 1990). 비조직화 애착 행동과 놀라

는 또는 놀라게 하는 돌봄을 연계시킨 Main과 Hesse (1990)의 논문은 이제 고전이 되었다. 힘들 때 안정을 찾고자 접근하려는 인물이 사실은 유아가 두려워하는 사람이라는 역설적 상황에서 해결책을 찾지 못하는 유아에 대한 설명이 그것이다 (Main 1995). 지난 세기 동안 비조직화 애착에 대해 많은 것을 알게 되었다. 비조직화 애착의 메타 분석 metaanalysis 연구 (van Ijzendoorn 등 출판 중) 결과, 중산층 샘플의 이환율은 14%, 저소득층 샘플에서는 24%였다. 비조직화 애착 분류의 안정성은 적당했으며 (r=.36) (van Ijzendoorn 등 출판 중), 안정성이 결핍된 경우는 생후 12~18개월 사이의 비조직화 유아 수가 증가했기 때문이라는 증거가 있다 (Barnett 등 1999, Lyons-Ruth 1991, Vondra 등 1999).

Brazelton 신생아 행동 평가 척도로 측정한 신생아 행동 구조화로 한살 때의 비조직화를 예측했다는 연구가 단 한 편 있기는 하지만, 기질 혹은 체질 변인으로 애착 비조직화를 설명할 수 있다는 증거는 없다 (van Ijzendoorn 등 출판 중). 비조직화는 경도의 정신적 지체 패턴과 관계있는 것으로 나타났으며, 정신 검사 점수는 Bayley 운동 점수보다 뒤졌다 (Lyons-Ruth 등 1991).

비조직화 애착 행동을 보이는 유아는 낯선 상황 동안 침샘에서 코르티솔 분비가 유의하게 높아진다는 근거가 있다 (Hertsguard 등 1995, Spangler와 Grossman 1993). 코르티솔은 스트레스 호르몬으로 과다 분비되면 독성이 있으며 시상하부에 손상을 줄 수 있다. 동유럽 고아원에서 뒤늦게 (고아원에 8개월 이상 머무른 것을 의미함) 입양된 유아들은 4세에 비조직화 애착이 두드러졌다(Chisolm 1998, Marcovitch 등 1997). 정상 집단에서는 코르티솔 분비의 일주기 변화가 서서히 증가하는 데 비해, 루마니아 고아들에서는 아침 늦게 혹은 오후 일찍 절정에 달하는 식으로 변했다(Carlson 등 1995). 이들 집단에서 코르티솔 상승은 Bayley 척도의 발달 점수와 관련 있다(Carlson과 Earls 1997). 학대 받은 다른 샘플에서도 코르티솔 반응이 둔하게 나타났다(예: Hart 등 1995). 코르티솔과 같은 혈액 내 순환 스테로이드 농도가 높아진 상황에 반복 노출시킨 동물 모델에서 뇌실질 파괴로 이어진다는 보고가 있었다. 그렇게라도 해서 스트레스에 덜 반응하고 코르티솔 분비를 감소시킴으로써 개체는 적응해 나갈 수 있다(Sapolsky 1996, Yehuda 등 1998). 일반적으로 결과 패턴은 자율신경계의 초기 과잉활성이 개체로 하여금 이어지는 스트레스에 불규칙한 방식(정상, 저조, 예민)으로 반응토록 하는 모델과 일치하는 것으로 보인다(Figueroa와 Silk 1997).

비조직화 애착의 원인과 경과

비조직화 애착의 원인으로 추정되는 관련사항에 대해서는 꽤 많이 알려져 있다. 애착 비조직화 이환율은 학대, 주요우울증/조울병, 알코올/기타 물질 남용 등과 같은 가족 위험 인자의 존재 여부와 관련이 있다. 예를 들면, 저소득층 샘플에서 학대 받은 유아의 82%가 비조직화로 분류된 반면, 대조군에서는 18%였다(Carlson 등 1989). 메타 분석에서 엄마의 우울증상과 유아의 애착 비조직화는 매우 근소한 차이로 유의한 관계를 나타냈다(van Ijzendoorn 등 출판 중). 이 모호한 결과가 메타 분석 집합의 취약성을 보여준다. 모성우울증의 효과를 밝히려는 상당수 연구에서 결정적 변인, 즉, 오랜 기간 동안 실제로 심하게 우울증에 빠졌던 돌보는 이에게 유아가 노출된 기간을 검사하는 데 실패했다. 심한 우울증에 만성적으로 노출된 것을 각각 제시한 개별 연구들에서는 애착 비조직화와 관련이 강한 것으로 나타났다 (Lyons-Ruth 등 1990, Teti 등 1995).

유아 - 엄마 548쌍이 포함된 아홉 개 연구에서 유아의 애착 비조직화와 AAI에 나타난 부모의 학대나 상실에 대한 해결되지 않은 태도의 증거 사이의 관련성을 찾아냈다 (van Ijzendoorn 1995). 세 개의 연구가 엄마의 대화 내용 중 겉보기에는 쉽게 잊어버릴 것 같은 말실수와 낯선 상황에서 유아의 기괴한 행동 사이의 피상적이고 모호한 관계를 분명히 하는 데 도움이 되었다. Jacobovitz와 동료들은 아이가 태어나기 전 AAI에서 미해결 상태와 엄마의 생후 8개월 된 첫 아이에 대한 놀라는 또는 놀라게 하는 행동 관찰 사이의 강한 연관성을 보고하였다 (Jacobovitz 등 1997). 강요, 치아 드러내기, 황홀경 비슷한 상태에 들어감, 등이 이러한 행동에 포함된다. 해결되지 못한 상실이 엄마 나이 17세 전에 발생했다면 엄마의 놀라는/놀라게 하는 행동은 더 분명해진다. 흥미롭게도 이들 미해결형 엄마들은 민감도나 온화함 같은 다른 부모 역할 측정에서 샘플의 다른 엄마들과 차이가 없었다.

비슷한 연구에서 미해결형 및 불안정 애착으로 분류된 엄마들은 미해결형 – 안정 애착 엄마들보다 확실히 놀라는/놀라게 하는 행동이 많이 나타났다 (Schuengel 등 1999a).

그러나 놀랍게도 미해결형으로 분류되지 않은 안정애착형 엄마들에서 놀라는/놀라게 하는 행동이 더 많았다[3]. 엄마의 놀라는/놀라게 하는 행동으로 아기의 애착 비조직화를 예측할 수 있으나, 가장 강력한 예측 인자는 아이와의 상호 작용에서 나타나는 엄마의 해리 행동이다. Lyons-Ruth 등 (1999)이 별개로 실시한 연구 결과, 놀라는/놀라게 하는 행동으로부터 유아의 비조직화를 예측했다. 이러한 결과는 특히 유아의 애착을 증가, 혹은 감소시킬 수 있는 한 방법인 경쟁적 양육 방식이나 대화법 등에 대해 부모의 잘못된 이해가 심화되었을 때 발생할 수 있다. 놀라는, 놀라게 하는, 그리고 혼란에 빠진 정서적 의사소통 행동은 비조직화된 불안정 유아 엄마들만의 특징이다. 위의 연구에서 비조직화 된 안정애착 유아들은 두려워하며 억제하는 행동 양상을 보였다. 의사소통이 중단될 때도 상호작용에서 적개심을 덜 드러냈다. 엄마의 놀라는/놀라게 하는 행동은 부모의 미해결형 마음상태를 통해 유아의 비조직화 된 애착과 관계가 생기는 것으로 나타났다. 비조직화 유아의 엄마들이 다른 엄마들 보다 덜 민감하지는 않은 반면(van

3. 애착 비조직화를 단순히 네 번째 애착 범주로만 볼 수 없다. 낯선 상황에서 비조직화 코드로 분류된 아이들 중에는 다른 상황에서는 안정 애착을 보이는 유아들 및 불안 회피 또는 불안 저항성 유형과 유사한 아기들이 있다. 연구자들은 이를 두고 관찰된 행동에 가장 적절하게 들어맞는 대안적 범주에 끼워 넣기라고 말한다. 비슷한 예로, 성인 애착 면담을 입력할 때 미해결 범주를 자유/자율성 또는 불안정 (무시형 혹은 집착형) 면담으로 배정할 수 있다. 일단 배정되고 나면 비조직화 코드는 대부분 불안정 코드로 간주되며, 따라서 이들 개인은 불안정 및 안정 애착을 대비시키는 대부분 연구에서 불안정 집단으로 분류된다. 즉, D코드를 애착에 있어서 안정된 아기에게 부여할 지 불안한 아기에게 부여할 것인가 하는 것은 중요한 과제이다.

Ijzendoorn 등 출판 중), 좀 더 특수한 상호작용 평가에서
는 표준에서 벗어난 것으로 반복 확인되었다. 예를 들면,
비조직화된 불안정한 생후 20개월 된 아기들과 엄마 사이
에서 엄마의 사회적 주도권을 거부하는 공격적 갈등이 시
작되는 경향을 보였다 (Hann 등 1991).

　종단 및 횡단 연구에 따르면 비조직화 유아 애착은 아동
기 중기가 되면 지배하려는 애착행동으로 바뀐다. 단지 두
개의 종단적 연구에 근거한 것이기는 하지만, 메타 분석
결과 .55의 연관을 보였다 (van Ijzendoorn 등 출판 중).
George와 Solomon (1996)은 이러한 지배적인 행동과 관련
된 부모 노릇을 아이 입장에서 보면 무력감, 심지어 공포
감으로 느끼는 것으로 묘사하였다. 반대로, 인형놀이에서
드러난 아이의 관계 모델은 불행, 난폭한 공상, 무력감, 전
적인 억압 등의 주제가 특징이다 (Solomon 등 1995). 일부
연구에서 이들 아동이 구체적이고 형식적 조작 기술 skill
을 남보다 적게 갖추고 있다고 보고한 것이 눈길을 끈다
(Jacobsen 등 1994, Jacobsen 등 1997, Moss 등 1998,
Moss와 St Laurent 1999). 또래 관계를 관찰한 연구에서
비조직화 아동들은 놀이의 질적인 면과 갈등해결 차원에서
능력이 떨어졌다 (Wartner 등 1994). 또래 상호 작용을 관
찰한 Jacobovitz와 Hazen (1999)의 연구 결과, 비조직화된
4-5세 아동은 두 명의 또래와 상호작용에서 꽤 다른 상호
작용 모델을 보였으며, 관계에 대한 통합되지 않은 내부
작동 모델 때문이라고 제시하였다.

비조직화 애착과 아동기 공격성

앞에서는 비조직화 애착 과거력과 일반적 임상 문제 관계를 고찰하였다. 이번에는 경험상 비조직화 애착과 연관 있는 아동기 공격성, 해리, 관계에서의 난폭성과 같은 특별한 임상 문제 세 가지에 초점을 맞춘다. 장기적 연구 (Goldberg 등 1995, Hubbs-Tait 등 1994, Lyons-Ruth 등 1993, Lyons-Ruth 등 1997, Shaw 등 1996) 및 횡단적 연구 (Goldberg 등 1991, Moss 등 1996, Moss 등 1998, Solomon 등 1995, Speltz 등 1990) 모두 비조직화 조절 애착과 공격성 사이의 관련성을 확인하였다. 공격성 행동이 비조직화 애착의 공통적 후유증인 반면, 비조직화 애착 경력이 있는 인물이 모두 공격성 문제를 보이는 것은 아니다. 비조직화 애착은 부적응 행동의 중요한 위험인자로 보인다 (Jacobovitz와 Hazen 1999, Lyons-Ruth 등 1997).

어릴 때 형성된 애착 비조직화는 상당히 미묘하고 복합적인 형태의 관계 장애로 나타날 수 있다. 이런 장애는 때로 예측 불가능하고 부당한 공격성으로 보이지만 아이 입장에서 보면 일반적인 대인 관계의 무능함이다. 청소년 비행에 대한 Bowlby의 첫 연구 보고 (Bowlby 1944) 이후 품행장애에서 애착의 역할에 많은 관심이 쏠렸다 (Atkinson과 Zucker 1997, Fonagy 등 1997, Greenberg 1999, Shaw 등 1996). 현재 사용 중인 몇 가지의 애착 패턴 분류는 너무 일반적이라서 특수한 치료 접근을 위한 모델 개발이 쉽지 않다 (Rutter와 O'Connor 1999). 불안정 애착은 단순히 이 집단에서 종종 언급되는 부적절한 부모 노릇에 해당한다. 다른 형태의 불안정 애착에서는 아이가 즉각 품행 (행

실) 문제와 연결될 수 있는 상호 경험에 노출 된다 (Shaw
등 1996). 가장 가능성 있는 것은 애착 과정이 적절한 행
동의 구조화에 핵심이 되는 특수한 심리적 기능 혹은 기전
의 발달과 긴밀히 얽혀 있음이다. 따라서 올바른 애착 형
성에 어려움을 겪는다면 특별히 감정조절과 사회적 인지
기술에서 문제가 발생할 수 있으며, 품행장애가 있는 집단
은 이 부분에서 기능장애가 나타난다.

　이러한 정신 발달 경과의 결핍과 문제가 조기에 나타난
다는 것이 중요하며, 취학 전 품행 장애의 경과와 결과를
예측할 수 있는 것으로 나타났다 (예: Weiss 등 1992). 이
러한 어린이들이 놀이터에서 상당한 어려움을 겪고 또래들
의 따돌림이 뒤따라 나타나는 것도 놀랄 만한 일이 아니다
(Kupersmidt 등 1990). 거부당한 아이들은 자신들과 비슷
한 다른 아이들과 그리고 비행행동에 흥미를 보이는 아이
들과 어울리게 된다 (Dishion 등 1995). 공격적 행동 한 가
지만 있을 때 미래의 비행을 예측하는 것보다는 따돌림 가
능성이 높아질 만한 행동 (예: 반응성 충동적 행동)이 함께
있는 경우에 미래의 비행 예측 신뢰도가 높아진다 (Loeber
1990). 사회적 인지는 언어나 나이와는 무관하고 가족 배
경과 더 강한 연관이 있다 (Cutting과 Dunn 1999). 이 모든
사실이 비조직화 애착이 품행장애로 가는 통로의 시발점임
을 상징하는 견해와 일치한다.

　공격적 아이들이 모두 또래 관계 손상과 사회 부적응으
로 향하는 길을 걷는 것은 아니다. 초등학교에서 신체 공
격성이 있는 아이들 중 단지 절반만이 또래들에게 따돌림을
당한다 (Bierman 등 1993, Coie 등 1996). 공격적이면서 거

부당하는 아이들이 좀 더 위험도가 높다(Bierman과 Wargo
1995, Coie 등 1996). 공격적이지만 또래들이 받아들여주는
아이들은 자신들의 공격성을 사회적 목적을 달성하는 데
전략적으로 이용 한다(Coie와 Lenox 1994). 거부당하는 또
는 받아들여지는 공격적 아이들 모두 예방 차원에서 공격
적 행동을 보인다. 거부당하는 공격적인 남자아이는 좀 더
반작용적인 그리고 조절이 제대로 되지 않는 공격행동(성
내기, 감정폭발, 투덜거림)을 보일 가능성이 높다. Pope와
Bierman (1999)은 따돌림 당하는 공격성이 시간이 지나면
서 사회 적응 과정에 영향을 미치는 사회적—감정적 결함
의 표지가 될 수도 있음을 시사했다. 따돌림 당하고 공격
적인 아이들의 행동 특성(미숙함, 반동적 분노, 부정적 정
서, 낮은 좌절 역치, 흥분성, 사회적 무력감, 사적 고민의
표출, 부주의함)은 대인 관계 흐름 상 부정적 감정을 조절
할 만한 능력이 떨어지는 것을 가리킨다. 조기 애착 비조
직화로 인해 손상 받는 것이 바로 조절 능력이다(Hofer
1995, Sroufe 1996).

　이런 아이들의 공격성은 감정적으로 도발되는 상황에서
융통성 있고 전략적으로 반응하는 데 부적합함을 의미한다
(Fox 1994, Thompson 1994). 감정 조절 불능에 따라 감정
폭이 좁아지고 경직된 반응을 보이게 되며 대인관계도 문
제가 생긴다(Cole 등 1994). 부정적 감정을 조절하는 데
실패함으로써 귀찮은 자극으로부터 주의 돌리기, 충동적
반응 억누르기, 문제에 초점을 맞추고 대처하고 계획세우
기, 사회정보에 대한 포괄적이고 편견 없는 해석과 평가,
주변 환경 탐색하기, 행동 조절과 감독 등과 같은 조절 과

제 수행에 어려움이 생기면서 곧바로 사회생활에 어려움이 닥친다 (Eisenberg와 Fabes 1992, Martin 등 1994). 공격적 -과잉행동적-충동적-부주의한 양상이 심한 일부 아동은 적응 능력에 상당히 문제가 있으며, 이런 아동들은 적대적 반항장애와 품행장애 진단 기준에 들어맞는다 (Shelton 등 1998). 대인관계 어려움은 부정적 감정 조절에서의 어려움을 반영하는 것이며, 이는 애착 비조직화와 관련 있다 (Sroufe 1996). 사회적 인지 결핍은 대인 관계의 내부 작동 모델에서 보면 비조직화 애착 영향의 핵심 중개 역할을 하는 것으로 보인다.

부정적 감정상태, 감정적 폭발, 부주의함, 등의 정도가 심한 것과 좌절 역치가 낮은 것으로부터 장기적 또래 관계 문제와 부정적 사회적 예후를 예측할 수 있다. 감정 조절은 내적 경험 이해에 달려 있으며, 이는 대개 초기 양자 관계 (유아-돌보는 이)에서 발생한다 (Gergely와 Watson 1996). 부정적 감정 상태는 대인 관계에서 부정적 감정을 적절히 조절하는 핵심 능력이 부재 상태임을 가리킨다. 이는 초기 어린 시절 놀라는/놀라게 하는 애착 경험의 결과이다. 이런 어린이들은 부정적 각성을 저지할 수 없거나 부정적 반동을 억제할 수 없기 때문에 자신들을 불안하게 만드는 자극에 노출되는 것을 줄이기 위해 주의력을 조절하거나 효과적인 대처 반응을 계획할 수 없다. 사회생활에서 상당한 어려움을 경험할 것이다. 더 나아가서 효과적으로 애착 관계를 형성하고 초기의 불쾌한 경험들을 훗날 유쾌한 경험으로 대체하는 능력에 장애가 생긴다. 예를 들면, 부모 평가에서 품행문제가 있는 미취학 아동 40명과 대조군 비교

연구(평가자는 부모) 결과, 마음 이론 theory of mind 과
제, 감정 이해 과제, 단순 수행 기능 과제 결함을 보고하였
다(Hughes 등 1998). 따라서 이들 어린이들은 자신들의
공격성을 전략과 목표에 합당하게 사용하지 못하게 될 수
있으므로 그들의 문제점을 순수하게 행동 문제의 관점으로
만 생각하는 것은 부적절하다(Pope와 Biederman 1999).
목적을 달성하는(효과적) 공격자와 목적을 달성하지 못하
는(비효과적) 공격자를 구별(Perry 등 1992)하는 일은 이
어린이들에게 지지적 관계와 대인 관계 학습 경험을 위한
준비가 필요하다는 점을 환기시킬 수 있으며, 이러한 준비
와 경험은 감정 처리를 조절하는 능력이 발달하는 데 도움
이 될 수 있고, 점차 좀 더 유익한 사회적 행동으로 발전
한다.

비조직화 애착과 해리

AAI로 측정한 상실 경험이나 해결되지 않은 외상을 가진
개인들은 상당한 해리 경험 경향이 있다(Hesse와 Main
1999). Carlson(1998)의 연구에서 17세 때 해리증상과 생후
12개월과 18개월 때 비조직화 애착 사이의 직접적인 관련
을 확인하였다. Liotti(1995)는 해리 증상과 부모 상실 경
험의 관련성을 시사하였다. 애도 반응 해소 결핍과 비조직
화 애착 사이의 연결에 관한 예측에 기초해서 Liotti(1995)
는 해리증상이 있는 개인의 부모들이 자녀들의 출생 후 첫
일 년 동안 혹은 출생 이전에 주요 인물 상실로 고통 받았을
가능성이 높다는 것을 발견하였다. Hesse와 van Ijzendoorn은
평균적 샘플에서 자기보고형 척도를 사용해서 해리 경향을

측정함으로써 이 관련성을 확인하였다 (Hesse와 Main 출판 중). 비조직화 애착 과거력이 있는 사람이 모두 해리 증상을 나타낼 가능성이 있는 것은 아니다. Minnesota 샘플의 대표적인 포괄적 추적 연구에서는 비조직화 애착 경력이 있는 개인에서만 해리 경험 척도의 점수가 높아져 있었다. 이들 각각은 애착 인물의 죽음 혹은 엄마와 54개월 이상 오랫동안 격리되는 큰 외상을 경험하였다 (Ogawa 등 1997).

비조직화 애착과 관계에서의 난폭함

성인기의 비조직화 애착은 AAI에서 마음의 미해결 상태 (U)와 관련 있으며, 압도당했던 외상에 집착하고 (E3), 혹은 분류 불가 범주에 속한다 (CC). 이들 범주는 심한 외상관련 정신병리가 있는 집단 (Allen 등 1996, Fonagy 등 1996, Patrick 등 1994, Stalker와 Davies 1995)과 유죄판결을 받은 집단 (Levinson과 Fonagy 게재 예정, van Ijzendoorn 등 출판 중)에서 더 흔한 것으로 나타난다. 이들은 최근 친밀한 관계에서의 폭력에 노출된 개인에서 더 흔하다 (Owen과 Cox 1997, West와 George 출판 중). 또한 배우자 폭력이 심하다고 보고한 엄마의 아기들은 비조직화된 애착을 형성한다 (Holtzworth-Munroe 등 1997, lyons-Ruth와 Block 1996). 일반적으로, 애착 관계의 비조직화와 심한 대인관계 병리가 관련 있다는 확실한 증거가 있으며, 정신분석 서적에서는 보통 경계성 인격 구조화 borderline personality organization로 기술한다 (예: Kernberg 1987).

유아기로부터 성인기 병리로 가는 경과

정신분석가들이 애착이론에 관심을 갖는 주된 이유는 아주 어린 시절 경험이 훗날 발달로 이어져 통합되는 모델 때문이다. 특히 정신병리 출현과 관련되기 때문에 더 그렇다. 간단히 검토한 것처럼, 엄청난 정도는 아니더라도 유아기부터 훗날 발달에 이르기까지 대인 경험의 연속성에 대한 증거가 상당히 있다. 관찰된 연속성을 설명할 수 있는 연구에 근거한 모델이 상당 수 있으며, 정신분석 모델과 나란히 세워 놓고 생각해 볼 수 있다 (아래 내용 참고). Lamb 이 최초로 가설을 세우고 (Lamb 1987, Lamb 등 1985), Belsky (1999a)와 Thompson (1999)이 가다듬은 가장 단순한 모델은, 정신구조의 연속성보다는 단순히 돌봄의 질 같은 사회적 환경의 각도에서 본 것이다. 초기 경험의 효과를 가장 낮게 평가하는 설명도 있다. 때로는 무관심하고 때로는 공공연한 적대적 돌봄 패턴의 초기 경험과 후기 발달의 상관 관계는 강한 영향을 받아서라기보다는 이런 패턴이 대를 이어 계속되고 있음을 나타낸다는 설명이다.

이렇듯 단순한 설명에 도전하는 연구 설계 시도도 많았다 (예: Chisolm 1998, Fisher 등 1997, Hodges와 Tizard 1989, Marcovitch 등 1997). O'Connor와 Kreppner (O'Connor 등 2000)는 입양 아동 연구를 보고하였다. 이 연구에서는 초기 상실 (결핍)의 장기적 효과를 알아본 것으로 '애착, 또래관계, 주의력조절, 인지'와 같은 네 가지 영역에 대한 특수 질문으로 구성된다. 초기 상실 기간은 6, 24, 42개월 사이로 각각 달랐지만 이는 훗날 사회 경험과 관계가 없었다. 박탈 기간은 애착 장애, 또래 관계 문제, 주의력 결핍과 과잉행동, 인지능력 등과 강하게 연결되어 있다. 여섯 살이 되고 나서 네 살 때와 비교해 보면 또래 문제는 다소 줄었으나, 애착 장애는 나아질 조짐을 보이지 않았다.

Winnicott (1958a)와 Roy (2000)는 그룹 홈에 있는 아동 19명과 수양 가정에 있는 아동 19명 (대조군)을 비교하였다. 이 두 집단은 매우 특징적으로 대응하는 면을 보였다. 그룹 홈 집단과 대조군 사이에는 부주의 또는 과잉 행동 관찰 면에서 두드러진 차이가 있었다. 과잉행동 항목은 교사 평가에서도 같은 결과를 보였으며, 오히려 더 심한 차이를 보였다. 종합해 보면, 이러한 결과는 과잉행동과 부주의함이 증가하는 주요 원인이 아이의 생물학적 배경보다 기관에서 양육하는 것과 수양 가족에서 아이를 기르는 양육방식의 차이 때문임을 시사한다.

Marvin과 Britner (1999)는 영국에 입양된 루마니아 아동에게 4~6년간 애착 분류 시스템을 적용하였다. 일반 인구에 비해 안정된 애착 발생율이 대체로 낮았다. 안정된 애착은 고아원에서 지낸 기간이 가장 짧은 아이들 집단에서 가장 높았다. 한편 비조직화된 애착분류 분포는 놀랄 만큼 높았다. 이 결과는 지능지수와 사회경제 수준을 대등하게 맞춘 영국 일반 인구에서의 발생율보다 훨씬 높았다. 더구나 커 가면서 회복되는 증거는 거의 없었다. 유사한 다른 연구에서도 박탈이 비교적 심했던 경우에는 (이후 문제가 계속되지 않아도) 초기 경험만으로도 영향을 미치는 것으로 확인되었다.

연속성을 설명하는 두 번째 기준은 관계의 표상을 포함

한다. 이 틀에서 유아기의 민감하고 반응적인 부모 돌봄은
타인으로부터의 친밀감과 돌봄에 대한 긍정적인 기대를 잊
을 수 없는 기호로 입력하는 '관계의 작동 모델'을 생성하
는 것으로 가정할 수 있으며, 이러한 인지적 정서적 구조
는 선택적으로 지각, 인지, 동기에 계속적으로 영향을 미친
다(Bretherton과 Munholland 1999). 애착 인물의 작동 모
델과 자기의 작동 모델(위를 보시오) 사이의 상호연결 때
문에 안정된 애착은 경쟁에 있어서의 자신감과 자부심으로
이어질 것이라고 알려져 있다. 이해와 돌봄이 부족한 관계는
아이의 도발적 행동 혹은 다른 수단에 의해 부모 행동에서
적개심이나 부정적 태도를 증가시킬 수 있다(Richters와
Walters 1991, Shaw 등 1997). 따라서 불안정 애착은 부모
-자식 사이에 불신, 분노, 불안, 두려움이 특징인 작동 모
델의 상호작용이 점차 굳어지면서 훗날 부적응의 원인이
된다(Main 1995). Dodge 연구팀이 임상집단에서 반복 입
증(Coie와 Dodge 1998, Crick와 Dodge 1994, Matthys 등
1999)한 것과 유사한 논문들은 이러한 견해를 일부 직접적
으로 지지하며 내용 면에서 일치한다(Cassidy 등 1996).

애착은 훗날 심리적 장애와 관련된 신경학적 구조의 변화를
일으킬 수도 있다. 예를 들면, 어린 시절에 확립되는 감정 조
절에 따라 편도 amygdala에서 두려움 조성 과정을 실제로 바
꿀 수도 있으며(LeDoux 1995), 前전두엽 prefromtal lobe과
변연계 limbic system 사이의 연결이 달라질 수 도 있다
(Schore 1997). 불안정한 비조직화 애착 아기에서 코르티
솔 분비가 증가되어 있으며, 기준치로 회복도 지연된다는
증거가 있다(Spangler와 Schieche 1998). 애착을 입증할

만한 생물학적 연계 체계를 체계적으로 확인해 나가는 것
이 오늘날 남겨진 과제이다.

  행동장애와 문제가 있는 애착 행동 사이의 표면상 공통
성에서 애착의 발달 경로를 추적해 볼 수 있다. Greenberg
(1999)는 붕괴성 (파괴성) 행동이 돌보는 이와의 관계를 조
절하려는 목적을 가진 애착 전략을 가리키는 것으로 볼 수
있다고 하였다. 예를 들면, 반항 행동은 돌보는 이가 아이
에게 긴밀하게 대하는 정도나 아이를 감시하는 것을 조절
하는 기능이 있다. 비조직화된 애착 형태에서의 조절 행동
(Main과 Hesse 1990)과 불안저항성 양가적 패턴 (Cassidy
1995)의 행동 사이에도 비슷한 연관이 있을 수 있다.

  불안정 혹은 비조직화 애착이 미래에 부적응적 또는 병
적 결과로 이어지는 가장 가능성 있는 경로는 위험인자들
의 연합이다. 단일 요인이 곧바로 임상적 문제를 일으키는
경우는 없지만, 위험인자가 모이면 위험 가능성이 훨씬 높
아진다. 불안정 애착과 가정의 사회적 불행, 효과적이지 못
한 부모의 양육 기술, 아이의 비특이적 특성 등이 만나면
행동 장애가 생길 위험성이 높아진다. 이것이 바로 현대
발달학적 정신병리의 가장 우세한 위험 모델이다 (예:
Garbarino 1995, Garmezy와 Masten 1994, Rutter 1999).

3장
프로이트 식 모델과 애착이론

　프로이트의 생각과 오늘날의 애착이론 사이에서 공통점과
차이점을 찾으려 한다면 시도 자체가 잘못된 것이다. 프로
이트 이론은 한 가지 색깔만을 띄는 것이 아니다 (Sandler
등 1997). 그의 이론은 네 단계를 거치며 변화, 발전했다. 첫
번째 시기는 정신분석 전기이다. 논문 발표가 많았으며, 주
로 신경학적 주제였다. 두 번째 주제는 정서-외상 모델 단
계이다. 이 단계에서는 신경증의 원인이 어린 시절 발달 과
정 중 실제 사건에 의한 것이라고 하였다 (Freud와 Breuer
1895). 세 번째 단계는 지형학적 모델로 생물학적 역동 상태
에 따른 공상을 강조하였다 (Freud 1900, 1905). 네 번째 단
계는 두 가지 본능이론 (Freud 1920)과 마음의 구조 모델
(Freud 1923)을 말한다. 각 단계 별로 애착이론과 상응하
는 부분이 있고 차이점도 분명히 있다. 그러므로 생각하기
에 따라 정신분석의 창시자는 애착이론의 아군일 수도 있
고 적군이 될 수도 있다.

접 점

　Bowlby와 마찬가지로 프로이트의 여정도 초기 박탈의 심리적 결과에 대한 관심으로부터 시작됐다 (Bowlby 1944, A Freud 1954). 그러나 Bowlby가 이러한 관련성에 대해 심리적, 사회적, 생물학적 토대를 다듬어 나간 데 비해, 프로이트는 정신성적 발달 이론을 강조하는 두 번째 모델을 위해 유혹 가설로부터 등을 돌렸다. Masson (1984)은 이러한 진실에 대한 공격, 즉, 신경증의 유혹 이론을 지지하는 증거를 자기 방어를 위해 고의적으로 보류하고 포기한 데 대해 프로이트를 혹독하게 비난했다. 진실은 Masson 또는 반대 진영에 섰던 Crews (1995)가 인정한 것보다 훨씬 더 복잡하다. 프로이트는 결코 유혹 가설을 감춘 적이 없다. *The Three Essays* 출판 일 년 후 그는 *Aetiology of Hysteria* 에서 18명의 환자가 어린 시절 유혹을 받은 적이 있다고 정확하고 상세한 설명을 했다고 밝힌 바 있다 (Freud 1906). 십 년 뒤 그는 실제 유혹 경험의 병리적 의미에 대한 견해를 보강했으며 (Freud 1917), *On Female Sexuality* (Freud 1931)와 *Moses and Monotheism* (Freud 1939)에서 다시 한 번 견해를 피력했다. Bowlby에 대해 무지한 비평가들은 외상 사건의 카타르시스 적 회상이 역시 최상위를 차지하고 있는 것으로 보이는 접근방식의 치료적 현실성에 이의를 제기할 수 도 있다 (Bowlby 1977). 프로이트 초기 이론의 단순한 현실주의와 Bowlby의 인식론 사이의 결정적 차이는 경험의 표상에 대한 Bowlby의 배려에 있다 (Bowlby 1980a). 이는 Bowlby 이론이 감정-외상 모델의 단순한 현실적 환원주의로의 복귀를 상징한다는 암시들을 반박한다. 프로이트가 감정-외상 모델에서 지형학적 모델로 옮겨간 것은 현실적 환원주의와 극단적 환경설로부터 이상주의를 향한 변화의 조짐이었고, 이상주의에서 기술한 현상들은 주로 현실과는 실제 관계가 없는 마음의 산물로 보인다. Bowlby는 이러한 변화가 마음에 들지 않았으며 (Bowlby 1981), 지형학적 모델과 애착 이론 사이의 불일치는 프로이트의 초기 이론이나 더 훗날의 이론 사이의 불일치보다 훨씬 더 컸다.

　당시 사회의 흐름은 프로이트의 네 번째 이론 단계를 발전시키는 좋은 토대가 되었다 (Freud 1920, 1923, 1926b). 불안이 내외 위협의 감지와 연계되어 있는 생물학적으로 결정된 부수현상 경험임을 인식하였다 (Freud 1926b). 원형적 위험 상황은 상실 중 하나이다. 프로이트가 생각하기에 대상(엄마) 상실은 신체 일부 손실이나 자존심 상실의 두려움에 필적할 만한 두려움이었다. 이러한 이론의 수정은 정신분석학에 인지적 측면을 접목시킴과 동시에 외부 세계 적응을 정신분석적 해석의 필수 요소로써 회복시켰다 (Schafer 1983). 이미 1930년대 초, 프로이트의 수제자인 Ferenczi (1933)는 아이들이 뜻하는 바를 어른들이 제대로 이해하지 못하는 데서 생긴 상처를 아이들의 현실적 측면에 초점을 맞춰 이해하였고, 돌보는 이의 무감각과 관련된 위험을 걱정하였다. 정신 내적 요인보다는 대인관계를 강조한 Ferenczi는 결국 프로이트와 심각한 불화 상태로 접어든다.

　프로이트의 구조 모델은 여러 면에서 애착 이론에 유용

한 정보를 제공하였다. 프로이트의 가설 (1923, 1933, 1938)에 따르면, 사람 마음속의 갈등은 세 가지 정신적 매개체 (이드, 자아, 초자아)에 상응하는 세 가지 주제로 체계화된다. 애착 이론에서는 개인의 갈등을 소망과 도덕적 지시 사이에서 프로이트 가설보다 훨씬 더 복잡하게 다룬다. 프로이트에게 있어 도덕은 부모의 가치 체계를 아이가 지각하여 내재화 한 것과 같았다. 그러나 소망과 현실에 관한 프로이트의 갈등 주제와 내외부 현실은 Bowlby와 다른 애착 이론가들의 이론을 발전시키는 기초가 되었다. 특히 발달 경과의 일부로써 성격학 및 증상적 구조를 조직하는 방어기제를 창조하는 자아 능력은 Bowlby의 삼연작, 특히 3권의 토대를 이룬다 (Bowlby 1980a). 여기서 그는 내부 작동 모델 기능에 필요한 지각 및 인지 왜곡의 기전에 대해 자세히 검토하였다.

중요한 접점이 또 있다. 프로이트는 감정-외상 모델에 대한 저술에서 에너지의 물리적 전환 이외에는 정신적 도구는 거의 없거나 아예 없다고 단정하였으나 (A Freud 1954), 훗날 저술에서는 자신의 이론 전체에 배어 있는 발달학적 결정론을 확립하기 위해 정신 과정의 내부 세계를 조심스럽게 구체화했다. 모든 행동은 아주 오래된 또는 최초의 유아기 사건으로부터 발생한 행동의 결과로써 이해 가능하다는 것이 정신성적 발달 이론에서 예시한 유전적 발달학적 주장 (Freud 1905)이다. 학대하는 돌봄이에게 기대는 것과 관련된 비조직화 애착 (해결책 없는 두려움)에 대한 Main과 Hesse (1990)의 개념을 프로이트 (1917)는 리비도의 집착에 대한 개념에서 이미 예상한 바 있다. 즉, 리비도의 집착이란 특정 경향이나 대상에 집착하는 끈기라고 하였다(348쪽).

Bowlby는 엄마를 향한 아기의 애착에 대한 프로이트의 기여도를 검토한 후(예: Bowlby 1958), 자신의 생각과 프로이트의 생각이 차이점은 많지만 여러 면에서 일치한다고 주장하였다. 요약해 보면 다음과 같다. (1) 프로이트는 엄마에 대한 애착의 중요성을 뒤늦게 알았고 "Female Sexuality"(Freud 1931)에 기술하였다. (2) Bowlby는 생후 18개월 된 유아가 유기와 고립에 의해 고통 받는다는 프로이트의 관찰(Freud 1920)에 주목하였다. (3) 프로이트는 아기가 엄마를 잃을까 봐 두려워하는 것을 충족되지 않은 본능의 두려움으로 보았고, 불안의 뿌리가 된다고 하였다(Freud 1926b). (4) 프로이트(1938)는 엄마에 대한 아이의 관계는 독특하고, 일찍부터 자리 잡고 변치 않으며, 미래의 모든 사랑 관계의 원형이 된다고 인정하였다. 또한 사랑의 관계는 음식보다 더한 뭔가가 있으며 사랑 받는(돌봄을 받는) 경험은 자긍심과 직접적으로 관계가 있음(자기애적 에너지 집중 narcissistic cathexis)을 인정하였다. (5) 그러나 프로이트는 유아가 받아들이는 엄마의 돌봄의 질보다 이런 관계의 계통발생학적 근거를 강조하였다. 따라서 프로이트의 이론은 궁극적으로 다른 사람에게 애착을 형성해야 할 근본적인 필요성이 없는 것처럼 보인다.

차 이 점

프로이트 이론 전체로 볼 때 일치하는 부분보다 차이점이 훨씬 많다. 다음은 프로이트 학파의 이론에서 갈라져 나간 애착 이론의 영향을 압축해 놓은 목록이다. 애착이론이 프로이트 이론의 어느 부분과 의견을 달리하는지 알 수 있다.

- 프로이트가 발달에 대해 구상했던 사회적, 문화적 내용의 폭은 상당히 좁았다. 프로이트의 초기 연구가 진행되던 시절이 과학적 사회학과 인류학의 태동기였음을 감안하면 이런 사실이 놀랄 만 한 것은 아니겠지만, 그는 심지어 자신이 속한 사회의 문화적 다양성에 대한 인식조차 배제한 불변적 문화적 절대 속성에 초점을 맞추었다.

- 생후 3~4세의 오이디푸스기에 초점을 맞추면서부터 초기 아동기 경험에 대해서는 흥미가 줄었다. 초기 아동기에 대한 그의 견해(Freud 1900, 1905, 1920, 1926a)는 추상적이며, 비현실적이고, 직접 관찰에 근거한 것이 아니다. 유아와 돌보는 이의 상호작용에 대해서는 지식이 있었다고 해도 상당히 애매한 정도였을 것이다.

- 일차적 과정(원시적 과정 primary process), 즉, 엄마 가슴에 대한 환상이 만족을 얻는 데 실패한 뒤에 유아는 대상을 향하도록 강요받는다는 프로이트(1900) 주장과는 반대로, 애착 이론에서는 유아가 정말로 대상에 흥미를 가지고 있으며, 특별한 종류의 시각적 및 청각적 형태를 더 좋아하고, 어떤 일들이 세상에서 실제 일어나도록 하는 것을 즐거워한다고 믿는다. 이러한 애착 이론과 비교해 보면, Freud가 극단적 환경 영향에 대해서는 인식하고 있었지만, 실제로 현실 세계에서 일어나는 부모와 관계에서 유아 행동의 중요성에 대한 인식은 거의 희박하였음을 알 수 있다. 마찬가지로 본능적 욕

구의 역할이 대인관계, 자연 현상의 경험, 환경적 결정 요인보다 우선되었다.

● 프로이트는 자기 self의 통합 기능에 대해 애매한 입장이었다. 좀 더 구체적으로 말하자면, 그의 이론에서 자아 ego는 조직화하는 매개체로서의 기능과 현상학적 통합 표상의 기능을 모두 수행하되, 양자간 시종일관성을 유지한다. 프로이트 (1920)는 아동기 패턴이 성인기에 다시 출현하는 것을 강박 반복, 궁극적으로는 죽음 본능과 관련해서 설명했다. 이는 애착 이론의 인지 형성과 일치하지 않는다. 애착 이론에서는 관계 경험의 축적을 강조한다.

● 마지막으로 발달에 대한 프로이트의 견해는 체계적이라기보다는 다소 기계적이며 획일적이다. 정서-외상 모델로부터 지정학적 모델로 넘어가면서 자신의 운명을 형성하는 데 아동의 역할을 부여하였지만, 공상에 국한된 것이며 현실왜곡과 관련해서 시작되었다.

종합해보면, 애착 이론이 프로이트 이론과 밀접한 관련이 있다고 생각하는 것은 잘못된 것이다. 연관된 부분이 있고 Bowlby도 자신의 (프로이트 이론으로부터의) 지적유산을 부인하지는 않았지만, 프로이트 식 정신분석은 Bowlby의 이론과 함께 발전해 나갔다기보다는 멀찌감치 떨어져 있었다고 할 수 있다. 프로이트는 정신분석 이론을 정의하지 않는다. 정신분석 이론과 애착 이론 사이에서 관련성과 차이점을 찾아내기 위해서는 20세기 동안 프로이트 이론의 주요 발달 사항을 고려해야 한다.

4장
구조 이론적 접근 :
북미의 구조 이론적 접근

 프로이트 (1923) 이론에서 삼 자간 모델 (구조 모델) 도입
으로 지형 모델의 본능 강조 시대가 막을 내린 것은 아니
다. 리비도 발달 단계의 경로는 Heinz Hartmann (1946)이
(처음에는 비엔나, 나중에는 뉴욕) 자아심리학 ego psy-
chology을 도입할 때까지는 프로이트 이론의 토대를 이루
고 있었다. Hartmann이 제안한 *이차 자율성 secondary
autonomy* (1950) 개념은 이론의 발전에 결정적으로 기여하
였다. 그는 성인기에 관찰되는 행동과 기능면에서 상응하
는 아동기의 행동을 추적하는 것이 어렵다는 것을 입증하
였다. 즉, 친밀함을 추구하는 것은 엄마-아기 관계에 뿌리
가 있을 것으로 보이지만, 성인기에는 원래 형성된 것과는
상당히 다른 목적으로 남아 있다. 그런 동등함을 가정해서
Hartmann이 제안한 것이 *발생학적 오류 genetic fallacy*였
다 (Hartmann 1955). 자율적 자아는 현재 적응상태를 가장
효과적으로 만들기 위해 행동을 조절한다.
 Hartmann의 생각은 이차 대전 후 북미 정신과 사회로
빠르게 확산되었다. 지금은 자아심리학이라 불리는 이 이

론은 내적 및 외적 적응을 목적으로 하는 이 구조물(자아)
이 부분을 모아놓은 것보다 훨씬 복잡하면서도 일관된 기
능을 하는 구조물을 형성해 가는 방법을 자세히 다루고 있
다(Hartmann 1952). 자아는 이러한 구조물 내에서 발전하
지만, 압력이 가해지면 되돌아 갈 수 있는 고정점은 확보
해 두고 있다(Arlow와 Brenner 1964). 자아의 퇴행이 일
반적으로는 병적인 것으로 여겨지지만, Kris(1952)는 예술
적 또는 창조적 감각 차원에서 볼 때 일종의 적응 기능일
수도 있다고 주장하였다. 현대의 구조모델 이론가들
(Boesky 1989)은 삼 자간 모델 개념을 유지해 나가고 있으
나, 정신적 에너지처럼 문제가 되는 개념은 제외시켰다. 일
반적 특성을 지닌 정신내적 갈등의 핵심 전제는 보존 한다
(Brenner 1982).

현대 자아심리학은 모든 정신적 내용, 생각, 행동, 계획,
공상, 증상이 갈등의 구성 요소에 의해 결정된 산물, 즉,
서로 타협해서 결정된다는 갈등의 이론이다. 타협은 갈등
의 네 가지 요소 사이에서 발생한다. 즉, (1) 충족되기를
바라는 강렬한 개인적 및 독특한 아동기 소원(드라이브
파생물), (2) 불안이나 우울 감정 및 감정에 동반된 대상
상실, 실연, 거세 등과 같은 사고 내용(불쾌), (3) 불쾌함을
최소화하기 위한 여러 가지 복잡한 정신장치(방어기제),
(4) 죄책감, 자아처벌, 후회, 속죄, 기타 초자아 기능의 산
물 등이다. 자아와 다른 요소들의 표상은 타협형성은 물론
이들 요소 사이의 갈등의 산물로 보인다. 그러나 이들 타
협형성의 특성상, 위에서 말한 요소들 사이에서 또 다른
타협을 형성하도록 영향을 미치고, 결과적으로 갈등의 산

물에 대한 일차 결정인자로 작용한다. 연령이나 리비도 발전 단계보다 오히려 이 들 네 가지 경향 사이의 상호관계가 현대 자아심리학의 발달 연구에서 초점이 된다.

　애착이론이 발전하는 동안에도 북미 정신분석계는 구조 이론이 주도하였다. 두 이론 사이에 통합이 이루어진 적이 없다는 사실, 자아심리학자들이 애착 이론에 대해 상당한 적개심을 품고 있었다는 사실 등으로 미루어 볼 때 두 이론 사이에 접점이 거의 없을 것처럼 보이지만, 실제로는 그렇지 않았다. 먼저 자아심리학자와 애착이론가 사이의 밀접한 협력이 필요하다고 생각되는 주제들을 살펴보고 나서, 그러한 통합이 불가능했던 이유를 탐색할 것이다.

접 점

　자아심리학계의 거목 중에는 애착 이론에 (음으로 양으로) 기여한 인물들이 꽤 있다.

René Spitz

　Spitz (1959)는 정신분석계 최초의 경험주의자 중 한 사람이다. 그는 일찍이 1936년 비엔나 정신분석학회에서 발달과정의 일반적 이해에 대하여 구조 이론 용어를 사용하여 발표 한 바 있다 (미출간 자료). Bowlby와 마찬가지로 그는 정신분석에 딱 맞는 과학 분야, 즉, Kurt Lewin (1952)의 현장 이론 field theory과 갓 시작된 태생학 분야 (Spemann 1938)를 도입하였다. (Bowlby는 일반체계이론

general system theory과 동물행동학을 도입하였다.) 새로운 행동과 사회적 미소 같은 새로운 감정 표현 형태의 출현에 의해서 유아의 정신구조화에 대 전환이 이루어진다고 생각하였다. 이런 변화는 여러 기능 간 새로운 관련성을 형성하고 하나로 연결된 단위를 형성할 때 발생한다. 예를 들어 보자. 생후 2~3 개월에 아기가 보이는 미소 반응은 자기와 대상의 구별이 시작되었음을 가리키며, 8개월 째 나타나는 불안 반응은 대상들 사이의 구분, 특히 진정한 리비도 대상인 엄마의 구분이 가능해 졌음을 의미한다. 10~18 개월 사이에 나타나는 '싫어' (No) 라는 표현은 자기주장으로써 자기 발전의 진보를 의미한다고 Spitz는 생각하였다.

Spitz는 미소와 같은 정신적 조직책 psychic organizers이 정신구조 형성에서 어떻게 근본적 향상과 연계되는지 찾아내는 데 있어서 뛰어난 통찰력을 보였다. 그러나 남은 연구자들에게는 이러한 조직책들이 유아의 대인간 상호 작용에서 어떻게 극적인 전환을 이루어내는지 증명해야 할 과제로 남아 있다 (Emde 1980a, b, c).

Spitz (1945, 1965)는 발달 단계 이론에서 엄마 및 엄마-유아 상호 작용의 역할이 가장 중요하다고 하였다. 아이의 파트너가 되는 사람을 모든 지각, 행동, 지식의 중개자로서, 타고난 능력발달의 활력소로 보았다는 점에서 그의 제안은 애착 이론가들의 주장과 유사하였다. 체질적, 초기 환경적 및 상호 작용 요인들 모두가 적응 또는 부적응으로 연결되는 자기 보존 과정의 구조화에 기여하는 방식을 증명한 관찰 연구가 많다 (Greenacre 1952, Spitz 1959, Weil 1979). 모든 연구자들은 자기 조절 발달에서 감정의 역할을 가장 강조하였다. 엄마의 감정표현은 처음에는 정서적 평형과 항상성 회복을 촉진하는 달래기 혹은 수용 기능으로 이용된다. 나중에 유아는 안전을 표시하는 신호 수단으로 엄마의 감정반응을 사용한다. 시간이 흐르면서 정서반응은 내재되며 아이 스스로의 정서반응, 안전 혹은 위험 신호의 일부로 이용된다 (Call 1984, Emde 1980a).

따라서 Spitz의 견해는 애착체계의 핵심 발달 기능으로서 정서 조절을 강조한 현대 애착이론가들과 상당히 밀착되어 있다(예: Sroufe 1990). 이런 점 이외에 다른 공통점이 많이 있음에도 불구하고 1960년 *Psychoanalytic study of the child*에 실린 Bowlby의 유아기 및 초기 아동기의 슬픔, 애도(1960) 논문에 대해 Spitz(1960) (93쪽)는 너무 단순한 그리고 관찰 가능한 현상을 더 잘 이해하는 데 전혀 기여한 바 없는 이론이라고 혹평하였다.

Edith Jacobson

애착 이론과 연결된 개념 이해를 돕는데 자아심리학 계에서 두 번째 중요한 인물이 바로 Edith Jacobson (1954b, 1964)이다. 거의 알려지지는 않았지만 정신기능의 주요 결정 인자로서 형상 images의 개념화, 자아의 표상 및 기타 개념을 도입하는 데 있어서 그녀의 역할은 결정적이었다. 유아는 돌보는 이와의 만족스러운 경험 혹은 좌절 경험 여부에 따라 좋은 (사랑하는) 유발성 valence 또는 나쁜 (공격적인) 유발성을 가진 자아와 대상의 표상을 취득한다는 이론을 주창했다. 그녀가 도입한 *표상representation*이라는 용어의 개념은 외부 및 내부 세계의 경험에 바탕을 둔 영

향을 의미하며, 표상들은 물리적 현실과는 상관없이 왜곡
과 수정에 의해 영향 받는다는 것을 강조하였다. 그녀의
이론은 분명히 Bowlby의 내부 작동 모델 개념과 밀접한
관련이 있으며, 어떤 부분에서는 훨씬 복잡하고 정교하다.

자기 표상은 자아 체계 내에서 신체적 및 정신적 자아의
무의식적, 전의식적, 의식적, 정신내적 표상을 포함하는 복
합 구조물이다 (1964, 19쪽). 신체 자아에 부여한 역할은 애
착이론 개념과는 잘 맞지 않는다. 분포 상황 (좋은 표상 대
나쁜 표상)에 따라 미래의 자아와 다른 표상의 성장이 구
체화되며, 특히 이러한 과정에서 그녀가 강조한 아이의 공
격성이 차지하는 중요한 역할은 애착 이론가들에게는 주의
를 끌지 못했다.

Jacobson이 기여한 내용 중 중요한 것으로 자기 경계가
형성되기 전에 타인이 자기에 미치는 영향의 질적 차이에
대한 것이 있다. 자기-타인 경계 형성 이전에 정신 표상
단계에서 타인에 대한 아이의 인식은 자기 경험의 구조를
형성하는 데 직접 영향을 미친다고 강조하였다 (1954a). 따
라서 원시적 통합 상태에서는 대상이 자기 이미지의 내적
일부를 차지한다. 이 이론은 우울증의 특성을 정리하는 데
특히 도움이 되며, Jacobson은 우울 증상이 자기 표상과
이상적인 자아 ego ideal 사이의 차이와 관련된다고 제시
한 최초의 인물이다.

위에 제시한 내용 외에도 Jacobson 덕분에 정신분석계
풍토는 많이 변했다. 비록 수 십 년의 세월이 걸리기는 했
어도 애착이론을 위한 길이 열린 것은 Jacobson의 공으로
돌려야 한다. 그녀는 특히 표상 세계와 관련된 주요 개념

들을 예견한 인물로 기억될 것이다.

Erik Erikson

~Erik Erikson (1950, 1959)은 문젯거리가 되었던 프로이트의 성감대 모델 erotogenic zone model을 뜻밖에도 *기관 모드 organ modes* 라는 섬세한 개념으로 확장해 나가는 데 공헌한 최초의 인물이다. Erikson 이전에는 선천적으로 연결된 쾌락과 관련된 행동이 함입과 투사 같은 특별한 기제와 의존 및 구강기 공격성 같은 심리적 양식의 기초를 제공한다고 알려져 있었다. Erikson의 기관 모드 개념은 정신기능을 신체 부분과 연결시켜 확장시켰다. 1950년 그는 다음과 같이 발표하였다. 압도적인 음식 요구 이외에도 아기는 많은 다른 부분에 대해 수용력이 있거나 곧 생기게 된다. 아기가 적절한 대상(음식)을 빨 수 있고 유동식을 삼킬 수 있게 되면서, 시야에 들어오는 것은 무엇이든 '받아들일' 수 있게 된다. 촉감 역시 좋다고 느끼는 것을 '받아들일' 것이다 (57쪽). 이런 식으로 역동 표현 drive expression과 기능 방식 mode of functioning 사이에 분명한 차이를 만들었으며, 인간 행동의 정신분석적 이해를 위한 새로운 지평을 열었다.

역동 표현 모델에서는 생물학적 필요성의 충족과 사회적 상호작용의 이해가 서로 얽혀 있다. 한편, 기능방식 개념 덕분에 특정 발달단계에 대상과 관련된 혹은 충족을 얻기 위한 *특징적 방법 characteristic manners*에 대한 생각에서 벗어나게 되었다. 사람의 충족 수단은 특정 단계나 성감대와 관련된다고 알려져 있었으나, Erikson은 시간이 흐르면

서 갈등과 소망을 표현하는 유용한 방법으로서 충족 수단을
찾게 된다고 제시하였다. 이에 따라 정신분석 집단에 정체감,
생식성 generativity, 유사 신종발달 pseudospeciation, (애착
이론에 가장 잘 들어맞는) 기본 신뢰 basic trust 같은 수
많은 복합 개념을 소개하였다. 그는 생물학적 틀 내에 머
물면서 역동 모델을 확장했다. 리비도 이론을 신체 구멍 주
변에서 희비가 엇갈려 일어나는 것으로 묘사한 그의 설명은
인류학과 발달학 연구로 풍부해 진 Erikson의 넓은 시야를
적절히 요약한 것이라 할 수 있다.

　Erikson에 따르면 *기본 신뢰*는 구강기의 기능 방식이다.
입은 삶에 대한 전반적 접근, 즉, *함입적* 접근의 초점으로
보인다. Erikson은 이러한 과정들을 거치면서 신체적 및
정신적으로 대상을 취하고 집착하는 사회적 형태에 역점을
두면서 대인관계가 형성된다고 강조하였다. 기본 신뢰는 주
어진 것을 받아들이고 순응하는 능력이라고 정의하였다
(1950, 58쪽).

　자신의 저서에서 그는 발달과정에서 상호 작용의 정신사
회적 측면을 강조함으로써 프로이트의 정신성적 발달 이론
중 흥분에 부여된 중심적 위치를 화려함과 과장이 없는 위
치로 바꿔놓았다. 리비도 단계 모델과 그 시기를 기정사실
로 받아들이기는 했으나, 그의 이론에서는 조기 발달의 기
계적 역동이론적 시각에서 아동-돌봐 주는 이 양자 관계의
타고난 대인관계 및 상호작용 특성으로 역점 부분이 바뀌
었다. 양자 구도의 특성은 오늘 날 이해하는 것처럼 아이
의 자기 관념 발달과 관계된 것이다.

　자극을 나누고 공유함에 있어 유아와 돌보는 이가 주고

받는 데 Erikson이 관심을 갖게 된 것은 Bowlby와 거의
같은 시기였다. (Erikson과 Bowlby는 모두 Anna Freud와
함께 일 한 적이 있다. 후자는 이차 대전 중 런던의 보육
원에서였고, 전자는 비엔나에서였다). Bowlby와 마찬가지
로 그도 조기발달을 출생 직후 첫 수분 내 경험에서 시작
해서 평생 이어지는, 각 시기마다 다른 형태로 나타나는
지속적인 과정으로 생각했다. Erikson은 또한 평생을 한
단계로 보는 Bowlby의 선구자적 조망법을 공유했으며, 어
떻게 문화가 아이의 사회적 잠재력을 강화시키고 호환성을
갖게 되는가에 대한 견해를 공유했다 (Erikson 1950, 86쪽).

그러한 미미한 경험들이 결집되면서 결국 기본 불신과
기본 신뢰의 균형을 맞추는 지속적인 패턴을 굳건하게 확
립 해간다. "최초의 유아기 경험에서 유발된 믿음의 양은
음식의 절대량이나 사랑 표시보다는 엄마와의 관계의 질과
관련된 것으로 보인다" (1959, 63쪽)는 저술에서 시대를 초
월한 뛰어난 통찰력 (1950)을 확인할 수 있다.

현재의 애착이론과 Erikson의 견해 사이에 여러 가지 유
사점이 분명히 있다. 첫째, 낮은 등급의 삽화적 경험이 높
은 등급의 신경계 구조로 축적된다는 개념, 둘째, 아이가
계속 건강한 성격을 이어갈 수 있는 초석과 정반대 개념은
일차적 돌보는 이와 애착이 깨짐, 셋째, 엄마와의 상호관계
의 질이 엄마가 아이에게 만들어주는 신뢰감을 결정하며,
이는 평생 지속됨, 넷째, Erikson은 또한 애착 이론가들 사
이에서 세대간 약점 및 강점의 주기에 대한 관심이 늘어날
것을 예상함, 다섯째, 신뢰하는 또는 안정된 상호관계 패턴
이 어떻게 다음 세대로 전해 질 수 있는가에 대한 해답으

로서 정신적 표상의 일관성 개념을 든 점 등이다. 돌보는
이가 신체적 및 정서적 요구를 예측 가능한 방법으로 해결
해 줌으로써 믿을 만한 존재가 되고, 그 사람 얼굴은 문제
를 해결해 주는 얼굴임을 인식하면서 돌봐 주는 사람을 일
관된 존재로서 경험하게 되고 신뢰는 대를 이어 전해질 것
으로 생각했다 (Erikson 1964, 117쪽).

 따라서 Erikson의 이론은 정신적인 면과 특별한 몇 가지
면에서 모두 유아-부모 애착 및 돌보는 이와의 상호작용에
있어서 뿌리 찾기에 대한 최근 연구와 일치한다. 그의 아이
디어는 내부 작동 모델에 대한 우리의 견해 (Bretherton
1987, 1990, 1995), Daniel Stern (1985, 1994)의 RIGs[1], 돌
보는 이와 함께 하는 방법을 모두 앞서 갔다. 더 중요한
것은 그가 이들 상호작용의 교류성을 기술했다는 점이다.
예를 들면 1959년 다음과 같이 서술하였다. 아기들이 가족
을 통제하고 양육한다는 말도 사실이고, 그 반대도 사실이
다. 아기와 함께 자라는 가정에서만 아기를 양육할 수 있
다 (Erikson 1959, 55쪽).

 Erikson (1959)의 저서를 자세히 읽어 보면 안정애착 (기
본 신뢰)의 결정 요소에 대한 중요한 통찰력을 발견할 수
있다. 실제로 애착 안정성 분류를 Erikson 학파의 용어로
바꾸어 말하는 것이 도움이 될 수 있다. 안정된 유아는 돌
보는 이를 믿고 다시 찾게 되며, 돌보는 이로부터 위안을
받고 진심으로 받아들인다. 불안정 애착 패턴은 불신이 생
기는 경우다. 저항성 유아는 위안과 안정을 받아들이는 능
력이 없다. 회피성 유아는 극심한 폐쇄, 음식 거부, 친한

---

1. RIGs : Repeated interactions that are generalized over time (역자 주)

사이를 깨닫지 못함과 위축 (56쪽)으로 상호 조절의 실패에
대처한다. 그들은 엄지손가락만 물고 있으면 다른 것은 필
요 없다 (50쪽). Erikson은 임상적으로 위험한 비조직화 패
턴은 기술하지 않았다. 한편, 두 사람의 기술이 일치하는
것은 Bowlby와 Erikson이 각기 다른 이론 확립 이전 단계
에서 같은 행동 현상을 기술하였음을 시사한다.

유아 안정을 예측할 수 있는 돌봄 종류의 특징은 *아동기
와 사회 Childhood and Society*로부터 나온 것이다.
Ainsworth의 핵심 개념인 모성 민감도는 위에서 언급한
바 있다. 보충 해설에서 Erikson은 적절한 자극의 중요성을
기술하였으며, 이는 긍정적인 것과 부정적인 것의 비율이
전체적으로 긍정적인 쪽으로 균형을 이루고 있다면 훗날 위
기가 닥쳐도 발달에 지장을 초래하지 않고 좋은 기회가 될
수 있음을 가리킨다 (61쪽 주석). 부모의 간섭 없음을 엄마
가 상호작용 통제 시도를 너무 많이 하지 않는 것으로 보았
다 (Malatesta 등 1986). 동시성 상호작용 (Isabella와 Belsky
1991)은 Erikson 학파의 상호성 또는 상호 조절 개념과 동
격이다 (58쪽).

문헌에서는 애착의 결정 요소에 두 가지 다른 전통이 있
으며, 두 가지 모두 Erikson 연구에서 찾아 볼 수 있다. 위
에서 검토한 내용과 같은 개인 혹은 상호 작용 요인들의 중
요성에 대해 Erikson은 변함없이 강조하였으며, 또한 문화
요소들 (애착 이론에서는 상황적 또는 환경적 요소) 역시 중
요하다고 지적하였다. 실제로 애착에 있어서 문화적 차이는
(유사성과 마찬가지로) 처음부터 분명했다 (van Ijzendoorn
등 1992). Erikson은 또한 즉각적인 엄마의 사회적 상황에

따른 대처도 결정적일 수 있으며, 엄마의 사회적 환경에서
다른 이 (Crnic 1983)나 파트너로부터의 지지 (Goldberg와
Easterbrooks 1984) 역시 중요한 것으로 보인다고 강조하
였다. 런던의 부모-아동 프로젝트에서는 절대적 지지 수준
보다 엄마에게 기대하는 지지와 실제로 아빠에게서 얻을
수 있는 지지 사이의 차이가 가장 강력한 예측인자로 나타
났다 (Fonagy 등 1994). 돌보는 이가 속해 있는 문화적 배
경에 기초한 환경적 영향력의 중요성을 강조했던 Erikson
의 주장을 다시 한 번 강조하게 되는 발견이다.

  Erikson이 신뢰와 불신의 장기 효과를 파헤치면서 그의
이론과 애착 이론 사이에 공통분모가 더 커졌다. 그가 만
들어 낸 가장 중요한 연결은 신뢰와 정체성 사이에 있으
며, 이는 우리가 알고 있는 것처럼 성인애착에 대한 Mary
Main의 개념 틀에서 가장 중심이 되는 일관성 개념으로부
터 나온다. 정체성 형성이 점차적 분화에 의해서 일어난다
는 시각 (Erikson 1956, 1968)으로 볼 때, 정체성 산만 증후
군 syndrome of identity diffusion은 지속적인 자기 불변
의 느낌, 일시적 자기 경험의 지속, 사회집단에 가입된 느
낌 등이 결핍된 것을 반영하는 것이라고 기술하였다. 불신
은 정신치료적 경과의 예후를 서서히 악화시킨다고 주장
한다 (Erikson 1950). 왜냐하면 그런 인물들은 세상도 믿지
않고 자신마저도 믿지 못하기 때문이다. 상호성이야말로
기본적 진실을 성취해 나가는 데 있어서 중심이 된다는 자
신의 개념을 확장시켜 나갔다. 애착 안정의 연속성에 관한
논쟁에서 빚어진 오해로 볼 수 있는, 신뢰 형성이 일회성
사건이라는 사람들의 생각을 바꾸기 위해 Erikson은 많은

노력을 기울였다. 어느 단계에서든 내부의 새로운 갈등과 외부의 변화에 의해 손상되지 않는 선함을 달성할 수 있다는 생각은 아동 발달의 성공 개념에 대한 투사라고 기술하였다 (61쪽 주석). 이 언급이야말로 애착 분류의 비연속성을 반영한다.

종합해 보면, Erikson과 Bowlby의 이론도 분명히 상당 부분 중복된다. 사람을 쉽게 현혹 할 수 있는 단순한 이론과 상식에 기준을 두려는 공통점이 있다. 물론 그러한 이유로 생전에는 정신분석계로부터 칭송보다는 멸시의 대상이었다. Erikson처럼 Bowlby의 시각도 비수용적인 사람들에게는 피상적 이론으로 오해를 받았다. 그들의 창의성과 독창성은 같은 시기에 살았던 정신분석계의 현대 이론가 들이 따라 잡을 수 있는 범주를 넘어선 것이었다. 정신분석가들 사이에서는 인정받지 못한 반면, 다양한 학문 분야에서 진가를 인정하였다. 또한 체계화에 대한 헌신은 물론, 근거 중심적 태도에 대해서도 정신분석 인접분야로부터 존경 받고 있다.

차 이 점

Spitz, Jacobson, Erikson과 문하생들의 기여에도 불구하고 애착이론이 구조 이론의 틀로부터 시작되지 않았던, 그리고 지금도 그러한 구조를 갖추지 못하고 있는 이유는 무엇인가?

무엇보다 먼저, 자아심리학의 가성 생물학적 특성은 근본적으로 애착모델과 맞지 않는다. 애착이론에서는 개념적

뼈대 형성을 위해 굳건한 판단기준을 달성하기 위한 진정한 생물학적 현상을 찾아내려고 노력한다. 구조 이론 틀 위에 애착이론을 세우기 위해서는 이중 기준이 필요하다. 하나는 은유적 접근하기, 다른 하나는 이론을 세워 나갈 때 절대적 구속력이 필요한 경우 생물학적 지식을 적용하기다. 구조 이론 모델에 생물학적 틀을 접목하기 어렵다는 것은 1970년대 이래 널리 알려진 사실이다 (Compton 1981a, b, Klein 1976, Rosenblatt와 Thickstun 1977).

정신병리를 정신분석적으로 설명할 때 性性 sexuality이 가장 우선적으로 거론되는 것은 그만큼 독보적이기 때문이다. 한 예로 Hanley (1978)는 리비도 본능의 영향권을 벗어날 수 있는 행동체계는 상상도 할 수 없다고 주장하였다. 따라서 자아심리학적 측면에서 보면 조기 애착은 (정의상) 구강기 성적 발달의 일부로 포함된다. 性性이 더 이른 발달 단계의 산물이라고 해도 전형적인 구조 이론 내에서는 네 살에서 다섯 살 사이에 훗날 발달과 신경증적 정신병리와 근본적으로 연관되는 질적 변화를 경험한다고 가정한다. 많은 정신분석가들이 性性을 정신병리 설명에 가장 우선적으로 적용하는 것을 그릇된 생각이라고 여긴다 (Klein 1980, Peterfreund 1978). 자아심리학 모델에는 애착이론과 양립할 수 없다는 문제 외에도 확실한 문제들이 있다. Schafer (1974)는 저지당한 (비정상의 혹은 표준에서 벗어난) 생식기 성성보다 다른 모든 형태의 성적 기쁨을 고려해야 한다고 지적하였다. 여러 가지 심리적 장애의 신체화가 사고 및 소망 영역에서 심리적 방법으로 해결하지 못한 갈등의 신체적 발현이라고 가정한다면, 성적 어려움이나 혼란과 신경증적 문제의 연관성을 애착 이론적 시각에서 풀어 나갈 수 있다 (Fonagy와 Target 1995b). 신체는 관계의 문제로부터 생긴 난관을 해결하는 데 적절한 영역이 아니기 때문에, 드라이브나 본능 단계에서 갈등이 증폭된다.

대인관계와 대조적으로 개인적 자아에 주어진 중요성도 관심분야이다. Erikson이 개인자아의 지속적 명료화와 심리적 발달 촉진을 위한 사회적 매개체의 중요성을 강조하기는 했지만, 그가 강조한 것은 사회적 관계가 아니라 자기-정체감 달성의 선행 사건과 결과에 대한 것이었다. 다른 정신분석적 발달 이론가 (Mahler, Spitz, Anna Freud 등)와 마찬가지로 Erikson도 사회적 연관보다는 분리-개별화를 우선하였다. 예를 들어 다른 이와의 진정한 약속은 변치 않는 자기 표상의 시험 결과이다라고 쓰기도 하였다 (Erikson 1968, 167쪽). 알다시피 Erikson 모델에서 애착의 중요성이 빠져 있지는 않지만, 미미한 존재이다. 발달과정을 일차원 구도로 본 결과이기도 하며, 자기정체감을 분리된 자율성이 있는 자기 출현이라고 강조하였기 때문이기도 하다. 따라서 그가 강조한 내용은 관계보다는 개인에 초점을 맞추는 정신분석적이다. 정체감 강화가 핵심 목표이며 애착은 이차적이다. 애착은 정체감 발달을 촉진하거나 정체감 발달의 부산물이다. 애착은 성숙된 관계의 전 단계인 개별화를 향한 발달 과정의 중간 연결 고리로 분류된다. 정체감의 개념은 곧 타인과의 분리 및 차별화를 의미한다. Franz와 White (1985)는 이 문제에 대해 광범위한 검토 결과, Erikson의 이론은 일차적으로 정체감 발달이 어떻게 사회기관과 연결된 생산적 시민을 만들어 내는 가에 관심

이 있는 것임을 시사한다고 결론지었다. 그러나 그의 이론
은 안정되고 신뢰하는 마음이 있는 의존으로부터 친밀감을
인식할 능력이 있는 성숙된 상호의존으로 옮아간다는
Bowlby 이론과 차이가 있다.

5장
구조 모델의 변형

　구조 모델은 크게 세 갈래로 변화, 발전하였다. 모두 어린이와 관련된 일을 한 인물들과 관련 있으며, 애착이론과 접점을 갖고 있다. 먼저 (1) 프로이트의 딸이며 아동정신분석 원조 격인 Anna Freud, (2) 미국 분석가이며, 유아관찰 선구자인 Margaret Mahler, (3) Hampstead에서 Anna Freud와 함께 일했던 영국인 동료 Joseph Sandler 등이다. 이 중 Sandler는 흔히 이용되는 정신분석 개념을 정제하는 데 크게 기여하였다.

　Anna Freud는 정신병리에 발달적 견해를 도입한 초기 정신분석가 중 한 사람이다. 그녀의 모델(A Freud 1965)은 축적형이며 동시에 각 발달 단계는 이전 단계의 기초 위에 형성된다는 점성설 이론이다. 심리적 질환은 발달 평가 토대 위에서 연구하는 것이 가장 효과적이라고 주장했다(A Freud 1963). 각 아동이 직면하는 위험의 성질을 가장 잘 파악하는 것은 바로 발달의 경과 중 나타나는 패턴이라고 강조하였다. 시점과 종점을 중심으로 기술하는 이 발달 경과는 자기 의지에서 성인대상 관계로 의존 형태가 바뀌는 것을 포함한다. 예를 들면, 신체 관리상 무책임으로부터 책임감으로, 자기중심으로부터 사회적 파트너 관계로 바뀌는 것을 뜻한다. 발달이 고르지 못함은 위험인자로 간주되며, 발달요소 (발달에 필요한 도움)를 통합하여 아이를 정상 발달 경과로 회복시켜 주는 것이 치료다 (A Freud 1970, Kennedy와 Moran 1991).

그러나 Anna Freud의 기본자세는 갈등과 방어 연구에 뿌리를 두고 있다 (A Freud 1936). 갈등은 정신내적 현상이기도 하지만 특성상 발달을 포함하므로 일시적이다. 발달상 갈등은 리비도 단계와 맞물려 있으나, 고착과 퇴행은 모든 발달 경과를 따라 발생한다. Anna Freud 이론의 혁신적인 부분은 자연스런 세팅에서 아이 관찰을 장려하는 것이므로, 진료실로부터 임상관찰을 하는 비교적 체계적인 관찰과는 반대된다 (A Freud 1941~1945).

Mahler는 대상관계와 자기를 본능 변천의 결과로 보는 발달 모델을 제안하였다. 나와 나 아님의 조화로부터 분리된 자기의 성장을 추적하는 것이 초점이었다. *분리*는 엄마와의 공생적 결합으로부터 아이의 출현을 의미하며, *개별화*는 개인 특성이 어느 정도 자기 것으로 되었는지 표시하는 성취 결과 자체로 구성 된다 (Mahler 등 1975). Mahler (1968)의 모델은 공생 기간을 거치는 정상 자폐 시기로부터 연속해서 전개되는 네 가지 국면 *subphase*의 분리-개별화 단계를 포함한다. 생후 첫 2개월 동안 유아는 외견상 견고한 자극 방벽에 의해 둘러 싸여 있는 것으로 생각 된다 (Mahler와 Furer 1968, 8쪽). 공생 단계 중 2개월째부터는 유아가 망상적 신체-정신 융합 *delusional somato-psychic fusion* 상태로 되면서 어렴풋이 대상을 인식하는 단계가 된다 (Mahler 1975, 45쪽). 분리-개별화 과정은 생후

4~5개월경 시작된다. 부화 *hatching* 단계에 유아는 엄마와
자신을 구별하기 시작 한다. 9개월째부터 15~18개월 사이
에 두 번째 단계인 연습 *practicing* 단계가 진행된다. 아이
는 몸 동작을 연습하고 엄마의 마술적 힘을 공유하는 데서
생기는 마술적 전지전능의 절정에 이른다. 재접근
Rapprochement 단계는 15~18개월부터 24개월까지이다.
분리의 인식, 분리불안, 엄마와 함께 있고 싶은 욕구 증가
가 나타난다. 네 번째 국면은 삼 세 경부터 시작되며, 개인
특성의 통합과 정서적 대상 항상성이 시작 된다 (Mahler
등 1975).

　임상에서 성인을 치료하면서 언어 발달 이전에 대해 좀
더 정확한 재구성이 가능해 졌고, 따라서 정신분석적 임상
개입이 훨씬 수월해졌다는 점에서 Mahler의 업적이 기여
한 바는 엄청나다. Mahler의 연구 역시 관찰 중심이지만,
연구의 대부분이 비교적 비형식적이며 대체로 정상적인 부
모 밑에서 자란 중상층 아이들에 근거한 것이다. 하지만 그
녀의 이론은 광범위하게 적용되고 있으며, 특히 심한 성격
병리 (특히 경계성)를 이해하는데 유용하다 (Masterson 1976,
Rinsley 1978).

　Sandler가 기여한 바는 앞서 설명한 두 인물과는 질적으로
차이가 있다. Anna Freud나 Margaret Mahler와 달리 그가
기여한 바는 내용 위주보다 개념과 체계에 관한 것이다
(Fonagy와 Cooper 1999). Mahler나 Anna Freud처럼
Sandler는 구조모델과 관련된 영국 및 근대 미국 정신분석
가들의 관련 이론을 모두 포함하는 새로운 이론을 전개했다.
그의 주요 업적은 구조 이론을 표상적 언어로, 그리고

Hampstead 클리닉의 아동 분석 과정 관찰에 비추어서 다시 서술한 것이다 (Sandler 1960c, 1962, 1990, Sandler와 Sandler 1978). 핵심 내용은 본능의 구조 모델을 역할, 상관관계의 정신적 표상에 의해 표현되고 작동되는 소망 모델로 재구성한 것이다. Sandler는 지난 30년간 정신분석계에서 진행되고 있는 조용한 혁명의 핵심 인물 중 하나이다.

다음에 나오는 세 절에서는 이들 이론과 애착 이론 사이의 접점과 차이점을 검토하면서, 세 대가의 이론을 심도 있게 탐색한다.

Anna Freud와 애착이론 사이의
접점과 차이점

Anna Freud는 Hampstead 전시 고아원에서 행한 관찰 작업에서 애착 관계의 중요성을 관찰하고 보고하였다 (A Freud 1941-1945). 당시 그녀는 생후 첫 6개월 내 애착발달, 유아의 조기 사회화, 일부 유아에서 6~12개월째 돌보는 이에 대한 양가감정 발생, 아이들의 사회화 교육을 위해 부모가 감정 조절 방식을 사용함 등에 대해 단독으로 기술하였다. 그녀와 Dorothy Burlingham (1944)은 또한 나찌 강제수용소에서 살아남은 아이들을 관찰하면서 깜짝 놀랄 사실을 밝혀냈다. 어떻게 아이들이 서로의 관계에서 안전과 안정을 추구했는지, 스트레스 순간에 어떻게 어른보다 서로에게서 친밀감 추구를 계속할 수 있었는지 기술하였다.

아마도 Anna Freud (1965)는 정상발달에 필적할만한 정도의 내적 평형을 확립하는 것이 아동들에게는 힘든 것임을 강조한 정신분석가 중 가장 앞서간 인물일 것이다. 아이의 발달에 영향을 미치는 힘이 내면적인 것도 있으나 외부적인 것도 있기 때문이며, 상당부분은 아이의 힘이 미치지 않기 때문이다. 아이는 자신의 체질적 잠재력, 부모 환경으로부터 나오는 영향력, 점진적 성격 구조화와 관련된 예정된 변천을 통합할 필요가 있다. 이러한 발달의 여러 측면 중 어떤 한 부분이 기대치를 벗어날 경우, 평형 이상이 발생할 가능성이 높다. Anna Freud는 이 연결고리를 인정하지 않으려고 했으나, 그녀가 구성한 관계모델에서는 이미 애착을 성격 구조화의 필수 요소로 통합하였다.

Anna Freud (1963)는 연속성을 그녀의 발달 및 점성설 견해의 토대로 가정하였으며, 이 견해에 따르면 심리적 발달 단계는 한 단계 한 단계 발전하게 되어 있다. 한 단계를 잘 못 나가면 구조상 약점이 남는다. 이는 Bowlby (1973)의 성격 성장 개념화와 거의 일치한다. 임상 실제에서 Anna Freud의 발달 도움 developmental assistance 개념은 강력한 관계 지향적 치료로 연결 된다 (Kennedy와 Yorke 1980). 발달 도움 개념은 감정 조절하기, 사회적 친밀감 견디기, 다른 것과 연관된 심리적 측면 이해하기 등을 배우는 데 초점을 맞춘다 (Bleiberg 등 1997).

Anna Freud의 견해는 혼란스런 환경과 조기박탈의 불가피한 병적 영향력에 대해 최근 다시 생각하게 된 전조가 되었다 (A Freud 1955). 그녀의 이론에 의하면 아이의 발달 과정은 조기 경험에 의해서 결정된다고 볼 수 없다. 애

착이론의 강조점이 발달상 비연속성보다 연속성에 있다고
할지라도, 즉, 아이의 발달 방향이 경과를 변화시켜 나갈
수 있다는 비연속성 이론보다는 과거로부터 현재를 예측하
는 연속성 이론에 강조점을 두고 있음에도 불구하고, 현대
애착이론에서는 그러한 견해를 받아들인다 (Emde 1981).

　자아 방어에 대한 Anna Freud의 초기 업적 (A Freud
1936)은 성인 예후와 애착 관련성 패턴에 대한 대체 틀을
제시하였다. 애착 패턴은 돌보는 이와의 상호 작용에서 특
유의 스타일에 대처하기 위해 아이가 동원하는 일종의 방
어기제로 볼 수 있다 (Fonagy 등 1992). 애착 형태에 따른
패턴은 불안을 최소화하고 적응을 최대화하려는 자아의 노
력으로 발달한 습관화된 관계 형성 방식이다. 예를 들어 회
피성 애착은 Selma Freiberg (1982)가 기술한 것처럼 유아
의 회피 위주 행동전략에 근거한다. 수동적 전략을 적극적
전략으로 대체함으로써 불안 감소를 목표로 하는 아기의
저항성 투쟁반응에 뿌리를 두고 있는 불안-저항 패턴은 돌
보는 이의 주의를 이끌어내는 기회를 최대화함으로써 적응
을 촉진시킨다. 비조직화 패턴은 비교적 미숙한 자아 및
일관성 있는 반응전략 동원 능력 미비를 나타내는 것으로
재공식화 reformulation 할 수 있다.

　이러한 재공식화는 단어가 갖는 의미 이외에도 많은 것
이 있다. 예를 들어 Anna Freud식 틀로 보면, 애착 분류와
심리적 장애 사이에는 단순한 관계가 성립 될 수 없지만,
아이를 불안으로부터 보호하려는 과제에 부적절하다는 것
이 입증되면 심리적 장애는 문제로 부각된다. 병리는 애착
전략이 제대로 들어맞지 않는 것이며, 상호 배제적인 전략,

애착 전략의 부적합한 발전, 애착 전략에서 일관성 없는
내부 구조화 사이의 갈등에 근거한 것이다. 애착 전략은
원인도 결과도 아니지만, 조기 파과성 행동으로 구성된 복
잡한 조각 맞추기 게임의 조각들만큼이나 중요하다. 애착
이론 사이의 연결은 내부 작동 모델의 관계 부분에 코드로
수록되어 있으며, 정신병리는 내부 작동 모델의 상호관계
에서 발견된다.

예를 들어 보자. 유아-부모 100쌍에 대한 장기 연구에서
엄마와 아빠에 대한 애착 패턴이 각각 다른 5세 아동들은
심리적 장애의 초기 조짐이 훨씬 많은 경향을 발견하였다
(Fonagy 등 1997). 아이의 애착 분류가 부모 각각에 따라
짝짝이라는 사실이 부모나 아이의 안정성 여부보다 더 중
요하다. 따라서 아이들이 익숙한 방어 양식을 사용하기도
어렵게 만들고 단일 내부 작동 모델을 채택 발전시키는 것
도 어렵게 만드는 부모 노릇의 결과로 정신병리가 발생한
다. 그러한 접근 방식은 최근 밝혀지고 있는 발달 증거와
상당히 일치하는데, 이 발달 증거들은 공유하지 않는 환경
의 중요성을 강조한다 (Reiss 등 1995).

이렇듯 중요한 접점에도 불구하고, Anna Freud는 애착
이론가들의 업적에 대해 철저하게 무심했다. 그녀 스스로
반대 이론을 관찰했음에도 불구하고, 자신의 이론적 저술
에서 엄마에 대한 아이의 초기 관계를 성적 본능 욕구에
기초하여 전개하였다. 자아의 불균형 발달에 대해 잘 알고
있었지만, 관계의 장애에 의해 발생한 것으로 생각하지 않
았다. 본능 변천사를 중시하다 보니 외부 환경의 영향도
무시되는 게 보통이었다. 심지어 애착 행동의 관찰을 토론

할 때도(관찰 근거가 없는) 이론적 종결부를 다음과 같이 마감했다. 지속적으로 반복되는 일차적 신체 욕구의 만족 경험에 의해 아이의 리비도적 관심은 자신의 몸에서 일어나는 사건에 대한 독점적인 집중으로부터 벗어나 만족을 제공할 수 있는 외부 세계에 있는 사람들(엄마 혹은 엄마 대체 인물)에게 향하게 된다(Anna Freud와 Burlingham 1944, 291쪽).

　Anna Freud의 업적은 독특한 부조화를 이룬다. 그녀의 관찰은 빈틈없고, 정확하고, 혁신적이다. 하지만 구조모델의 드라이브 사용을 고집하다 보니 이론 범위가 상당히 제한되었다. 아버지가 기여한 업적의 가장 과학적인 측면으로 받아들인 것들을 포기할 의사가 없었거나 포기할 수 없었다. 일부 원인 설명에 은유를 사용하다 보니 Hartmann의 자아 심리학에서 논의했던 것처럼 의인화와 구체화에 대한 위험이 있다. Mary Ainsworth가 Hampstead 클리닉에서 낯선 상황에 대한 연구를 발표할 때 다음과 같은 일이 있었다고 한다. Anna Freud는 애착 관계에 대한 본능 이론의 우월성을 거듭 주장하였다. Ainsworth 박사에게 이 방에 석탄이 가득 찬 바께쓰가 있다면 그런 18개월짜리 아이들은 무엇을 할지 알겠느냐고 물었다. 박사는 제대로 대답하지 못했고, Anna Freud에게는 내재된 문제의 통합적 이해가 결핍되었음을 의미하는 것처럼 보였을 것이다.

Margaret Mahler의 연구와
애착 이론 사이의 접점과 차이점

애착 이론 전문가들은 Mahler 연구를 잘 알고 있으며 종종 인용한다. Carlsson과 Sroufe (1995)는 그녀의 연구를 종합 검토한 결과, 분리-개별화 단계 중 연습 practicing 단계 (9~17개월)와 정서 재충전 emotional refueling을 위해 엄마에게 되돌아오는 유아의 경향이 Bowlby의 안정된 기지 현상과 분명히 동격이라고 언급하였다. 비슷한 것으로 Mahler가 제안한 돌보는 이와의 잘 조절된 관계 역사와 두 살 때까지 좀 더 자율적 기능을 향한 부드러운 이행 사이의 연결은 두 이론 틀 사이의 공통분모이다 (Burland 1986). 탐구 행동 및 애착 행동 체계 사이의 상호간 연결은 애착 이론에서 그리고 Mahler의 정서 재충전 관찰에 의해서 각각 확인할 수 있다 (Mahler 등 1975). Lyons-Ruth (1991) 역시 Mahler의 관찰 연구와 애착 이론 전문가들의 관계에 대해 회상하며 확신을 가지고 저술하였다.

Mahler 모델에 대한 더 적절한 예가 있다. Mahler와 Furer (1968)는 공생 단계에서 유아가 보낸 단서에 대해 엄마가 반응하고, 그에 대한 반응으로 유아가 자신의 행동을 적절히 바꿔 나가는 상호간 순환 반응으로서의 상호 단서 제공하기 mutual cuing를 제시하였다. 저자들은 이 단계에서 아이가 엄마에 대한 독특한 이미지를 형성해 나간다고 지적하였다. 한편, 아기가 공생적 이중-단위를 확립하는 것은 엄마에 의해 선택적으로 유발된 속성 때문이라고 하였으며, 이는 자기-대상 분화 및 상호간 대상관계로 이어진다 (Mahler 1967, 1975). Lichtenstein (1961, 1963)의 정체감 주제 개념 identity theme concept과 Weil (1970)의 기본 핵심 개념 basic core concept 소개는 유사한 통찰을 제공한다. 즉, 유아의 모성적 대상에 대한 적응 방식이 반응해야 하는 대상 중 엄마가 특권적 위치에 있다는 기본적 자기 표상을 발생시킨다는 것이다. 이러한 생각들은 애착과 관련된 엄마의 전반적 마음 상태와 특별한 유아를 가진 엄마의 행동 사이의 관계를 중계하는데 있어서 아기에 대한 엄마의 표상 역할에 대한 최근 연구에 등장하고 있다 (Slade 등 1999a, b).

9~18개월부터 돌보는 이와 타협이 이루어지는 중요한 주제에 대한 기본 가정에 있어서 Mahler와 Bowlby는 큰 차이가 있었다 (Lyons-Ruth 1991). Mahler는 유아와 돌보는 이 사이에 일찍 (2~4개월) 발생하는 자기와 남과의 경계가 없는 정신내적 상황에서의 긍정적 관계 상태, 즉 공생을 내세웠다. 4~10개월부터 생기는 발달 과제는 타인의 표상으로부터 자기의 표상을 차별하기 시작하는 것이다. 한편 9~12개월부터 핵심이 되는 발달과제는 차별화 경과를 계속하기 위한 신체적 분리를 늘려가는 연습의 하나이다. 애착 이론가 및 다른 유아 관찰가 (예: Sander 1962) 등과 반대로 9~18개월 이후 기간은 엄마에게 초점이 맞춰지는 기간으로, 안정된 기지 현상 차원 및 사회적으로 친밀한 행동 차원 모두 엄마에게 접근을 확실하게 하기 위한 신체 이동성의 출현과 같은 목적을 갖는다. 애착 이론가들은 돌보는 이에 대한 안정된 믿음 달성 시기를 Mahler의 공생 기간 이후로 보았다.

애착 이론가들이 관찰한 유아 분리-재결합의 표준 패턴
은 Mahler가 기술한 내용과 여러 면에서 차이가 있다.
Mahler는 독립적 행동이나 양가적 행동을 표준이라고 확
신하였다. 독립적 행동은 Mahler에게는 긍정적이고 규범이
되는 것이지만, 애착 전문가들은 분리와 관련된 불안(생리
적 수준에서 측정 가능, Sroufe와 Waters 1977b)에 의해
유발된 것이라고 확인하였다. 18개월째 자율성을 보여주지
않는 아이가 나중에 기능이 더 좋은 것과 이러한 아이들 일
부에서 나타나는 발달결핍(Thompson 1999)은 애착이론의
입장을 뒷받침한다. 재결합 시 양가적 행동은 Ainsworth
(Ainsworth 등 1978)에게는 불안한(저항성) 애착의 조짐이
지만, Mahler에게는 발달상 예견된 행동이었다. 이는 불안
정 애착 형태를 병적 발달과 혼동해서는 안 된다는 주장을
체계화한 애착이론가들의 최근 인지 관점에서 본다면 흥미
로운 일이다(예: Belsky 1999b). 따라서 Mahler의 직관적
통찰력은 처음부터 옳았던 것이다.

　Mahler는 양가적 혹은 저항성 애착의 성질에 대해서 훨
씬 흥미로운 견해를 제시하였다. 항상 엄마 뒤를 그림자처
럼 쫓아다니면서도 동시에 엄마에게서 도망치고, 또는 엄
마를 밀쳐내면서도 매달리곤 하는 몇몇 두 살짜리 유아들
의 행동을 기술하였다. 그녀가 사용한 용어는 *반대경향공
존 ambitendency*(Mahler 등 1975)이다. 그러한 행동은 사
랑하는 대상과 재결합 및 그 대상에게 잡아먹힐까 봐 겁내
는 두려움 모두를 고려하였다. 낯선 상황에서 그러한 양가
적 행동을 예상할 수 있는 부모 노릇의 행동관찰(예를 들
면 돌보는 이가 간섭을 많이 함)을 해 보면, 불안정 애착의

특정 형태는 허약하고 미숙한 자기 표상을 잃어버릴 것 같은 두려움과 연결되어 있다는 가설과 일치한다.

분리 될 때 매달리고 저항하는 갈등은 비조직화 애착 패턴을 가진 유아들 중에서도 흔히 관찰할 수 있다(Lyons-Ruth 1991). 장애가 생긴, 그리고 장애가 생기고 있는 상호 작용 패턴을 확실히 정상으로 만들어 가려면 분명히 더 위험해진다. 애착 연구에서는 그러한 극심한 정도의 양가감정이 가져올 수 있는 발달상 위험에 대해 경종을 울린다. 전통 정신분석 틀에서는(Mahler가 제공한 것과 같은 관찰 기록에서도) 초기 패턴을(전형적인 퇴행모델 내에서) 훗날 병리의 정상적 근원으로 간주하는 경향이 있다. Mahler의 초점은 엄마가 어떻게 양가성을 관리할 수 있는가 하는 것이었다. 한편 애착이론의 관심은 이러한 반응을 일으킬 수 있는 경험의 종류에 관한 것이었다. 이는 발달상 유사한 것을 과다하게 확장한 것이며(Mayes와 Spence 1994), 애착이론에 의해 추적한 발달 정신병리적 접근과 상당히 맞지 않는다. 그러므로 Mahler가 정상 발달에 초점을 맞추고 거기서 훗날 병리 현상의 단서를 찾고자 했다면, 애착이론은 같은 발달 현상에 초점을 맞추더라도 전향적 측면에서 볼 때 훗날 장애로 이어지는 실제 임상 패턴을 확인하려는 목표가 있었다.

그러나 Mahler의 후계자들은 두 살 때 부모 노릇의 특별한 과제를 정교하게 다듬어서 전통적 애착 문헌(Ainsworth 등 1978)에서 찾아 볼 수 있는 민감성의 일반적 개념보다 영역을 넓혔다. Settlage(1977)가 재접근 단계에서 여덟 가지 발달 과제를 확인한 것이 그 한 예다. (1) 증폭된 분리

불안 다스리기, (2) 기본 신뢰 확인, (3) 공생 단위에서 갖고 있던 전지전능감 점차 감소, (4) 전지전능감 상실을 자율성 증가로 보상, (5) 자기의 핵심감정 굳힘, (6) 감정과 드라이브 조절 확립, (7) 대상을 정상적으로 좋은 편과 나쁜 편으로 분열시킴으로써 사랑하는 대상관계를 유지하는 경향 회복, (8) 분열 splitting 방어기제를 억압 repression으로 대체. 따라서 두 살짜리 아기 엄마는 정서적 유용성과 독립성을 향한 압박을 잘 조화시켜 나가야 한다. 독립성 압박이 심하게 지나치거나 혹은 그 반대인 경우, 흥미를 가지고 환경을 탐구해 나가는 아이의 잠재력이 훼손되며, 아이 스스로의 기능 면에서도 재미와 자신감이 손상될 수 있다. 애착 이론가들은 애착 연결을 점차 분리시켜 주는 돌보는 이의 역할(예: 신체적 친밀감 요구 감소 등)에 대해서는 충분히 고려하지 않았다.

재접근 rapprochement 단계는 Mahler 이론에서는 성격형성의 *결정적 시기*이다. 분리와 밀착, 자율성과 의존심 사이의 중요한 갈등은 발달 과정 내내 반복된다. 특히 상실, 질병, 약물유발 상태 등이 동반되는 시기에 더하다(Kramer와 Akhtar 1988). 애착 시스템은 이 단계에서 특별한 스트레스를 받는 것으로 보이며, 따라서 불안 애착 관련 행동을 대부분 아동에서 흔히 관찰할 수 있다. 자율성과 융합 사이에서 아이의 양가성이 절정에 달할 때 엄마가 재접근 단계에 있는 아이의 공감지지에 실패하면 아이의 전지전능감이 붕괴된다. 고착이 일어날 것이며, 전지전능의 포기와 (자율 행동을 통한) 자기 내부로부터 자기애 증진이 위협받는다. 그러므로 그런 인물들은 자신 혹은 대상의 이미지가 분명치 못하고, 대상을 기피하거나 조절하려 들 수 있으며, 완전한 대상과 공생을 추구하고, 비난, 좌절, 혹은 다른 사람을 바라보는 자신의 시각을 의심하는 양가성을 견디기가 힘들다. Bowlby (1973)가 공생 개념을 확실히 선호한 것은 아닐지라도 아동기의 공포증에 대해서 정상 부모-자녀 관계의 정반대라고 말하면서 Mahler 학파에서 말하는 나쁜 공생 bad symbiosis을 언급했었다.

경계성 인격장애 치료에 종사하는 사람들이 그녀 이론의 사용 범위를 부분적으로 확장해 나갔다. Mahler와 동료 연구자들 (1975)은 일부 엄마들이 재접근 시기에 자신에게 다가오는 아기를 공격적으로 대하거나 움츠림으로 대하는 것과, 이들 아기들의 행동이 경계성 환자들과 비슷함을 관찰했다. 재접근 시기에 미해결 상태로 남아 있는 갈등은 경계성 환자군에서 엄마와의 융합에 대한 지속적 갈망 및 두려움으로 나타나며, 자기표상/대상표상의 계속되는 분열로 나타난다. 이런 상황이 누적되면서 대상항상성과 정체감 형성이 차단된다 (Kramer 1979, Mahler 1971, 1972b, Mahler와 Kaplan 1977). 평생 '항상 좋은 엄마'를 찾게 되고 강압적으로 매달림과 움츠림으로 해서 적절한 거리 유지 확립에 방해가 된다 (Bouvet 1958).

Masterson (1972, 1976)은 Mahler의 경계성 병리 개념을 정교하게 손질하였고, Bowlby (1973)의 견해와 밀착된 개념을 더하여 영역을 넓혔다. 경계성 인물의 엄마 역시 경계성 특성이 있으며, 따라서 아이가 독립성을 지향할 때 사랑을 거둬들이고 공생적 매달림을 조장한다고 주장하였다. 아이가 현실을 인식하도록 도와줘야 하는 아빠의 역할은 이뤄지지 않는다. 경계성 환자는 독립 갈망과 사랑 상실의 위협 사이에서 깊은 갈등을 경험하며, 결국 엄마 대체물과 끈끈한 애착 연결을 찾게 된다. 그러한 연결은 일시적으로 안전감을 보장하지만, 자기주장의 소망은 어떤 형태든 버림받는 두려움에 처하게 된다. 짧고 기쁨에 찬 결합, 결렬, 공허감, 우울감이 평생 악순환 된다.

Rinsley (1977, 1978, 1982)는 병적인 일차 대상으로부터 경계성 대인관계 패턴 (내부 작동 모델)의 내재화를 근거로 하여 Masterson 모델을 다듬었다. Masterson과 Rinsley (1975)는 경계성 인물의 마음속에 그러한 대상의 이중 작업 모델 dual working model이 있다고 제시하였다. (1) 분노와 당황함으로 점철된 치명적인 움츠림 관계와 절망적이고 나쁜 자기 표상을 포함함, (2) 엄마가 승인한 것으로 보이는 좋은 관계에 대한 느낌과 협조적이고 수동적인 자기 이미지를 가진 대체 관계 표상. Rinsley (1977)는 애착 구조 틀과 완전히 일치하는 이런 구조들이 성인기까지 계속되며 따라서 다음과 같은 경계성 장애의 특징 대부분을 설명할 수 있다고 주장하였다. 즉, 선과 악의 분열 splitting, 전체적이 아닌 부분적 대상관계, 애도 능력 없음, 원시적 자아 및 초자아, 자아성장의 지체, 버림받음에 과도하게 예민함, 발달의 정상 단계에서 보이는 특이성 부재 등이다.

Mahler 방식과 애착이론의 차이점 일부는 인식론적이다. 예를 보자. Mahler는 자세한 행동서술 없이 공생기를 정의하려고 했다. "관찰 가능한 행동을 하는 상황이라기보다는 정신내적 상태를 의미.... 자기와 엄마 사이의 구분이 간신히 시작되는 시기의 원시적, 인지적, 정서적 생활의 특징을

말한다"(Mahler와 McDevitt 1980, 397쪽). 따라서 Mahler
의 정의에 따르면 아기는 첫 해의 첫 6개월 동안 환청이
있는 원시적 혼란 상태에 살고 있다(Mahler 등 1975, 42
쪽). 애착 이론가들은 대부분 이 개념에 불만이다.

　Mahler 이론은 정통 오이디프스 이론과 꼭 들어맞고, 생
식기 전기의 드라이브 이론과도 조화를 이루고 있어서 정
신분석가들에게 매력적이다(Parens 1980). 애착이론가들은
확실히 다르다. 아기의 생후 첫 해에 대해 Mahler가 기술
한 내용은 증명하기가 쉽지 않아서 애착이론가들은 인정하
려 들지 않는다. 알다시피, Mahler에 의하면 생후 첫 1년
의 첫 6개월 동안 유아는 원초적 자기애 상태이다. 쾌락원
칙을 따르는 정신기능 이드와 자아로 구성되는 마음의 구
조화, 자기와 남, 내부와 외부 등은 아직 생겨나지 않았다.
유아 연구 결과에 따르면 이 도식에는 의문의 여지가 많
다. Bahrick와 Watson (1985)은 생후 3개월 된 유아들에서
형식을 벗어난 자극방어와 행동-사건 우발성의 정도를 구
별할 수 있는 능력을 증명했다. 또한 타고난 지각과 행동의
조화가 있으며, 출생 시 단기 기억체계에 기초한 성인 얼굴
제스처를 모방하는 것이 그 증거다(Meltzoff와 Moore, 1977,
1983, 1989). 비슷한 예로 생후 첫 해 동안 대상 영속성의
결핍 개념은 풀리지 않는 숙제로 남아 있었다(Kellman과
Spelke 1983, Spelke 1985, 1990). 최근의 경험적 증거는 유
아가 물리적 대상을 일관성 있고 경계가 분명하며 견고성
을 갖는 것으로 간주하고 있음을 보여준다.

　Gergely (1991)와 Stern (1994), 양자 모두 이 시기의 능
력의 핵심이 특별한 감각 형태와 연계된 것이 아니고 추상

적 특성에 대한 아기의 민감성이라고 주장한다. 유아들은 신체적 모습의 특별한 형태보다는 형식을 초월해서 일관성을 찾아낼 수 있다(두 감각 통합성[1] 불변 cross-modal invariances). 따라서 유아들은 Mahler와 정통 정신분석이론(Klein 1935)에서 가정하는 것처럼 물리적 세상을 통해 배우고 경험한다기보다 차라리 Bowlby가 제안한 것처럼 조기 사회화 확립을 위해 생물학적으로 준비된 것처럼 보인다.

알다시피 Mahler가 강조하는 것은 엄마로부터 아기가 점차 떨어지는 것과 의존으로부터 독립적 기능으로 이행, 즉, 분리-개별화 과정이다. 사실 Mahler는 이 과정이 평생 연장된다고 하였으며, 잃어버린 공생적 엄마의 함입으로부터 다소간 성공적으로 거리를 두는 과정을 구성하는 것으로 여겼다(Mahler 1972a, 130쪽). Mahler의 후계자들은 이 분리가 자기조절과 대상관계를 위한 능력을 지지한다는 그들의 태도를 재확인하였다(Blos 1979, Settlage 1980). 관계 확립이 출생 시부터 발달 목표는 아니다. Mahler의 이론 구조상 애착으로부터 해방(이탈)되는 것이야말로 자기 발전과 성숙 과정을 나타내는 표시이다. 따라서 Mahler가 돌보는 이의 정서적 유용성이 필수적이라고 여겼다고 해도, 이는 분리-개별화 과정의 전단계이자 전구물이다. Blatter와 Blass(1990)는 분리와 애착 이론을 대조 비교하고 심리적 발달을 완전히 이해하려면 분리이론과 애착이론의 통합이 필요하다고 주장하였다. 결국 관계를 유지하는 능력 혹은

---

1. 두 감각 통합성 cross-modality: 서로 다른 감각을 통해 얻어진 정보를 하나로 통합하는 능력 (역자 주)

그로부터 분리하는 능력을 발달 과정에서 가장 정형적인 것으로 여겨야 할 지 결정하는 것은 경험적 문제다.

두 이론 사이에는 차이점이 더 있지만, 애착이론이 정신분석 접근보다 우월하다는 것은 다소 의심스럽다. Mahler가 정통 정신분석 방침을 따르는 인물임을 감안하면 유아의 신체 경계와 경험, 신체 부분 지각, 신체-자기의 발달에 계속 관심을 보인 것이 그다지 놀랄 일이 아니다 (Mahler와 McDevitt 1980). 연습 practicing 단계에서 엄마-유아 관계의 중요한 측면은 자기에 의해 시작되는 신체행동에 관한 우발성 경험의 확립이다. 엄마가 조절 경험의 발생을 지지하는 것은 "나"의 신체적 통합에 있어서 결정적이다. 따라서 Mahler는 신체 표상의 발달을 유아-돌보는 이 관계의 기능으로 여겼다. 임상에서 심한 성격장애 환자를 통해 그들의 신체와 관련해서 나타나는 상당히 양가적이고 혼란스런 표상 (예: 자해 및 단식)을 경험할 수 있다. 품행장애와 비행 소년에서 애착의 파괴 (Bowlby 1944, Fonagy 등 1997c)는 자신의 신체 행동에 대해 종종 주인의식 경험 능력 제한과 함께 나타난다. 따라서 대인간 폭력성이 나타난다 (Bolton과 Hill 1996). 일반적으로 Mahler 모델은 Bowlby 이론보다 공격성 특성을 밝히는데 훨씬 유용하다. 공격성은 분리-개별화의 두 번째 소단계, 분리 및 개별화 차원 모두에서 나타나기 시작한다고 하였다 (Parens 1979). 이러한 태도는 프로이트의 선천성 이론으로부터 분명한 이탈을 뜻하며, 애착 이론의 발전에 기여할 것으로 생각된다 (Fonagy 등 1997c).

Joseph Sandler의 업적과 애착 이론
사이의 접점 및 차이점

Sandler의 일반적 접근은 애착 이론의 심리적 모델과 완전히 일치한다. 즉, 복합적 자기 및 대상 표상이 매일의 감정실린 경험, 공상, 개인 혼자의 기억에 의해 어떻게 형체를 이루는지 그리고 다른 이와의 상호 작용에서 어떻게 형체를 이루는지 기술하려고 시도한 점에서 일치한다. 그는 형체 shape 은유를 적절히 사용한다. 동일시는 대상 표상의 형체를 닮으려는 자기 표상의 변형이다. 투사는 자기 표상의 원치 않는 부분을 다른 사람의 표상에 추가하는 것이다. 그는 행동의 인과 관계에서 이들 표상에 대해 중추적 역할을 부여하였다 (Sandler 1960b, 1974, 1981, 1987b, 1993). Sandler는 어떻게 외부사건보다 내부 상태에 의해서 표상이 왜곡될 수 있는지 더 관심이 많았으나, 그의 구도에서 양쪽 경험을 모두 동등하게 잘 다룰 수 있다.

예를 들어, Sandler (1976a, b, 1987c)는 다른 이에 대한 한 사람의 직접 영향은 영향 받는 이의 마음속에서 특별한 역할을 불러냄으로써 발생한다고 설명하는 '두 사람 상호 작용 모델'을 가다듬었다. 영향을 미치는 사람의 행동이나 역할은 참가자로부터 상보적인 반응을 불러일으키는 데 결정적이다. 이런 식으로 성인 관계에서 유아와 아동의 관계 패턴이 현실화되거나 발생한다고 주장하였다. 심지어 모든 관계는 남에 대한 역할-반응을 탐색하려는 개인의 필요성에 의해 유도된다는 의견을 내놓았다. 따라서 Sandler 구도와 내부 작동 모델 개념 사이에는 실제적 차이가 거의 없다.

Sandler와 Sandler (1978)는 엄마-유아 상호작용을 자기 및 대상 표상의 최초 구성 상황으로 이해하였으며, 자기 표상의 기본 단위를 제공하는 것으로 보았다. 발달 연속성에 관한 논란의 최일선으로 정신적 표상 개념을 이끌어 낸 일등공신인 Emde (1983, 1988a,b) 역시 자기와 남을 인식하는 것이 엄마와의 상호교환으로부터 생겨나며, 이러한 상호교환은 동시에 우리 we 개념의 기초를 형성한다고 보았다 (Winnicott 1956, 1965b). Sandler의 독창적 연구 이래 발달 이론 틀을 채택하는 대부분 정신분석 연구자들은 결정적으로 자기 및 타인 표상의 인지-감정 구조가 아이들과 돌보는 이 및 이후 계속되는 중요한 관계에서 행동을 조절한다고 가정한다. 결국 자기 아이들과의 관계에도 영향을 미친다. 이러한 견해와 정통 정신분석 개념을 연결시켜 정신분석적 이론 틀을 제공하고 마침내 정신분석 구조 이론과 애착이론 사이의 가교를 제공한 공은 모두 Sandler에게 돌아가야 한다. 애착이론가들이 정리한 것처럼 상호 작용 시 자기와 타인의 정신적 표상은 내적 대상관계와 자기/대상 표상의 Sandler 식 정신분석 구도와 상당히 일치한다 (Sandler 1960a, 1962, 1990, Sandler와 Sandler 1978). Sandler의 표상 세계에 대한 자아 심리학적 모델과 애착관계의 내부 작동 모델에 관한 발달학자들의 제안은 공상과 드라이브에 부여된 각각의 역할 면에서 다를 수 있지만, 기본적으로 많은 부분에서 일치한다. 안전을 유지하려는 타고난 소망을 유아의 동기 측면의 중심에 배치하는 Sandler (1960a, 1985) 이론의 골자는 Bowlby (1958, 1969)가 애착

에 대해 본질적 성향을 강조한 것과 방법 면에서 유사하
다. Sandler의 안전 개념으로 인해 정신분석이론에서 동기
의 개념도 새롭게 바뀌었다. 본능 충족에 대한 독특한 강
조가 통일된 내재적 목표인 원형적 안정감의 추구로 대체
된다. Sandler와 Bowlby가 유사한 아이디어를 기술했을
가능성이 있다. Sandler의 안전 배경 background of safety
은 Bowlby의 안전기지 개념과 현상학적으로 상응하는 것
일 수 있다. 두 가지 접근 방식의 차이는 각각 출발점의
차이에 기인한다. Bowlby의 관심은 외부적인 것이었고, 반
면 Sandler 경우는 주관적 경험이었다.

  Sandler 이론의 강점은 임상가들에게 분명한 이론 체제
를 제공하는 데 있다. 이러한 체제는 대부분 정신분석 임
상가들이 치료 방향을 잡아나가는 데 사용하는 전이-역전
이 관계와 밀접한 관계가 있다. 동기 체계는 단순해지고
애착 및 다른 이론과 연결된다. 안전은 드라이브 상태, 도
덕적 압력, 환경 또는 스스로 붕괴 등에 의해 위협받지 않
는 자아 경험이다. 현상 경험으로서의 안전은 유아-엄마
관계 (엄마 가슴에 안겨 보호되는 느낌)에서 생겨나지만 자
율성이 필요하며, 정신내적 및 대인관계 생활을 조직화하
게 된다. 학대당한 아이는 학대하는 돌보는 이와의 연결을
추구한다. 왜냐하면 역설적이지만 불행하기는 해도 예측
가능하고 익숙하기 때문이다. 아이 역할의 분명한 표상이
있으며, 아이로서는 역할 관계 표상이 없는 생소하고 학대
하지 않는 사람보다는 훨씬 더 안전감을 느낄 수 있기 때
문이다. 정신분석에서 과거를 탐색하는 이유는 역할 관계
표상의 발달학적 기원을 밝힐 수 있는 등불이 그 곳에 있

기 때문이다. 과거의 부적절한 적응을 형성한 모델은 작동을 끝내고, 이후 보다 새롭고 적응적인 관계모델이 작용하게 된다. 따라서 Sandler식 구조 변화 모델은 애착이론과 일치한다. 이는 변환된 동기와 방어의 구조가 아니라 보다 정서적인 색채를 띠는 자기-타인의 구도이다. Sandler 모델은 정신내적 기준으로 볼 때 애착이론을 정교하게 다듬은 것이라고 볼 수 있다.

6장
Klein-Bion 모델

정신분석에서 대상관계 이론의 탄생은 발달 문제로 관심이 옮겨간 것과 관계있다. 특별한 이론 모델에 상관없이 정신분석은 경험에 근거한 이론을 향해 점점 더 나아간다. 이러한 접근은 필연적으로 개인 경험과 같은 현상학적 개념을 강조하며, 이론은 점차 관계에 대해 집중하게 된다. 그러므로 애착이론과 정신분석 사이의 틈은 상당히 좁아진다.

그러나 대상관계 이론은 다양하며 의견의 일치를 본 정의가 없다 (Kramer와 Akhtar 1988). 자신의 식견을 보여준 저서에서 Akhtar (1992)는 여러 가지 대상관계 이론 들 사이의 차이를 이론가들이 제시한 인류의 문화적 시각을 바탕으로 구분하였다. 칸트 식 철학적 전통에 뿌리를 둔 고전주의 견해로는 자율성을 향한 노력과 이성의 지배가 인간의 진수이다. 반대로 루소나 괴테의 낭만파 시각에서는 이성과 논리보다는 확실성과 자율성에 가치를 둔다. 고전주의에서는 인간이 선천적으로 한계가 있으나 비극적인 약점을 부분적으로 극복하고 상당히 훌륭한 존재가 될 수 있다고 본다 (Akhtar 1992, 320쪽). 낭만주의는 인간이 본질적으로 선하고 유능하다고 생각하지만, 환경에 의해서 제

약 당하고 손상되는 취약성을 안고 있다고 본다. 고전주의
는 정신병리에 대해 대체로 갈등의 측면에서 접근하며, 낭
만주의는 종종 결핍 측면에서 부적응을 고려한다. 고전주
의 시각은 부적응 및 파괴적 행동을 뿌리 깊은 병리의 결
과라고 생각하며, 낭만파 시각에서는 그러한 행동을 환경
이 손상을 역전시킬 수 있는 희망의 조짐이라고 본다. 낭
만파 견해가 훨씬 낙관적이며 인간을 잠재력이 충만한 존
재로 보며, 유아를 자기 운명의 청사진을 실현할 준비가
된 존재라고 여긴다. 고전주의 시각은 좀 더 비관적이다.
갈등 자체가 정상 발달에 속해 있으며 깊숙이 묻혀 있는
것으로 보인다. 인간의 약함, 공격성, 파괴성으로부터 탈출
구가 없으며, 인간 생활은 유아기의 필연적인 변천의 재활
성화에 대항하는 끝없는 투쟁의 연속이다. 낭만주의 시각
에서는 원초적 사랑이 있으나, 고전주의에서는 발달과정의
성취로 생각한다.

  이러한 기준에서 보면 Bowlby 이론은 인간의 아기가 관
계에 대한 선천적 잠재력이 있음을 강조하고, 감수성이 둔
한 그리고 놀라게 하는 돌봄에 취약성이 있다는 잠재력도
함께 강조하고 있으므로 아마도 낭만주의 쪽으로 간주해야
할 것이다. 그러나 애착이론가들은 유전적 성향을 강조한
다는 점에서 약간 다를 수 있다. 낭만적 성향이 있는 대상
관계 이론은 영국의 중도파, 미국의 Kohut와 Modell을 포
함한다. Melanie Klein과 Otto Kernberg는 고전주의 견해
를 대표한다. 애착이론과 대상관계 모델 사이의 분명한 부
분적 차이는 인간을 다른 시각으로 보는 기능 때문에 생겨
난다. 그러나 이러한 주장 차이에도 불구하고 종종 일치점

을 발견할 수 있다.

Klein 학파 모델의 핵심 개념을 몇 가지로 요약할 수 있다. Klein (1932b)은 다양한 내부 대상 (유아 생활에서 사람들에 대한 공상)으로부터 정신구조가 생겨난다고 믿었다. 아이가 유아기로부터 발달하면서 무의식적 공상에서 특성들이 변한다. 유아의 공상은 환경과의 상호 작용에서 실제 경험을 통해 변형되며, 각 개인은 관계의 내적, 원초적 방어 체계를 위해 그의 대상 세계를 계속해서 이용 한다 (Klein 1935).

Klein은 죽음 본능에 대한 프로이트의 철학적 추론 (Freud 1920)을 어느 정도 그대로 받아들였다. 프로이트 (1920)의 공격 드라이브 가설은 Klein 계열 학자들 사이에서 광범위하게 이용된다. Klein (1932a)은 아이들과 작업하면서 자신이 분석한 아이들의 심한 죄책감과 불안감을 특징으로 하는 극도로 잔인한 가학적 공상에 강한 인상을 받았다 (Spillius 1994). 유아의 자기는 애초부터 공격 드라이브에 의해 내부로부터 파괴 위협에 계속 시달리고 있다고 Klein (1930, 1935)은 가정하였다. 프로이트 (1920)는 이를 모든 자극을 처리하고 궁극적으로는 자극이 전무한 상태 혹은 열반 (해탈 nirvana)의 상태에 도달하려는 개체의 소망의 필연적 결과로 보았고, Klein은 이 가정을 따랐다.

Klein은 이것이 유아가 외부세계와의 관계에서 배우는 태도의 강력한 결정인자라고 추정했다. Klein 학파 모델에 따르면, 인간의 정신은 두 가지 기본 심적 태도 position가 있다. 하나는 편집-분열성 paranoid-schizoid이며, 다른 하나는 우울성 depressive이다 (Klein 1935). 편집-분열성 태도에서는 대상(돌보는 이)과의 관계가 한 대상을 놓고 부분으로 갈라진다. 즉, 편집성 관계와 이상적 관계로 분열된다. 자아(자기)도 비슷하게 분열된다. 우울성 태도에서는 관계가 사랑과 증오가 모두 통합된 부모상과 연결된다. 개인은 자신의 파괴 소망이 대상을 향하고 있음을 인식한다. 그 결과 슬픔을 초래하게 되지만(우울성 태도라는 용어도 여기서 유래함), 동시에 자아는 좀 더 통합을 이룬다. 편집-분열성 초자아는 자기애적 전지전능 경험을 특징으로 하는 심하게 이상화된 자아 이상(ego ideal)과 편집 상태에 있는 극단적 편집성 초자아 사이에서 분열한다. 우울성 태도에서 초자아는 인간 형상을 한 상처받은 사랑의 대상이다. Klein(1957)은 초기의 원초적 *질투 envy*는 타고난 공격성의 특별히 악질성 형태라고 제시하였다. 이미 편집적이라고 알려진 *나쁜* 대상에 저항해서 등을 돌리는 다른 파괴성과는 달리, 질투는 좋은 대상을 향한 증오이며 좋은 대상이 손상되는 것에 대한 우울성 불안의 미숙한 표현을 유발하기 때문이다.

*투사성 동일시projective identification*는 Klein 발달 모델의 핵심 개념이다(Klein 1946). 투사에 대한 고전적 이론에서는 충동과 소망이 자기보다는 대상에 속한 일부분이며, 동일시는 대상에서 받아들인 자기의 질적인 내용을 말하는 데 비해, 투사성 동일시는 자아 단편들의 외적 표현이며 자신이 원하지 않는 소유물을 고도의 조작적 행동을 통해 통제하려는 시도이다. 결과적으로 투사성 동일시는 투사나 동일시보다 더 상호작용적 개념이다. 자기의 투사된 면을 나타내는 대상과 훨씬 더 가까운 관계이다(Greenberg

1983, 128쪽). 개인은 외향화 되고 타인의 표상 속에 배치된 자신의 수용 불가능한 충동들의 한 측면과 부분적으로 동일시한다. 이는 내적 대상관계에도 동일하게 적용된다. 따라서 초자아는 투사된 이드 충동을 수용할 뿐 만 아니라, 자아 그 자체의 투사된 부분을 포함한다. Bion (1962b, 1963)은 정상 투사성 동일시와 병적 투사성 동일시를 구별하였다. 정상 투사성 동일시는 덜 병적인 자기 측면을 외향화 시키며, 정상적 공감과 이해를 지지한다. 병적 경우는 공감과 이해가 결여되어 있다.

Klein 모델과 애착 이론 사이의 접점

Bowlby가 Klein식 사고방식에 깊이 영향 받았다는 사실은 잘 알려져 있지 않다. 영국 정신분석학계에서 수련하고 경험을 쌓은 Bowlby는 Klein계 학파의 일원임이 분명하다. 미래 발달 결과의 결정적 요인으로 생후 첫 일 년에 초점을 맞추는 Bowlby의 이론은 Klein식 접근법과 상당히 일치한다. 하지만 Bowlby 생각의 상당부분, 혹은 적어도 그가 표현하는 방식은 당시를 풍미하던 Klein식 영향력에 분명 반대하는 태도였다. 1981년 Ray Holland와 면담 (Holland 1990)에서 Bowlby는 Klein을 내가 하려는 바와 정반대 인물이며 영감에 의존하는 사람이라고 묘사했다. 그는 Klein을 과학적 방법을 전혀 모르는 인물로 여겼다. 그가 Klein식의 유산을 분명히 거부했음에도 불구하고, 애착이론과 관련해서 Klein 및 neo-Klein식 이론을 재검토해 보면 얻는 것이 있을 법하다.

1. 편집-분열성 태도의 대표적 개념은 분열 splitting이다. 온 갖 선함과 사랑은 이상적 대상에게 돌리고, 모든 아픔, 고통, 악함은 박해자에게 돌리는 기전을 말한다(Klein 1932 b). 어의적-삽화적 기억의 불일치에서 생겨난 '분열'은 Main과 Goldwyn 시스템, 특히 Ds 범주에서 AAI 불안정성의 중요한 표식이다(Main과 Goldwyn 1995).

2. 편집-분열성 태도는 정신표상의 극심한 불안정성이 특징이다. 좋은 것이 빠르게 나쁜 것으로 바뀌는 경험을 하게 되고, 나쁜 것은 점점 악화되고 좋은 것은 점차 이상화된다. 이런 내용은 어른 애착 코드 체계에서 반향 된다. 그러한 반대와 불일치는 분명 불안정한 상태를 나타낸다.

3. 반대로 우울성 태도는 엄마를 좋은 경험과 나쁜 경험을 모두 갖춘 총체적 대상으로 보는 유아의 능력이 특징이다(Klein 1935). 애착의 역사를 통해 바라보면 안정의 기능은 돌보는 이의 불완전함을 인식하고 수용하며, 사랑과 증오 사이의 균형을 나타내는 것으로 보인다.

4. Klein의 견해로는 우울성 태도의 시작과 더불어 유아가 부모를 사랑하고 미워하는 자신의 잠재력에 대해 인식하게 된다. 이러한 양가성의 발견과 공격적 대상의 상실 위협 공포는 이러한 적개심에 대한 죄책감을 경험할 기회가 된다(Klein 1929). AAI 내용 중 대인갈등을 야기함에 있어 자신의 역할에 대한 화자의 회상과 인식은 이야기에 일관성을 더해 준다(일관성은 안정감의 특징임). 게다가, 대화 중에 나타나는 사람의 생각과 느낌을 모니터 하는 능력은 안정된 마음 상태의 초인지적 표식으로서 가치가 있다.

5. Klein의 이론에서는 분열된(선함과 악함) 부분 대상들

의 통합과 관련된 정신적 고통이 크기 때문에 유아는
대규모의 (조증성) 부정, 강박적 배상 또는 멸시를 사용
할 수 도 있다는 입장이다. 게다가 AAI 점수 배당은
불안정을 나타내는 저하 (멸시), 회상불능 (부정), 또는
이상화 (조증성 배상)를 특히 강조한다.

6. Segal (1957)은 상징화 및 승화의 능력과 우울성 보상
을 연관 지었다. AAI 점수는 이러한 영역에서 상당한
역량을 보여주는 애착과 관련된 안정된 마음 상태를
가진 인물에서의 언어와 대화 분석에 매우 적합하다.

7. Spillius (1992)는 우울성 태도가 돌보는 이에 대한 아이
의 의도적 자세 (사고와 느낌으로 지각함)에 대한 특징
에 의해서 시작될 수 있다고 주장하였다. 한편 우리는
사고기능1) 혹은 반사 능력2)이 AAI에서 애착 안정 평
가에 결정적일 수 있다고 주장한다 (Fonagy 등 1991a).

이상 열거된 내용에서 보는 것처럼 유아 정신 상태에 대
한 Klein학파의 설명은 성인 애착 면담 내용 분류와 중복
된다. Klein의 저술이 유아 관찰에 바탕을 둔 것이 아니고
아이들과 성인들과의 작업에 바탕을 둔 것이기 때문에 놀
랄 일도 아니다. Klein이 성인 환자의 특징적 대화를 근거
로 불안정 애착 유아의 경과에 대해 기술한 것은 시비 거
리가 될 수 있다. 애착 이론가들의 시각에서 볼 때 편집-
분열성 태도에 대한 기술은 성인의 불안정한 마음 상태를
비교적 적절히 묘사한 것으로 볼 수 있다. 사실, 낯선 상황

---

1. 사고 기능 mentalizing capacity은 Bion이 말한 K개념과 유사하다. K
   개념이란 본인이나 다른 사람을 점차 알게 되는 것을 말하며, 그러한
   과정을 회피하는 것은 minus-K라고 불렀다.
2. 반사 능력 reflective capacity은 돌보는 이의 행동과 아이 자신의 행
   동을 정신상태 용어로 일관되게 기술하는 능력을 말한다 (역자 주).

하의 불안정 애착 유아 행동에서 편집-분열성 특징을 확인
하려는 시도는 대단히 어렵다. Bowlby가 Klein식 이론 체
계에 실망한 것도 부분적으로는 초기 Klein 이론의 허구적
이고 은유적인 유아의 성인형상화 adultomorphisation 시
도 때문일 수도 있다.

현대 Klein 학파의 저술가들(예: Quinodoz 1991, Steiner
192)은 아이의 분리 성취나 대상의 독립인식을 우울성 태
도의 중요한 속성으로 꼽는다. 이 속성 덕분에 Klein 식
발달구도와 건강한 분리의 애착 모델이 더 가까워진다. 대
상 분리의 강조 역시 우울성 태도 개념과 오이디프스 갈등
에 대한 고전적 사고를 이어준다. 일단 대상이 정신적으로
독립적 존재임이 지각되면 욕망, 소망, 충성심, 자신만의
애착을 가지고 있는 것으로 보게 되며, 제 3자의 느낌에
대한 관심이 생겨난다(Britton 1989, 1992, O'Shaughnessy
1989). 이러한 아이디어는 오이디프스 콤플렉스의 건강한
해결에 관한 고전 개념을 애착 이론의 범주 내로 끌어들인
다.

편집-분열성 사고의 균형 및 애착과 관련된 불안정 사이
에 중복이 있음을 인정한다면, 애착 분류의 범주 특성에
관한 의미가 추가된다. AAI를 편집-분열성 사고 측정에
사용한다면, 이러한 사고 경향은 또한 개인의 불안정성의
심각성 정도와 관련 지어 생각할 수 있다. 애착 이론가는
원형prototype 개념에 준해서 작업하는 것을 선호하는 경
향이 있으며, 연속 척도continuous scale에서 안정성을 측
정하는 것은 비교적 흔치 않다. 그러나 애착의 범주 측정
대 연속 측정이 심리검사 기준에 바람직한가에 대한 비평

은 이번 장의 한계를 벗어난다. 그럼에도 불구하고, Klein 식 이론 구조는 안정 모드와 불안정 모드 사이의 순환성 (때로는 빠른) 정신 기능 모드로서의 애착 안정에 대한 접근 전망을 밝게 해 준다. 그러한 순환 빈도는 안정된 개인 속성이며, 어느 시점에서든 개인에게 가장 잘 맞는 범주나 부류는 아니다.

두 번째 접점은 투사성 동일시 개념에 관한 것이다. Klein (1957)은 투사성 동일시를 무의식적 유아 공상으로 생각했다. 유아는 자신의 박해 경험을 자기표상으로부터 분리 (분열)시켜서 특별한 대상의 이미지 일부로 재배치할 수 있다. 유아는 자신이 포기한 무의식적 분노감이나 창피함이 엄마에게 있는 것이 분명하다고 믿는다. 묘하게 영향력을 발휘함으로써 비난이나 심지어 박해 같은 확실한 반응을 이끌어낸다. 대상에 대한 마술적 조절 공상을 이런 식으로 성취한다. 따라서 투사성 동일시는 진짜 내적 과정이 아니며, 다양한 조작, 유혹 또는 정신적 영향의 다른 형태로 경험하는 대상이 포함된다. Spillius (1994)는 투사적 동일시의 수여자가 투사자의 공상에 적절한 감정을 가지도록 압박 받는 상황을 일컫는 용어로 *회상적 evocatory* 투사성 동일시를 제시하였다.

투사성 동일시와 애착의 관계는 말할 것도 없이 복합적이지만, 여기서는 한 가지 흥미로운 사실만 짚고 넘어가자. 유아기의 비조직화 애착 패턴 (Main과 Solomon 1990)은 취학 전기 (Cassidy 등 1989)와 저학년 시기 (Main과 Cassidy 1988)에 지배 행동으로 두드러지게 나타난다. 그런 아이들은 관계에서 주도권을 잡으려 하며, 때로는 부모를 뚜렷하게 깔보거나 멸시하는 태도를 보인다. 그러한 행동의 불연속성에 대한 설명은 투사성 동일시보다 다른 용어를 사용할 수 있는 반면에, 그러한 아동의 배경은 병적 투사성 동일시로 설명하는 것이 훨씬 더 가능성이 있다. 애착 비조직화는 부모의 해결되지 않은 외상 경험(Main과 Hesse 1990), 유아 시절 학대당한 기왕력(Carlsson 등 1989), 엄마의 우울증(Radke-Yarrow 등 1985), 산전 부모의 약물 및 알코올 남용(O'Connor 등 1987, Rodning 등 1991)과 관련 있을 것으로 보인다. 그러한 박탈에 노출된 아기는 견딜 수 없을 정도로 혼란스럽고 적대적인 돌봄을 반복해서 경험하게 되고, 아기의 능력으로는 통합이 불가능한 돌보는 이의 면면을 억지로 내면화해야 하는 처지에 놓인다. 따라서 그들의 자기 구조는 단편적이고 흠집이 있는 이미지 주위에 형성되며, 그러한 이미지는 일관성 유지를 위해 외부로 향할 수 밖에 없다. 그들은 자신을 일관된 존재로 경험하도록 시도하고 낯설고 소화가 불가능한 자신들의 일부는 남에게 떠넘기려고 시도하며, 이러한 행동은 투사성 동일시 경과의 설명과 부합한다. 아이들은 다른 이의 행동을 미묘하게 조작적으로 조절해서 이러한 부분이 이제는 바깥쪽에 있다는 환상을 유지한다(Fonagy와 Target 1997).

이 제안은 Bion이 공들여 정리한 유아에서의 투사성 동일시 개념을 이용한 것이다(Bion 1959, 1962a). 세상을 보고 압도당한 유아는 이러한 경험을 수용하고 흡수해서 의미 있게 변형시킬 수 있는 다른 사람의 마음(컨테이너)을 필요로 한다고 가정했다. 돌보는 이가 유아의 감정 교통을 인지하고 반영함으로써 유아의 압도당한 느낌을 담아 주는

데 실패한다면 상당한 방어 구조가 생겨날 것이다. 유아의
의사소통은 엄마에게서 벗어나고자 하는 아기의 감정을 일
깨우는 것으로 생각된다 (Bion 1962a).

Klein식 구도에서 민감한 돌봄은 감당하기 어려운 느낌
의 처리 방식 차원에서 볼 때, 아기의 심리적 경험을 흡수
하여 유아에게 정서적 및 신체적 돌봄으로 반응하는, 즉,
대사된 metabolized 형태로 다시 전달하는 능력이 있는 부
모를 가리킨다. 유능한 (안정된) 돌보는 이는 이런 느낌을
경험하고 감당할 만 한 형태로 변형시킬 수 있다. 이는 유
아의 감당하기 어려운 감정을 비추어 보는 것과 동시에 이
러한 유아의 감정을 안아 주는 즉, 돌보는 이에 의해 통제
될 수 있다는 정서적 신호를 보내는 복합 과정을 포함한다
(Bion은 이를 *알파 기능 alpha function*이라고 명명하였다).
유아는 투사된 내용에 대처하고, 받아들이고, 다시 내부화
함으로써 자신이 감당할 수 있는 돌보는 이와의 상호작용
의 감정적 순간 표상을 창조한다. Bion은 시간이 흐르면서
유아가 변형 기능을 내부화하고 자신의 부정적 감정 상태
를 유지하거나 조절하는 능력을 갖게 될 것이라고 주장했
다. 엄마의 몽상 reverie 능력이 우수할수록 알파 기능을
통해 영아의 감정을 담는 데 containment 성공 한다 (Bion
1967). 이 과정의 비언어적 특성은 돌보는 이의 신체적 친
밀성이 필수적임을 의미한다. 이는 심리적으로 돌보는 이,
즉, 어른의 마음과 친해지기 위한 유아의 필요성의 사회생
물학적 뿌리에 대한 또 다른 견해이다. 또한 이는 경험을
통한 이해 능력의 향상 없이 몰인정하게 아이를 돌보게 되
는 성인에 대한 아기의 취약성의 기초가 된다. Bion의 이론

체계는 감정 조절 획득을 위한 일차적 매체로서 Alan
Sroufe의 애착 관계 분류와 공통점이 많다 (Sroufe 1990,
1996).

또 다른 접점은 성인애착의 무시형 및 집착형 패턴과
Rosenfeld의 Klein식 자기애 발달 모델 사이의 차이에 관
한 것이다. Rosenfeld (1964, 1971a,b)는 자기애 상태에 대
해 전지전능한 대상관계 및 대상의 정체감과 분리를 부정
하는 방어기제를 특징으로 한다고 썼다. 민감한 thin-skin-
ned 자기애와 둔감한 thick-skinned 자기애를 확실히 구별
했으며, 그의 주장은 집착형 대 무시형 성인 애착 범주와
상당히 들어맞는다 (Main과 Goldwyn 1995). 둔감한 자기
애나 무시형 애착 패턴을 가진 개인은 투사성 동일시 과정
을 통해 모욕하고 평가절하 할 수 있는 이에게 자신이 감
지한 부적절함을 넘겨줌으로써 잊어버린다고 Rosenfeld는
가정하였다. 그의 가정에 의하면, 민감한 자기애의 경우 환
자는 자신의 의존성 때문에 남에 대해 참을 수 없는 취약
성을 느끼게 되고, 이 취약성을 반박하기 위해 자신의 의
존성을 받아줌으로써 자신의 무력감과 불완전함을 조롱 하
는 듯한 대상을 향해 지속적으로 이유 없는 분노 공격을
하게 된다. 이 내용은 집착형 분류에서 분노-원망 소분류
에 잘 들어맞는다. 둔감성 자기애 설명은 개인이 돌보는
이의 가치를 부인하거나 아예 필요성을 부정하는 점에서
무시형 애착분류와 맞는다.

이러한 유사성은 단순한 서술 이상의 의미가 있다. 많은
임상가들이 민감한 패턴과 둔감한 패턴의 호환성에 대해
기록하고 있다 (Bateman 1996). 이러한 사실 때문에 애착

이론가들은 극단적 점수를 받은 특별한 개인에 있어서 분류의 부동성을 의심하게 된다. 즉, Rosenfeld 이론은 물론 유사한 다른 정신분석 개념들은 AAI의 이야기 형태를 무시형으로 할지 집착형으로 할 지 분류가 불분명한 분류할 수 없는 cannot classify 범주 (Main과 Goldwyn 준비 중) 를 세밀하게 정리하는 데 도움이 될 것이다.

차 이 점

Klein 학파의 정신분석 이론에 대해 Bowlby가 반대했던 핵심 사항 중 하나는 실제 경험과 아이들의 불안이 특히 체질적 성향으로부터 온다는 가정을 Klein 학파에서 무시하기 때문이었다 (Klein 1936, 1959). Eagle (1997)이 말한 것처럼 Bowlby의 분석가였던 Joan Riviere (1927)의 다음 서술은 단순한 흥미 이상의 관심을 끈다. "정신분석은 실제 세상에는 관심이 없고, 아이건 어른이건 실제 세상에 적응하는 지도 관심 밖이며, 선악에도 무심하며, 오로지 관심 있는 것은 단지 아이 마음의 상상, 공상 속의 즐거움, 징벌에 대한 두려움뿐이다" (376~377쪽). 이 분석가와 이 환자 사이의 갈등이 어땠을 지 상상해 볼 수 있다. 위의 언급에 대해 Bowlby는 환경의 역할 = 0이라고 토를 달았다 (Karen 1994).

이 비판은 환경적 설명과 Klein 이론을 성공적으로 통합한 Klein 이후 시대의 정신분석가들에게는 적절치 않다 (Meltzer 1974, Rosenfeld 1965). 자신을 파괴적이고 부러워하는 존재로 보는 우울성 태도의 아픔과, 불안에 대처하는

아동의 능력은 체질 요인은 물론 외부 요인에도 의존하는
것으로 보인다. 자아의 강도는 내재화된 좋은 대상 표상과
아이가 동일시하면서 커진다. 더 강해진 자아 덕분에 파괴
적 사고를 조절할 수 있고, 증오를 투사할 필요성도 줄어
든다. 약한 자아는 편집성 방어기제에 의해 좌우된다. 진정
한 죄책감도 없고 배상할 능력도 없다. 여기서 다시 Klein
학파 이론은 감정조절과 둔감한 부모노릇에 따른 단편적이
고 일관성 없는 자아발달에 관한 애착 관련 개념에 기대게
된다. 그러나 이 모델은 서로 다른 길을 가게 된다. 애착
이론에서는 유아의 의인화 개념을 피하고 동등한 과정을
기술하는 데 있어서 심리학적 기전에 관한 표현을 자제하
는 반면, Klein 학파에서는 의도적 측면을 유아 탓으로 여
긴다.

외부 환경에 대한 관심이 늘고 있음에도 불구하고, 현재
애착이론에는 죽음 본능 같은 개념이 끼어 들 여지가 없
다. Klein 학파 이론은 유아의 타고 난 파괴성을 주축으로
한다. 사실 추측했던 것 보다 이 개념이 Klein 이론에서
결정적이 아닐 수도 있다 (Parens 1979). 질투심은 좌절 혹
은 일관성 없는 엄마노릇, 또는 시간과 공간을 식별하는
아이의 능력이 부적절함 등에 의해 유발된다. 그러나 공격
성은 꼭 박탈감과 관련이 없을 수도 있다. 아이는 엄마의
돌봄이 불가피하게 제한되는 것을 원망하고, 엄마가 그에
대해 조절하려 드는 것을 견디기가 어렵다는 것을 알게 되
고, 좌절을 경험하기보다는 오히려 파괴하는 쪽을 선호할
수도 있다. 애착 이론은 유아들 사이의 체질적 다양성을
더 깊이 탐구한다. 유아 들 일부는 확실히 폭력적 반응에

유전적으로 취약할 수 있으며 (Reiss 등 1995), 그런 경우
민감하게 돌보는 이가 있음에도 불구하고 안정된 애착 형
성에 지장이 생긴다.

끝으로, 최소한 안정-불안정과 유사한 영역을 기술하기
위한 "태도 position" 개념은 애착 특성의 기초가 되는 발
달 과정의 비결정적 특성을 강조한다. 애착연구자들은 유
아-돌보는 이의 분류에 의거, 예상 가능한 개인 차이의 안
정성을 보여 주는 인상적인 자료를 발표하였다. 이러한 내
용은 이미 행동 패턴의 연속성을 제공하는 감정 조절과 같
은 기본 기전의 숨겨진 차이의 측면에서 볼 때 쉽게 이해
할 수 있다. 또 다른 설명으로는 환경적 특성의 연속성 측
면에서 이해할 수 있다 (Lamb 1987). Klein 이론은 여전히
다른 가능성을 강조한다. Klein 학파 정신분석가들은 *태도*
라는 용어를 대상관계, 공상, 불안, 방어 등 특별한 감정
집합을 나타낼 때 사용한다. 개인은 평생 살아가면서 어느
순간 이러한 감정 집합으로 되돌아 갈 수 있다. 특별한 환
경이 편집-분열성 혹은 우울성 반응, 불안정성 혹은 안정
성 관계 패턴을 촉발할 수 있다. 유아는 다른 돌보는 이와
안정 혹은 불안정 관계를 형성할 수 있다 (Steele 등
1996b). 결과적으로 아이의 마음속에는 안정성 및 불안정
성 내부 작동 모델이 여러 개 동시에 존재한다고 가정할
수 있다. 성인이 된 후에 어떤 모델이 가장 두드러질지는
아이가 자라는 동안 특별히 중요했던 돌봐 주던 이에게 달
렸다. 따라서 내부 작동 모델이 변한다는 가정은 적어도
이론적으로는 가능하며, Klein 학파에서 태도의 변동을 상
상했던 방식과 많이 닮았다.

Klein 이론이 일부에게는 영감을 준다고 하더라도, 여전히 그들 이론의 모호함 fuzziness으로부터 벗어 날 수 없다. 한편, 정신구조의 한 단위로서 공상을 강조하는 Klein 학파는 정신기능의 경험적 및 비경험적 측면 사이의 틈을 초월하여 정신구조화를 경험적 영역으로 옮겨간다. 그렇게 되면 경험에 근접한 유리한 고지에 서게 되며, 가성 과학 용어를 현재 이론으로부터 훨씬 많이 제거할 수 있다는 이점이 있다. 다른 한편으로는 애착 이론적 접근과 Klein 이론 사이의 깊은 틈이 생기게 되며, 정신기능을 지지하는 기전의 성질에 관한 의문을 추적해야 하는 과제가 남는다.

7장
영국 정신분석 중도파와
애착이론의 관계

영국 정신분석학계는 과거 정신분석 학계의 흐름과 달리 통일된 접근 방식만을 고집하지 않았다. Fairbairn (1954, 1963)이 핵심 이론가이며, Winnicott (1948, 1958b, 1971a), Balint (1959, 1968), Khan (1974, 1978), Bollas (1987)가 주요 이론가들이다. 이들은 한 가지 틀에 매달리지 않았다. 그러므로 이들을 통틀어서 중도파 the Independents라고 지칭하는 것이 적절하다 (Rayner 1991).

중도파는 리비도 역동에 따른 구조 모델을 포기하고 자기-대상 self-object 이론을 발전시켰다. 이에 따르면, 자기의 부분들이 서로 역동적 상호작용을 하며, 상호보완적인 내외부 대상과 상호작용을 한다. 자기와 감정이 동기의 주요 매개체가 되며, 또한 Fairbairn (1954)의 경우에는 자기 없는 정서는 없으며 정서 없는 자기도 없다. Winnicott (1958b)는 자기 감각을 발전시키기 위한 타고난 욕구를 내세웠으며, 이 욕구는 숨겨져 있거나 왜곡된다.

기본적으로 얻고자 하는 것이 쾌락 추구가 아니라는 것이 Fairbairn (1952a)의 주장이다. 자기와 남 사이에 원하는

관계를 달성하면 불안 감소와 쾌락이 잇따른다. 그의 주장
에는 무의식의 내용과 억압으로부터 멀어져 양립할 수 없
는 개념들의 인식으로 향하는 보다 중요한 전환이 있었다.
이상적인 친밀감 상실은 자아의 분열을 일으키고, 이렇듯
갈등 섞인 복합적 자기-대상 체계는 정신병리 발생의 근본
이라고 Fairbairn은 주장한다. Mahler 계열이나 다른 자아
심리학에 뿌리를 둔 이론에서 분리를 강조한 반면, 영국
대상 이론에서는 일차적으로 상호 작용 단위로서 개인의
발달을 이해하기 위한 시도와 애착에 초점을 맞춘다. 자아
는 과거 및 현재 대인 관계의 게스탈트 gestalt로 구성된
것으로 보이며, 게스탈트에 의해서 유지되는 성실함과 연
속성으로 보인다. Guntrip (1969)은 관계 연구의 중요성을
강조하였으며, 처음에는 엄마와, 그리고 나서 가족과, 나중
에는 바깥세상으로 확대되는 의미 있는 관계 속에서 '사람
이 되 가면서' 스스로를 경험하는 유아 성장의 정서적 역
동을 강조하였다 (243쪽). Guntrip은 분리 존재로서 개인의
발달을 완전히 무시하지는 않았지만 애착과 관계에 초점을
맞추었다. 의미 있는 관계는 유아가 다른 사람들에 대한
자신의 중요성 및 그에게 있어서 다른 이들의 중요성을 경
험함으로써 자신이 한 사람의 존재임을 발견하도록 해 주는
것이다. 그렇게 됨으로써 자신의 존재에 삶의 목적이 생기고
가치 있게 살 수 있도록 해주는 인간관계의 가치가 부여된
다 (243쪽).

　Winnicott (1965b)는 유아-돌보는 이 관계에서 자기의 기
원을 발달학적으로 기술함에 있어서 가장 적극적이었다. 그
는 아이가 엄마-유아 단위로부터 발전해 간다고 보았다. 이

단위에 포함된 세 가지 기능이 건강한 발달을 촉진한다. (1) 감각운동 요소 통합의 유지, 유도, (2) 개인화(자율성) 조종, 촉진, (3) 대상관련, 결과적으로 인간관계 형성(Winnicott 1960a, 1962a,b). 엄마가 일차적으로 엄마 자신, 엄마 신체, 그리고 아기에 대해 민감하게 몰입함으로써 아기는 엄마가 자신의 제스처에 정확히 반응한다는 환상을 갖게 된다. 왜냐하면 엄마는 아기 자신의 창조물, 즉, 자신의 일부이기 때문이다. Winnicott (1971a)는 대상관계란 이러한 마술적 전지전능 경험으로부터 생겨난다고 주장하였다. 엄마에 대한 아기의 공격으로부터 엄마가 살아남으면 자기 발달이 촉진된다. 엄마는 분리된 존재로서 전능한 관계와는 반대로 진정한 관계가 가능한 존재로서 인식된다.

초기 아동기의 목가적 단계를 부정했던 Winnicott와는 달리, Balint (1952, 1965)는 사랑 받고자 하는 욕구는 사랑의 원초적 형태라고 제안하였다. 이는 유아에게 스트레스를 주지 않는 초기 대상들에게 유아가 느끼는 분별력의 결여에 의한 것으로 생각할 수 있다. 이 상태가 파괴되면 기본적 과실로 이어지며, 개인이 평생 의식하는 심각한 잘못된 배열이 된다.

접 점

애착 이론의 정신분석학적 뿌리는 중도파의 영국 분석가들로부터 찾을 수 있다. Bowlby (1969)가 사용한 *애착*이라는 용어와 비슷한 개념을 다른 분석가들의 용어에서 찾아 볼 수 있다. Balint (1952)가 사용한 *원초적 사랑primary love,*

Fairbairn (1952a)의 *대상추구 object-seeking, Winnicott* (1965b)의 *자아관련성 ego-relatedness,* Guntrip (1961)의 *사람관계 personal relations* 등이다. Bowlby가 대상관계 이론을 위한 생물학적, 발전적 기초를 확고히 함으로써 이들로부터 떨어져 나왔다고 느낄지라도, 그가 이 분석가들에게 감사하고 있음이 분명하다. Sroufe (1986), Holmes (1993b), Eagle (1995) 등은 Fairbairn과 Winnicott의 대상 관계 이론과 애착이론 사이의 접점에 대해 광범위하게 조사하였다. 여기서는 이들 논문에서 덜 다뤘던 부분에 대해서만 초점을 맞춘다.

Bowlby는 애착이론을 헝가리 학파의 연구 (Hermann 1923)와 결부시켰다. 그는 Balint의 원초적 대상관계 개념 (Balint 1952)에 영향을 받았지만, 주로 대상의 초기 필요성의 비 구강적 요소에 비중을 두고 강조할 때는 주로 이 개념을 이용했다. Balint (1959)는 아이들의 불안 조절을 위한 두 가지 특징적 방어를 확인하였다. 하나는 (새로 나타난 대상에 강하게 기대게 되더라도) 사랑하는 것이며 (ocnophilic attitude), 다른 하나는 다른 사람에 대한 애착은 싫지만 그들 사이의 공간을 사랑하는 것 (philobatic attitude)이다. 대상에게 투자하는 대신, philobat는 자신의 자아 기술을 위해 투자한다. Balint는 아마도 자기애의 분석적 평가와 탈착성 detached-무시형 dismissing 애착 패턴 사이의 연결을 가장 분명하게 설명한 인물이다. Philobat의 태도는 회피성-무시형 애착의 비유라고 생각할 수 있으며, 그 반대 개념은 저항성-집착형 애착과 일치한다.

첫 번째 접점은 애착이론과 Winnicott 이론의 민감한 돌

봄에서 찾아 볼 수 있다. Winnicott의 견해에 따르면 진정
한 자기는 신생아의 정신세계를 특징짓는 것으로 추정되는
일종의 감각운동성 활동상태의 합에 뿌리를 둔 것으로 본다
(Winnicott 1965a). 이 단계에서 자기는 아직 존재하지 않
는다. 자기의 발달은 자기 인식 혹은 자기 의식, 나 아님과
나의 차별, 다른 이들의 느낌 및 지각과 구분되는 유아 스
스로의 느낌 및 지각 경험 등의 출현에 근거를 두고 있다
(Winnicott 1962a). 자아는 연속성 감각을 경험하기 위한
타고난 잠재력을 갖고 있다. 아이가 존재로서의 근거가 마
련되면, 자기 감각을 위한 기본이 생겨난다 (Winnicott
1971b). 아기와 엄마 측 돌봄이라는 한 쌍의 단위 내에서
이러한 발전이 이루어진다고 보았다. 오늘날 애착 이론가
들은 독립적이면서도 꼭 같이 중요한 원초적인 (일차적인)
한 쌍 단위가 아빠에게도 존재한다는 사실을 인식하였다
(Steele 등 1996b). 이러한 내용은 여러 개의 내부 작동 모
델의 존재를 암시하므로 의미가 있다.

　Winnicott 이론의 중심은 존재로서의 연속성을 경험하기
위한 잠재력을 방해하지 말고 아기가 창조적 몸짓 혹은 충
동을 표출하도록 기회를 주어야 한다는 것이다 (Winnicott
1960a, 1965a). 또한 그의 혁신적 이론의 핵심은 아이의 자
아가 강하거나 약한 것이 생의 최초 단계에서 유아의 완전
한 의존에 대해 적절히 반응하는 돌보는 이의 능력에 따라
좌우된다는 것이다 (Winnicott 1962a). 엄마가 아기의 기초
적인 요구와 의도를 충족시키고 감지할 수 있다면, 아기의
자아가 드라이브를 길들이고 통합할 수 있다. 이 시기 동
안 자아로부터 엄마의 분리가 일어나기 전에, 유아 자아의

안정성과 힘은 돌보는 이의 반향 능력에 의해 직접적으로
결정된다고 보았다. 이러한 내용은 생후 초기 몇 년 동안
엄마의 민감도가 좀 더 중요하다는 Winnicott 이론의 명분
이 된다.

　Winnicott이 보기에 엄마는 충분히 좋음(good-enough)
이어야 한다. 하지만, 엄마의 실패란 예상 할 수 있는 것이
며, 실제로 성장의 주요 동기가 된다. 돌발적 상황에 대해
서 엄마의 적당한 참여가 바람직하다는 이론은 애착연구자
들의 관찰과 일치 한다(Malatesta 등 1989). 엄마가 적당
히 받아주고(Murphy와 Moriarty 1976) 적당히 관여하는
것(Belsky 등 1984)이 완벽하게 맞춰주는 것보다 발달에
유리하다. 그러나 Winnicott는 또한 아기가 너무 빨리 혹
은 너무 강하게 엄마의 실체(독립된 개체로서의 엄마)를
의심하지 않도록 해야 한다고 강조한다. 왜냐하면 이는 시
간이 흐르면서 유아가 나(실제 자기)의 실제 경험에서 통
합되는 자아 핵을 형성하기 위해 전지전능해지는 충분한 경
험을 얻기 전에 나와 나 아님 차이의 타협을 강요하게 될
수 있기 때문이다. 아이의 자아 요구가 없는 경우에는 둔감
한 부모 노릇이 좀 더 강력한 효과를 가질 수 있다. 자신의
의지 willing와 반대로 아이의 인지력 knowing이 영향을 미
치거나 혼란스럽게 되면 방향성 잃기, 분열, 철수, 전멸감,
즉, 존재 연속성 상의 분열로 이어진다. Winnicott가 주장하
는 의지와 인지력의 차이를 각각 측정할 수 있다면 민감도
측정은 더욱 정확해진다.

　지지 환경 holding environment은 공격성과 사랑의 융합을
위한 세팅을 제공하며, 이 세팅에서 관심 출현과 양가감정을

견뎌내기 위한 방법을 준비할 수 있다. 두 가지 모두 책임감 수용에 기여 한다(Winnicott 1963a). 이는 Melanie Klein의 우울성 태도에 대한 Winnicott식 해석이며, 애착 안정패턴 발달의 기술 방식이기도 하다. 다른 이가 함께 있는데도 불구하고 혼자라는 느낌을 경험하면서 관계가 탄생한다는 Winnicott 이론은 종종 오해를 불러오기도 하고 다소 역설적이기는 하지만 민감성에 관한 한 결정적인 내용을 담고 있다. 이 주장은 지지(민감한 돌봄) 환경의 세 가지 단순 특성에 근거한 것이다.

1. 안전에 대한 감각은 분명 내부 세계 경험과 관련 있다. 이 말은 Winnicott의 거울 역할 mirroring(Winnicott 1956) 및 Bion의 안아주기 containment 개념과 관련된다. 느낌 이 어떤지 아기에게 설명하는 외부 피드백(예: 엄마의 얼굴이나 목소리)(Gergely와 Watson 1996)과 걱정에 대처하는 동시성 의사소통(Fonagy 등 1995a)이 결합 해서 고통(걱정거리)이 생긴다. 안정된 돌보는 이는 반향반응 및 아이의 것과는 상반된 감정 표시를 모두 사용하면서 아이를 달랜다. 엄마가 갖는 아이 표상의 응집력과 명료함이 아이를 향한 엄마의 행동 관찰 결과와 AAI를 중개한다는 발견은 이 모델과 일치한다(Slade 등 1996a). 안정된 애착이 내부 세계 경험과 연관된 안전감의 결과라면, 불안정 애착은 돌보는 이의 명백한 방어행동의 결과일 것이다. 무시형 돌보는 이는 아이의 걱정을 반영하는 데 전적으로 실패할 것이다. 아픈 경험이 돌보는 이의 기억을 환기시키기 때문에, 혹은 돌보는 이가 아이 정신상태의 일관성 있는 이미지를 형성할 능력이 없기 때문이다. 반대로 집착형 돌보는 이

는 유아의 내적 경험을 과도할 정도로 명백하게 또는 부모 자신의 경험과 연계된 양가감정적 집착으로 복잡해진 방식으로 표현한다. 어떤 경우든 아이가 내부 세계를 안전하게 경험할 기회는 사라진다.

2. Winnicott의 두 번째 주장은 지지 환경에 대한 것이다. 아기는 외부 사건에 서서히 노출되어야만 한다. 처음에 유아는 자신의 내부 상태의 반향과 이러한 아기의 내부 상태와 연결된 돌보는 이의 대처 감정에만 노출되어야 한다. 아기의 핵심 자기 발달은 아기 자신의 감정을 가감한 형태로 반향 하여 내재화한 것에 근거한 것이기 때문에, 유아가 돌보는 이의 방어 반응에 노출되는 경우 아이의 실제 경험 대신 돌보는 이의 방어가 내재화된다. 이러한 위험은 또한 애착 연구자들에게 포착된다. 이러한 잘못된 동시성이 자기 경험의 내용으로 된다 (Crittenden 1994, 89쪽). 다시 말해서 회피성 유아는 돌보는 이의 심하게 침묵하는 반응을 내재화 했다고 할 수 있으며, 이것이 바로 상당한 생리적 자극을 경험하면서도 걱정거리는 최소한으로 드러내고 분리로 반응하는 이유다 (Spangler와 Grossman 1993). 극단적인 경우, 돌보는 이의 방어체계를 내재화하면 이러한 잘못된 내재화 주변에 자기 경험을 쌓아나간다 (Winnicott 1965a). 안정된 진짜 자기감각이 출현하면 아이는 엄마의 존재 하에 혼자 놀기를 바란다고 Winnicott (1971a)는 주장하였다. 엄마는 아이가 엄마를 잊고 자기 탐색에 나설 수 있도록 참견하지 말아야 하며, 아이는 점차 혼자 놀이의 뿌리를 내리게 된다. 방어적인 혹은 도움이 되지 않는 돌보는 이는 아이가 부모에 대해 생각하도록 강요하며, 따라서 자신을 망각하게 된다. Winnicott이 제안한 균형은 애착 상황 내에서 탐색과 접촉 유지 사

이의 균형을 맞추는 것과 유사하다.

3. Winnicott의 세 번째 주장은 자발적인 창조적 제스처를 만들 수 있는 아기의 기회에 관한 것으로, 아기가 잘 먹고 난 뒤에 엄지손가락을 빨거나 미소를 짓는 것을 창조적 제스처라고 생각하였다. 왜냐하면 그런 행동 모두 아기의 조절 하에 있기 때문이다. 민감한 돌봄이란 따라서 아기의 신체가 목적하는 바를 잘 알아차리고 아기의 몸이 따라갈 수 있도록 적극적으로 도와주는 것이다. Daniel Stern (1985)은 4내지 6개월 된 아기에서 자아 발달을 정교하게 기술하면서 이러한 이론을 상당히 완벽하게 탐구하였다. 그의 이론에 따르면 아기가 계획을 세우는 경험은 물론 신체적 자기 자극 감수체에 의한 피드백은 자기 감각의 연속성 형성에 기여하는 것으로 보인다. 만족스럽게 처리되면 아기는 엄마 가슴보다는 얼굴을 쳐다본다. 마음과 의미에 대한 아기의 관심이 신체적 요구에 대한 집착을 앞서간다.

요약하면, Winnicott 발견의 핵심은 진정한 자기는 강요하지 않는, 즉, 자기 경험의 연속성을 방해하지 않는 타인의 존재 하에서만 발전할 수 있다는 것이다 (Winnocott 1958a). 이 점에서 Winnicott의 견해는 Hegel (1807)의 주장과 많은 공통점을 안고 있다. 타인 안에서 자기 자신의 존재를 상실하며 타인의 존재를 자신이 "대신한다. 왜냐하면 자기는 타인을 필요한 존재로 여기지 않지만 타인에게서 자기 자신을 보기 때문이다" (Hegel 1807, 111쪽). 자기의 자연스런 발달은 아이를 돌보는 이가 유아의 창조적 제스처를 줄이거나 초점을 바꿔버리기는 하더라도 자신의 충동 때문에 유아에게 불필요하게 영향을 미치지 않을 때 발

생한다. 돌보는 이는 유아의 긴장 조절자로서 행동하기 전
에 자신의 안녕을 유지, 회복할 필요가 있다. 충분히 좋은
엄마 노릇 good-enough mothering이 결핍되면 정신기능
의 왜곡이나 일탈을 일으키며, 자기의 필수 요소가 될 수
있는 내적 환경의 성립을 방해한다.

애착이론가들은 엄마-아이 관계의 조화가 상징적 사고의
출현에 기여한다는데 의견을 모으고 있다 (Bretherton 등
1979, 224쪽). Bowlby (1969)는 엄마가 자신과 분리된 목표
와 관심을 가지고 있음을 생각하고, 그런 내용을 참작할
수 있는 아이의 능력이 출현하는 발달단계의 중요성을 인
식했다 (368쪽). 최근 경험적 증거들이 쌓이면서 엄마와의
애착 안정이 아이의 초인지적 metacognitive 능력의 좋은
예측인자임을 암시한다 (Moss 등 1995). 우리는 한 살 때
선행 평가(Fonagy 등, 게재 신청 중)와 3½~6세 때 애착의
동시 평가(Fonagy 등 1997a)를 통해 엄마에 대한 애착 안
정과 아이의 정서 상태 이해 사이의 관계를 증명 (손가락
인형 사용, false-belief test)하였다. 이 시기에 아이의 마
음 이론 theory of mind 획득에 대해 발달론자들이 부여한
중요성 측면에서 보면 (Baron-Cohen 1995, Baron-Cohen
등 1993), 애착 안정에 대한 관계를 증명함은 상당히 중요하
다. 이 관계는 마음 이론의 전조가 되는 것으로 알려진 여러
가지 애착 안정 관련 사항들이 중개한다 (Dunn 1996).

정신적 능력은 아이가 돌보는 이의 마음을 탐색하는 애
착관계로부터 발달한다는 주장이 있다. 안정된 애착은 탐
색활동을 충분히 허용한다. 따라서 안정된 어린이는 돌보
는 이의 의도를 더 많이 알게 되며, 돌보는 이의 정신 상

태는 종종 자신의 의도를 반영하기 때문에 아이들은 자신들의 생각과 느낌이 행동에 어떻게 영향을 미치는지 배우게 된다(Fonagy 등 1995b). 심각한 박탈은 정신기능 획득의 토대를 무너뜨린다.

애착이론과 관련해서 Winnicott 이론이 갖는 두 번째 단면은 환경적 결핍과 그에 따른 아기의 반응에 관한 것이다(Winnicott 1963b,c). 우선 내외적 영향과 지지 환경 결핍은 공격성과 반사회적 행동으로 이어질 수 있다. 그러한 경우 신체 행동으로 자기를 표현함, 남에 대한 관심 결핍, 환경에 대한 반대 개념으로서 자기를 정의함 등이 특징이다.

한편, 외부적 영향과 자기의 제스처를 남의 제스처로 대신하는 것은 거짓 자기구조(Winnicott 1965a)를 낳는다. 이는 실제로 보이며, 실행하고, 따르며, 대상과 대규모 동일시를 통해서 혹은 일부 부분적 측면에서 사실일 수 있다. 그러한 제안이 피상적으로 설득력 있어 보이기는 하지만 어떤 경우든 그런 사람들에 의해 자라난 자기는 허약하고, 상처 받기 쉽고, 현상학적으로 공허하다.

Winnicott는 극단적 무시형 및 집착형 부모노릇 패턴의 원형이 미치는 영향에 관한 가정을 내세웠다. 무시형이 공격적이고 반사회적 행동과 관련된 반면, 후자는 겉치레뿐인 관계를 맺는 체하는 성격 출현과 연관된다. 무시형 돌봄은 표현상 적극적 방해가 되지는 않기 때문에 유아의 실제 자기를 위협하지 않는다. 반사회적 성향은 아이가 실패나 자아 지지 철회에 대처할 수 없기 때문에 발생하며, 자기 감각을 방어하기 위해 반사회적 행동을 사용하게 만든

다. 편집형 부모 노릇을 하는 경우 유아의 창조적 제스처
가 효과를 잃는 것을 볼 수 있다. 이에 대한 유아의 반응
은 자아의 묵인, 자신의 제스처 감추기, 스스로의 능력을
손상시키기 등으로 나타난다. 거짓 자기는 진짜 자기를 숨
기고 보호한다.

　애착 이론적 시각으로 볼 때 두 가지 범주의 환경적 실
패는 둔감한 돌봄 (작용)을 다루기 위한 대체 대처 전략으
로 볼 수 있다. 두 가지 환경적 실패 모두 아이가 자기와
남의 정신 상태를 상상 할 수 있는 능력을 키우는 데 영향
을 미칠 것으로 예상된다. 그러나 발달 실패의 내용은 각각
다르다. 공격적, 반사회적 패턴은 사회적 상호 작용의 매우
비정상적인 패턴으로 이어지는 정신화능력의 방어적 억제
와 연관된다 (Fonagy 1991). 반대로, 거짓 자기 구조는 정
신화 mentalization와 상반되지 않는다. 이러한 종류의 정
신화는 Winnicott가 주장한 것처럼 마음에서 우러나온 것
이 아니라고 단언할 수 있다. 그러한 개인들은 돌보는 이
의 고의성을 이해할 수는 있지만 자기 이해 수준에서 머물
게 된다. 그들은 방어적으로 정신화를 실제 자기 상태로부
터 분리시킨다. 그 결과, 그들의 정신화는 과잉행동적 일
수 있으며, 강렬하기는 해도 궁극적으로 심리적 이해 측면
에서는 실속이 없다. 정확한 내용이라 할지라도 깊이가 없
고 공허하며 행동에 영향을 미칠 수 있는 수준은 아니다.

차 이 점

　애착이론에서 주장하듯이 나이가 들어서 나타나는 어린

시절 행동 패턴의 반복에 대한 설명은 일차적으로 인지적
이다. 내부 작동 모델 측면에서의 설명은 결론을 내리지
못하고 겉돌기 만 할 위험이 있다. 어떻게 하면 이를 설명
할 수 있을까? 유아 시절 인물에 대해 느끼고 생각했던 것
처럼 어른 애착 인물에 대해 비슷한 식으로 느끼고 생각하
는 개인의 성향, 이 과정의 기전은 무엇인가? 그들의 내부
작동 모델은 변치 않는다. 그들의 내부 작동 모델에 대해
서 어떻게 하면 알 수 있을까? 그들의 생각과 느낌을 물어
보았다. 성인으로서의 관계를 조직화하는 데 분명히 부적
응적인 모델을 왜 포기할 수 없는 것일까 하는 것이 관심
대상이다. 초기 구조가 지속되는 데 대한 대상관계 설명은
좀 더 역동적이다. Fairbairn (1952a)은 대상의 초기 지각에
대한 헌신 또는 집요한 애착이 있다고 제안하였다 (117쪽).
애착을 내부 구조화 이론이나 특별한 내부 작동 모델에 포
함시켜 개념을 확장시키면 이러한 부적응적 모습에도 불구
하고 이들 패턴이 지속되는 것을 설명할 수 있다. 새로운
형태의 관계를 택하는 것은 초기 관계를 버려야 하는 죄책
감 (Eagle 1997)이 뒤따르며, 유용한 관계가 아니므로 공허
하고 대상이 없는 세상 같은 공포 때문에 지연될 수 있다.
따라서 Fairbairn 시각에서 보면, 반복은 공허한 공포의 회
피와 죄책감 회피가 동기가 되는 것이다.

　Winnicott 이론은 전통적으로 애착이론 구조와 양립 가
능성이 높은 것으로 여겨졌다. 두 이론 모두 자기를 마음
의 심리학의 초점으로 보는 데 의견이 일치하며, 자기와
대상 표상을 상호 영향을 미치는 매개체로 여기며, 관계를
자기 구조의 안전장치로 조직화 하는 것으로 추론한다. 이

러한 견해가 Winnicott의 일부 자료에서 선택적으로 나타
난다는 점을 강조하는 것이 논쟁을 벌이는 것보다 훨씬 중
요하다. 예를 들면, 지지 환경과 관련해서 Winnicott는 민
감한 돌봄 개념의 이러한 해석이 아기를 견딜 수 없는 정
신경험, 생각도 할 수 없고 원초적인 혹은 초기의 불안으
로부터 보호해 준다고 주장하였다. 이러한 불안은 통합되
지 않은 상태에서 통합된 상태로 이동하는 취약한 과정에
서 생긴다 (Winnicott 1962a). 이와 같은 아기의 내부 상태
에 대한 독특한 추론은 Bowlby가 인식론적 근거하에 정신
분석으로부터 애착이론을 해방시키는 데 촉진제 역할을 하
였다.

　Klein과 Bion에게서 상당한 영향을 받았던 Winnicott는
아기의 성향이 엄마-아기 관계의 성질을 결정하는 데 매우
중요한 역할을 한다고 강조하였다. 따라서 엄마의 돌봄이
지지 환경을 결정하는 단일 인자는 아니다. 아기 자체의
안정과 균형 (생명이 시작하는 데 필요한 최초의 균형)이
엄마의 돌봄 성공에 크게 기여한다. 이는 속박에 대해 아
기가 저항한다는 Bion학파 개념과 비슷하다.

　아기의 모든 잠재적 어려움의 근원을 엄마에게 초점을
맞추는 점에서 Winnicott 이론과 애착이론의 차이가 있다.
실패한 애착 관계에 대한 경우는 Winnicott의 이론과 애착
이론이 일치하지만, 외부 환경으로부터의 여러 가지 영향
은 엄마 측 돌보는 이 보다 다른 근원으로부터 온다. 영국
중도파 분석가들이 유아기를 기술하는 방식은 이러한 엄마
-중심주의에 시달리고 있으며, 이는 엄마를 가장 쉬운 비
난의 대상으로 삼는다.

Winnicott (1965a)는 일반적으로 알려진 것 보다 훨씬 더 깊이 본능 이론에 뿌리를 두고 있다. 가짜 자기 개념은 내적 흥분에 대한 요구를 돌보는 이가 감당할 수 없을 때 내적 흥분이 아이에게 외상이 될 수 있다는 가정에 근거한 것이다. 이런 식으로 본능적 긴장은 자기의 일부로 인지되지 않고 떨어져 나가거나 버려진다. 애착 이론에서는 성적 드라이브, 신체적 쾌락, 아기 성격의 파괴적, 공격적 측면과의 투쟁을 거의 강조하지 않는다는 점에서 Winnicott에게 애착 이론은 거짓 자아 발달의 예로 비춰질 수 있다.

비슷한 예로, 충분히 좋은 엄마란 행동에 대한 의미부여 차원에서 단순한 것이 아니고, 요구나 충동을 아기가 자발적으로 표현하도록 허락한다는 점에서 충분히 좋은 엄마이다. 충분히 좋지 않은 엄마들은 그러한 충동을 위험한 것으로 전달한다. 따라서 Bowlby와 달리 Winnicott 이론은 관계가 본능과 무관하다고 생각하지 않았으며, 본능과 대상관계가 이리저리 뒤얽힌 통합 이론체계를 갖고 있다.

8장
북미 대상관계 이론과 애착이론

과거 30여 년간 영국 대상관계 이론이 북미 정신분석계에 영향을 미쳤다. Klein 학파가 Kernberg에게 그랬던 것처럼 어떤 경우는 공개적으로 잘 알려져 있으나, Winnicott가 Kohut에게 영향을 미친 것처럼 독자들이 판단해야 하는 경우도 있다. 여기서는 애착 이론 관점으로부터 북미의 주요 대상관계 이론가, 즉, Arnold Modell, Heinz Kohut, Otto Kernberg에 대해서만 검토한다.

Arnold Modell

Modell (1975)은 본능의 두 부류를 구분함으로써 영국 대상관계 이론을 구조 모델과 통합하려고 시도하였다. 하나는 리비도와 공격성의 이드 본능이며, 다른 하나는 대상관계에서 새로 인식한 자아 본능이다. 대상관계 본능은 성질상 엄격히 말해서 생물학적이 아니며, 방출보다는 상호작용 과정이 특징이다. 다른 이로부터 오는 반응이 특별한 요구에 맞는 것으로 확인된다면, 본능은 환경으로부터 오는 자극에 만족한다. Modell은 정서를 대상추구로 여겼다.

자아 본능의 주요 목표는 이드 위에 군림하는 것이다. 이
는 좋은 대상과의 동일시를 통해서 달성된다. 이드 길들이
기 실패는 정신병리로 가는 통로가 된다.

접 점

Modell의 대상관계 이론을 보면 Bowlby의 초기 저술을
떠올리게 된다. WHO에 보낸 Bowlby의 보고서 (Bowlby
1951)가 그 한 예다. 그 보고서에서 전통적인 정신분석 이
론과 엄마 노릇에 대한 자신의 관찰 내용을 통합하려고 시
도했었다. 애착이론의 업적을 쌓아가면서, 영국 정신분석학
회에 투고한 1958, 1959, 1960 년도 논문에서, Bowlby는 본
능 은유에서 멀어졌다 (Bowlby 1958, 1959, 1960). Modell의
개념은 전통 정신분석과 애착 이론 사이의 틈을 연결하는
중요한 위치에 있다.

Modell 이론의 핵심은 성성과 공격성 문제의 증대가 환
자의 일관성 없는 자기 감각으로 이어진다는 것이다 (원인
이 되는 것은 아니다). 사실 일관성 없는 자기 감각이 최전
면으로 떠오르게 되는 불안 유발 경험은 어떤 형태든 대상
관계 필요성이 충족되지 않은 환자에게는 더 큰 강도로 느
껴질 것이다. 다른 생물학적 필요성보다 애착에 우선순위를
매기는 점은 Bowlby 이론과 일치한다 (Bowlby 1980b). 이
러한 강조점 전환의 강력한 사례가 바로 분리 죄책감에 대
한 Modell의 기술 내용이다 (Modell 1984).

자기애적 개인에 대한 그의 이론 (1975, 1984)을 보면 회
피성 애착 패턴 내용을 떠올리게 된다. Modell이 주장한
것처럼 부적절한 돌보는 이에게 기대기보다는 보상적인 자

기 구조에 기대기 시작한다. 돌보는 이가 발달 촉진에 도움이 안 된다고 생각하기 때문에 그들은 의존성에 대한 필요성을 부정하게 된다. Modell은 이들의 자기 충족이란 착각이고 방어적이며, 자율성도 실체가 없는 것이라고 지적하였다.

또 다른 접점은 경계성 환자에 대한 것이다 (Modell 1963). 경계성 환자의 일시적 관계 transitional relatedness에 대해 기술한 최초의 인물이 바로 Modell이다 (1963, 1968). 그의 이론에 따르면 엄마 부재시 아기는 위로 받을 대상으로 무생물을 이용한다. 일시적 관계는 경계성 인물에서 애착의 비조직화를 의미하며, 책의 뒷부분에서 다루게 될 것이다. Modell의 임상 보고에서 경계성 인물이 성인이 된 후에도 사람 관계 대신 어떻게 무생물 대상을 이용하게 되는지 강조하였다. 더욱 놀라운 사실은 걸음마 하는 아기가 장난감 곰 teddy bear을 자기 마음대로 이용하는 것처럼, 그들도 자기를 조절하고 달래기 위한 목적으로 다른 사람을 마치 무생물처럼 이용한다는 것이다. 그들은 애착 경험 시 감정 조절 전략의 내재화에 실패한 것 같다 (Carlsson과 Sroufe 1995). Searles (1986)와 Giovacchini (1987)는 환자의 부모들이 그들을 일시적으로 대상 취급했다는 증거라고 주장한다.

이러한 이론 구도는 상처 받은 개인의 놀라는/놀라게 하는 부모 노릇에 대한 Main과 Hesse (1990)의 관찰로 이어진다. 돌보는 이가 외상이나 손상 때문에 자극을 받아서 자신을 달래는 데 아이를 이용하게 되는 일이 생길 수 있다. 돌보는 이 자신의 감정조절 내재화가 부적절하기 때문이다. Modell은 경계성 인물 자신의 이미지가 절망적인 유아 혹은 무엇이든 줄 수 있거나 파괴할 수 있는 존재로 갈릴 수 있다고 보았다. 경계성 인물은 자기와 대상 표상의 안정성 결핍으로 인해 극단적인 의존과 접근의 공포라는, Modell이 말한 끔찍한 궁지 harrowing dilemma에 놓이게 된다. 이러한 행동 패턴은 Mary Main의 비조직화된 유아 행동 관찰과 유사하다 (Main과 Goldwyn 1998).

차이점

영국 대상관계 이론가들과 달리, Modell (1985)은 대상관계 이론을 단지 일부 제한된 환자 집단과 관련된 것으로 생각했다. 또한 대부분의 영국 이론가들과 달리 대상관계(애착)를 분리된 자아 본능으로 정의했다. 많은 이론가들이 그의 이론은 자아심리학의 구조 이론과 일치하지 않는다고 여겼다 (Eagle 1984, Greenberg와 Mitchell 1983). 확실히 구조 이론 시각에서 보면, 대상관계를 적응 요구 보다는 정서적 요구로서 고려하는 것이 Bowlby의 생각과 더 맞는 것 같다.

Heinz Kohut

Kohut 이론이 적절한가를 따지기 이전에 이미 그가 북미 정신분석계에 혁명을 일으켰다는데 이의를 제기할 사람은 아무도 없다. 정신분석가들이 덜 기계적 방식으로 생각할 수 있도록 함으로써, 심리적 기능보다는 개성 selfhood

의 시각에서, 그리고 대상이 만족하는 드라이브 충족보다
는 자기대상 selfobject 측면에서 생각할 수 있도록 함으로
써 자아심리학의 족쇄를 깨버린 인물이다.

Kohut (Kohut 1971, 1977, Kohut와 Wolf 1978)는 자기애
(근원적으로 자기-사랑, 혹은 자기-자긍심) 발달이 나름대
로 발달경과를 따른다는 독창적인 주장을 내세웠다. 또한
돌봐 주는 인물 (대상)이 *자기대상*으로서 이러한 발달선상
을 따라 특별한 기능을 한다고 주장하였다. 자기대상은 개
성 경험을 불러일으키는 기능을 한다 (Wolf 1988). 자기대
상으로부터의 공감 반응은 유아의 과장됨의 진실이 밝혀지
도록 촉진하며, 아기가 합체하기를 바라는 부모의 이상화
된 이미지를 세울 수 있는 전지전능감을 부추긴다. 훗날
자기대상은 가벼운 좌절감을 겪게 되고, 그로 인해 거울
역할 mirroring 기능의 변형된 내재화를 통해 유아기 전지
전능함의 점진적 조절이 가능해진다. 거울 기능의 변형된
내재화는 점차 핵심 자기를 강화한다 (Kohut와 Wolf
1978). 자기대상의 이상화는 이상의 발달로 연결된다. 이러
한 양극성 자기의 반대 극단은 거울 기능을 통해 얻어진
자연스런 재능의 표상이다. 자기대상은 평생 필요한 것이
며, 어느 정도는 자기 일관성 유지를 돕는다 (Kohut 1984).
자기 개념이 충분히 구분되고 나면 대상은 욕망의 표적이
될 수 있는 반면, 자기대상은 개인 구조화의 유지 역할을
하면서 개인의 일부로 경험된다.

접점

Kohut의 자기심리학은 자기 일관성의 형성과 유지를 위

한 자기의 핵심 동기로서 애착개념에 의지한다(Shane 등 1997). Bowlby의 주장과 일치하는 부분으로서, Kohut는 고전적 분석의 이중 드라이브를 단일 관계구조로 바꿨다. 일부 Kohut 이후 시대 분석가들(예: Lichtenberg 1989)은 애착 개념을 자신들의 자아심리학적 견해와 완전히 통합하였다. 예를 들면, Lichtenberg는 자신의 다섯 가지 동기 체계의 하나로 애착-동맹을 확인하였다. 비록 좀 더 전통적 체계인 리비도와 공격성을 그의 이론에 포함시키기는 했지만, 공격성을 애착 동기와 동등하게 고려했다는 점에서 분명히 전환이 이루어졌다고 볼 수 있다. Winnicott처럼, Kohut 역시 자기발달을 거울 역할 혹은 엄마의 민감도와 연관시켰다. Modell이나 애착 이론가들처럼 드라이브와 자기구조의 관계를 바꿔 놓았다. 즉, 자기를 상위 개념으로 보고 드라이브 갈등은 약해진 자기 enfeebled self를 가리키는 것으로 보았다(Kohut 1977). 예를 들어보자. 그는 오이디프스 콤플렉스를 부모가 아이의 성장에 공감하면서 즐기고 참여하는 데 실패한 데 대한 아이의 반응이라고 하였다. 공감하지 못하는 부모는 오이디프스 시기의 아이에게 거꾸로 적개심이나 유혹 반응을 보일 수 있다. 그러한 반응 때문에 파괴적 공격성과 고립된 성적 고착이 자극받는다. Bowlby와 마찬가지로 Kohut는 거세 불안과 성기 선망이 오이디프스 경험을 하기 쉬운 체질적 소인에 따른 결과라기보다는 외부 영향에 의한 결과라고 보았다.

Kohut는 둔감한 돌봄과 연관된 내부 작동 모델의 일부 측면을 특화하였다. 부모가 아이의 자기애적 요구를 맞춰 주는 데 실패할 때 전지전능한 자기 표상과 완벽한 돌보는 이의 표상이 굳어지며, 훗날 구조로 통합되지 않는다. 개인의 표상 세계 내에 계속 존재하면서 자기 표상 장애는 물론 대인관계 장애를 일으킨다. 예를 들면, 과대적 자기는 자기 구조화에 위협이 된다.

Kohut의 주장에서 가장 영향력 있는 자기애에 대한 견해 (Kohut와 Wolf 1978)는 애착 이론 구성과 밀접한 연관이 있다. 일차적 유아 자기애는 돌보는 이에 대한 실망에 의해 영향을 받지만 후에 "정상적인" 과대 자기에 의해 밀려나게 된다. 과대 자기는 돌보는 이의 연령에 맞춰 주는 특별한 거울 역할에 의해 점차 중립화된다. 부(모)가 공감을 못해 주거나 둔감하다면 이상화된 그러나 잘못된 부모상이 아이의 고유 능력 표상 위치로 내재화된다. 따라서 애착 이론 시각에서 보면 내부 작동 모델은 이중적이 된다. 한 가지 구성요소는 유아적 전지전능과 혼합된 부(모)의 능력에 대한 아이의 견해에 기초한 전지전능한 기대감 세트를 포함하며, 다른 요소는 공감해 주지 않는 돌보는 이에 직면하는 유아의 기대를 반영하는 완전 절망감과 약해짐이다.

Kohut는 유아기 취약성 감각을 감당하기 위해 손상된 자기애가 어떻게 분노를 표출해서 과대 환상과 함께 자기를 보호하는 가에 대해 특별히 유용한 내용을 기술하였다 (Kohut 1972). 둔감한 부모 노릇을 이해하기 위한 두 가지 틀 제안도 흥미롭다. 첫 번째는 부모 민감성의 애착 이론 작동과 밀접한 관계가 있으며, 거울 역할 기능을 토대로 틀이 생긴다. 둘째는 더 흥미로운 내용이다. 생후 첫 2년 이후의 부모-자식 관계의 발전과 관련된 내용이기 때문이

다. 유아기 자기애의 점차적 감소를 촉진시키기 위해, 부
(모)는 아이가 자신의 *실제* 한계를 식별할 수 있도록 도와
줄 수 있어야 한다. 예를 들면, 순간들을 동일시 할 수 없
는 부모들은 아기가 전지전능한 자기 표상을 실제적 자기
감각으로 대체하는 것을 방해한다. 즉, 아이에게 거의 신경
을 기울이지 않는 부모들이 하는 것과 유사하다. 양 쪽 모
두 아이에게 달성할 수 없는 비현실적 또는 편파적 가치와
개념 체계를 심어준다.

차이점

Modell이나 애착 이론가들과 달리 Kohut 이론에서 인간
행동을 유도하는 일차적 동기는 생물학적으로 결정된 관계
패턴보다 자기 일관성이다. Kohut는 대상 상실 불안과 자
기 통합불능에 대한 불안을 분리했다. Kohut는 불안의 근
원이 결함에 대한 자기 경험, 일관성 결핍, 자기 감각 연속
성 결핍에 있다고 보았다. 이렇듯 미묘하지만 중요한 변화
는 애착인물의 중요성이 2순위로 밀렸음을 의미한다.

이 점과 관련해서 Kohut는 기능적인 부분보다는 자신의
과대성과 노출성 관련 측면에 더 중점을 두었음이 분명하
다. 애착이론과 양립할 수 없는 것은 대인관계에서의 친밀
감, 상호성, 호환성 등에 대한 고려가 부족한 점이다.

Kohut의 자기 개념은 애착이론 접근 방식과는 다소 거
리가 있다. 정신적 도구를 가진 상위 구조로서 개념을 이
용한다면 앞서 언급한 것처럼 자아심리학을 방해하는 기계
적 사고와 구체화라는 동일한 문제가 생긴다 (Stolorow 등
1987). 이상적 기능과 거울 기능 사이의 돌봄 고리 atten-

tion arc에 대한 Kohut의 동기 은유는 구조 모델에서 중개 매체간 갈등의 개념처럼 추상적이며 정의가 불분명하다.

Kohut식 접근의 문제는 표상의 개념에서 자기를 표현할 때 목적, 계획, 자긍심의 동기 등과 같은 동기 유발에 관련 된 특성들을 사용한다는 것이다 (Kohut 1971). 따라서 자기 는 성격의 모든 것을 의미하게 되므로 결국 부적절한 용어 가 된다. 반대로, Sandler (1987b) 이론이나 애착이론에서는 이 용어들이 논리적으로 적절히 사용되고 있다. 즉, 스스로 자신에 대해 형성한 표상 또는 정신 모델에만 제한적으로 사용되며, 이는 다른 이들이 그 사람에 대해 만들어 낸 정신 표상과 유사하다.

유아발달에서 자연 발생하는 위대함이나 전지전능 같은 개념을 애착 이론 내에서 동일시하는 것은 어렵다. 유아적 전지전능 개념은 대다수 사례에서 유아가 엄마로부터 동시 성 (거울 역할) 행동을 도출할 수 없음을 보여주는 발견에 의해서 분명한 도전을 받게 된다 (Gianino와 Tronick 1988). 유아가 반복 숙달 경험을 즐긴다고 해도 (DeCasper와 Carstens 1981), 전지전능감으로 연결된다는 증거는 없다. 성인 형상 adultomorphic의 구조 틀 내에서 유아행동을 기 술 하는 것, 즉, Bowlby 업적이 전반적으로 당면하고 있는 바로 그 문제에 봉착한다.

Otto Kernberg

Kernberg는 살아 있는 정신분석가 중 가장 많이 인용되는 인물이다. 그의 걸출한 입지는 구조적 대상관계 이론을 창조하면서 달성한 뛰어난 결집력에서 알 수 있다(Kernberg 1975, 1976a, 1980, 1984, 1987). Kernberg 이론에서 감정은 원초적 동기 체계로 작용한다(Kernberg 1982). 정신구조는 (1) 자기표상, (2) 대상 표상, (3) 그들과 연결된 감정상태 (관계도 정의함)의 복합으로 이루어진다고 주장한다.

성숙한 아이와 어른에서 드라이브의 존재를 인정하지만, 드라이브는 발달 동기(자극제)라기 보다는 부산물로 본다. 그는 드라이브를 정상 발달 단계가 이루어진다면 성성과 공격성 주제 주위를 둘러싸고 있는 일치하는 감정 상태로 조직화되는 가설적 개념으로 취급하였다. 드라이브는 정신 표상에서 감정 경험으로 나타난다. 표상은 두드러진 감정 상태와 연결된 자기 및 대상으로 이루어진다. 주요 정신구 조(이드, 자아, 초자아) 역시 특별한 감정 상태의 영향 하에서 자기-대상관계의 집단화를 언급하는 가설 개념이다. 자기-대상관계는 지배적 감정 상태의 색채를 띄는 내재화 된 관계 경험이다. 예를 들면, 특정 시기를 지배하는 감정 상태가 분노와 비난 감정이기 때문에 초자아는 거칠어 질 수 있다.

Kernberg 모델에 따르면, 자기는 관계의 일부로서 발달하며(1976a, b), 내재화의 산물이다. 자기는 (1) 대규모 경험 내재화, (2) 감지된 대상의 위치에서 자기 표상의 왜곡을 통한 동일시, (3) 자아 정체감(성숙되고 종합적 영향 하에서 내부투사와 동일시의 전체적 구조화)으로 이루어진 복합적 과정으로 보인다. 환자 생각의 현재 상태를 설명하기 위해 특별히 발달 궤도를 제공하지 않는 점에서 대부분의 정신분석 이론가들과 차이가 있다. Bowlby가 정신병리

에 대한 정신분석적 이론을 단일 궤도 철도에 비유한 다소
풍자적 유추와 반대로, Kernberg는 복잡한 발달 과정 때문
에 과거와 현재 상태가 일대일 식으로 연결되는 것을 받아
들이기 어렵다고 주장한다.

접 점

Kernberg와 Bowlby 및 다른 애착이론가 사이에 중요한
접점은 생각보다 그리 많지 않다. Bowlby와 Kernberg는
경험론자적 전통에 대해 공통된 존경심을 갖고 있기 때문
에 더욱 놀랍다. Kernberg는 자신의 정신치료 매뉴얼을 만
들고 (Kernberg 등 1989), 자신의 치료 상황을 비디오로 녹
화하고, 결과 연구에 적극 참여하고, 정신분석에서 경험 연
구를 공공적으로 인정한 (Kernberg 1993) 유일한 분석가이
다.

Kernberg (1984)의 신경증 병리 모델은 애착 이론 접근과
잘 맞아 떨어진다. 높은 수준의 성격 구조를 가진 사람은 자
기와 타인의 긍정 및 부정 표상을 통합할 수 있을 것이다.
이들은 자기와 남들의 좋고 나쁜 표상이 감정적 유의성[1]과
합쳐져 나타나고, 사랑 및 적대적 요소가 모두 담긴 표상이
형성되는 아동기를 거치면서 발달한다. Kernberg는 이들 표
상이 미래의 대상관계를 지배하는 데 영향을 미치는 것으
로 간주한다. 비교적 잘 통합된 표상조차도 갈등의 방어적
또는 충동적 측면을 반영하는 구성단위를 포함한다.

신경성 병리의 특징인 '불안'은 자기와 대상 표상이 감정

---

1. 유의성 (誘意性, valence): 남과 서로 반응하거나 영향을 주고받는 사
   람 (사물)의 포용력 (역자 주)

적으로 충만해 있으나 제대로 분화되지 않았을 때 생겨날 가능성이 높다. 예를 들면, 자기는 연약하고 취약하며 대상은 무자비하고 오만한 모습으로 나타난다. 우세한 감정은 폭력적이고 적대적이다. 이러한 형태가 사회 상황에서 활성화되면, 개인은 상당히 불안해진다. 방어적 측면은 별개로 나타날 수 있는데, 첫 번째 패턴의 활성화로 유발된다. 피학적 성격구조라면, 좋은 관계의 경향은 아이와 부모 사이의 성적 친밀감의 무의식적 환상을 유발할 수 있다. 이어서 자기가 다른 사람을 이해하지 못하고 매정하게 대함으로써 비난 받을 때는 비판적이고 성가시게 하는 관계 패턴이 의식으로 나온다 (Kernberg 1988).

그러한 모델을 내부 작동 모델의 차원에서 표현하는 것은 어렵지 않다 (Bretherton 1995). 주요 차이점이라면 Kernberg가 주장하는 발현성 내부 작동 모델은 내재적인 혹은 잠재적이지만 괴로운 내적 표상에 대한 방어라는 것이다. 이때 관계에서 원래 적개심의 근원은 자기이다.

신경증 병리에 대한 Kernberg의 견해를 특정 부적응성 내부 작동 모델 존재 측면에서 본다면, 심한 정신병리에 대한 그의 견해는 내부 작동 모델 전반에 널리 퍼진 기능 장애로 보아야 한다 (Kernberg 1975, 1977). 그러한 사례들에서 대상 표상이 외부로 향하고 자기 표상은 활성화 되는 순간과, 자기 표상이 대상을 향해 외향화 되면서 타인과 동일시되는 순간들 사이에서 빠른 역전이 일어난다고 기술하였다. 따라서 그러한 경우 자신이 공감하지 않는 타인에 의한 비난의 주체로서 자기 표상의 활성화는 비난하는 인물과의 동일시로 재빨리 전환된다. 후자의 경우 대상은 거친 비난의 무력한 희생자 역할을 수용하도록 강요받는다. 이제 비난을 퍼붓는 인물이 바로 자기가 되고, 상처 받고 학대 받은 자기는 비판적 태도를 동일시하고 무자비하게 남을 응징한다. 결과적으로 충동을 반대로 전환(능동에서 수동, 좋음이 나쁨)시키는 작업 모델들 사이의 빠른 전환 사례들을 이 변동으로 설명할 수 있다. AAI의 "분류 불가 Cannot Classify" 분류는 내부 표상 과정의 기능이상과 같은 내용일 것이다.

더 심각한 내부 작동 모델 기능 장애를 경계성 인격 구조에서 찾아 볼 수 있다(Kernberg 1984, 1987). 자기-대상-감정, 세요소의 통합에 심각한 문제가 있다. 그 결과 심각한 분열 splitting, 충동성, 공감 결여, 성성과 공격성의 완화되지 못한 표현이 생긴다. 내재된 원인은 일차적 대상 표상의 Klein식 구도와 밀접한 관련이 있다. 정신 구조 단위는 자기-타인 관계의 진정한 내재화보다는(편집-분열성) 마음 상태에서 기원하는 부분 대상 표상에 근거한 것이다. 이 마음 상태에서 총체적 인물의 표상은 개인 능력의 한계를 벗어난다. 신경성 성격을 훨씬 쉽게 이해할 수 있을 만한 비교적 현실적인 관계 패턴 대신, Kernberg는 상당히 비현실적이고 심하게 이상화된, 또는 편집적인 자기 및 대상 표상을 찾아냈다. 이러한 부분 표상은 실제로는 이런 형태로 존재하지 않기 때문에 과거로 역추적이 불가능하다. 이들은 실제 인물의 구체적인 작은 단면을 나타내는 데, 이러한 단편은 압도적이고 광범위한 감정(부분 대상 표상의 감정 유의성에 의존하는 긍정적 혹은 부정적 감정)을 특징으로 하는 순간에 경험되는 것이다. 물론 부적절한 감정 조절이 동반되는 불안정 애착은 그러한 부분 대상 표상 형성 가능성이 높아진다.

대상관계가 제대로 통합되지 않았으므로, 자기-대상 표상의 역전 reversal과 실행 enactment이 심하게 잦아지고 빨라질 가능성이 있다. 그런 사람들과의 관계에서는 대개 당황하게 되고 심지어 혼돈에 이르기도 한다. 이와 똑 같은 혼란스런 내부 애착 표상을 가진 경계성 환자에서 AAI를 사용한 연구로부터 얻어진 증거가 있다 (Fonagy 등 1996, Patrick 등 1994). 따라서, 경계성 병리의 Kernberg식 구도를 애착 이론 용어로 바꿔서 표현하면 제대로 구조 형성이 되지 못한, 상당히 왜곡되고, 객체와 주체 구분이 불분명한 불안정한 내부 작동 모델의 활성화라고 볼 수 있다. Kernberg의 경계성 인격장애 기준은 산만하게 퍼져 있는 정체성 감각을 포함하며, 이는 붕괴된 관계 표상 모델 체계의 결과로 볼 수 있다. 그는 다음과 같이 기술 한 바 있다. 서로 모순되는 자기 개념 사이에서 극단적이고 반복적 진동을 통해. 자기 혹은 타인에 대한 감각 안정성이 결여된 환자는 계속해서 심한 불연속성의 자기 위치 이동을 경험한다. 즉, 희생자인가 가해자인가, 지배적인가 순종적인가 등등 (Kernberg 등 1989, 28쪽).

차이점

(애착 이론가나 다른 대상관계 이론가들과 달리) Kernberg는 초기 경험에 크게 비중을 두지 않는다. 사실, 애착이론에서 훗날 경험에 동등한 비중을 두는 것을 방해한 적은 없으나, 확실히 유아기에 초점을 맞추는 것은 동

물행동학에서의 결정적 시기 critical period 개념, 혹은 역
사적 유물에서 이월된 유산일 가능성이 있다. 이는 비교적
느린 경과 및 취학 전과 중기 아동기 측정 평가의 애매한
평가 성향 덕분이다.

  북미 정신분석계와 대화를 유지하기 위해서 Kernberg는
드라이브와 정신 중개 매체 개념을 유지하지 않을 수 없었
다. 애착 이론 틀에는 그런 내용이 없다. 다른 정신분석 저
자들과 반대로 그는 이들을 생물학적으로 정해진 것으로
보기보다는 가설 개념으로 여겼음을 기억해야 한다. 그들
은 발달과 통합의 산물이다. 그의 이론에서 이들이 정신분
석계와의 대화를 보장하는 것 이외의 기능을 하는 가는 아
직 답이 나오지 않은 상태이다.

  Kernberg (1976a, 121쪽)는 내부 세계를 무시하고 본능을
정신내적 발달로 인정하지 않고, 내재화된 대상관계를 정
신적 현실을 구조화하는 주요 조직 체계로 받아들이지 않
았던 Bowlby를 비난하였다. 이는 분명 근거 없는 비난일
뿐이다. 특히 내부 작동 모델과 같은 개념을 Bowlby가 강
조한 점에서는 더욱 그렇다 (Bowlby 1969, 17장 참조).
Bowlby의 내부 세계 개념이 Kernberg와 다르다고 하는
것이 더 정확한 표현이다. Bowlby가 이후에 쓴 책
(Bowlby 1973)에 대해 Kernberg가 언급하지 않은 점도 관
심을 끈다. 환경적 및 유기체적 모델 측면에서 본 내부 환
경의 정신분석적 개념에 대해 Bowlby가 다시 언급한 내용
에 대해서도 침묵을 지켰다 (Bowlby 1969, 82쪽).

  실제로 불일치를 좀 더 찾아 볼 수 있다. 예를 들어,
Kernberg 모델 (1967, 1977)에서는 경계성 상태의 근본 원

인을 파괴적이고 공격적 충동을 다룰 수 있는 유용한 자아 구조의 상대적 약화와 더불어 이들 충동의 강도라고 생각 한다. Kernberg는 이를 좋은 내부 투사에 대한 계속되는 위협이며, 따라서 자기와 남의 상반되는 이미지를 분리시 키려는 시도로 개인으로 하여금 원시적 방어 (분열)를 사용 토록 강요하게 된다고 보았다. 적대적, 부정적 이미지에 의 해 압도되는 것으로부터 보호하기 위해 긍정적 이미지가 필요하다. 경계성 상태란 해결되지 않은 갈등상태의 연장 이다. 원시적 이상화는 공상 속에서 전지전능한 대상 창조 등을 통해서 오래 된 나쁜 대상으로부터 보호하는 것이다.

이미 알고 있듯이, 유아에서 공격적 소인 개념은 현재 애 착 이론에는 포함되지 않는다. 좀 더 표준적인 구도는 Shaw가 제안한 것이다 (Shaw와 Bell 1993, Shaw 등 1996). Shaw의 이론에 따르면, 유아의 기질과 부정적 부모 반응 은 회피성 애착으로 연결되며, 계속해서 엄마의 철수로 이 어지고, 좀 더 공격적으로 주의를 끌려 하고, 충동적이고 비체계적인 규율상 습관, 반항적 행동, 궁극적으로는 공격 성으로 연결된다. 높은 수준의 타고난 공격성에 대한 가정 은 분명 환원주의자들의 것이고, 이는 좀 더 복잡한 교류 발달 모델을 단순하게 해 준다.

정신분석계의 대인 관계 학파

정신분석계의 대인 관계 학파 interpersonal school는 애착 이론과 거리를 두고자 하는 경향이 있다. Greenberg와 Mitchell의 고전적 대상관계 교과서 (1983)에서 John Bowlby

에게 할애된 지면은 단지 반쪽뿐이었다. 최근 Mitchell (1998)은 애착이론에 대한 감사를 표했다. 그가 보기에 Darwin은 프로이트와 Bowlby에게 상반되는 영향을 끼쳤다. 프로이트가 Darwin 이론에서 물려받은 주된 교훈은 인간의 향상과 인류가 힘들게 쟁취한 문명의 겉치레 아래 있는 원시적 측면을 지닌 정신 psyche의 오래된 유물의 정당화였다. 반대로 Bowlby에게 있어서 Darwin이 끼친 영향은 적응과 생존에 관한 것이었다. 애착의 주요 기능은 약탈로부터의 보호라고 생각되며, 진화적 적응의 환경에서는 애착 행동에 대한 강력한 선택적 압박이 있을 것으로 보인다.

9장
정신분석적 유아 정신의학 :
Daniel Stern의 업적

　정신분석계에서 Daniel Stern이 차지하는 위치는 참으로 독특하다 (Stern 1985). 발달론자와 정신분석가 사이의 큰 틈을 연결하는 가교 역할을 성공적이고 생산적으로 해 낼 수 있는 인물이다. 많은 이들은 그의 연구 자료가 임상관찰 이라기보다 유아 연구이므로 엄격하게 따지면 그의 업적이 정신분석적이 아니라고 말하기도 한다. 그러나 그는 정신분석적 발달론자로서 René Spitz와 Margaret Mahler의 전통을 충실히 따랐다.

　그의 주요 관심은 자기 구조의 발달에 관한 것이다. 초기 자기 형성을 네 단계로 구분했다. (1) 자기 출현 감각 (0~2개월)은 자기가 최초의 연결을 시작해서 형성하는 과정이다. (2) 핵심 자기 감각과 핵심관련 영역 (2~6개월)은 단일 구조의 주관적 전망 및 일관된 신체적 자기에 근거한다. (3) 주체적 자아 감각과 주체간 관련영역 (7~15개월)은 신체적 상황 이외의 주체의 정신상태 발견과 더불어 출현한다. (4) 언어적 자기 감각은 15개월 이후에 형성된다.

접 점

  Stern (1977, 1983, 1985, 1994)은 자기와 타인 self-with
-other의 관계를 자기 타인 보완, 상태 공유, 상태 변형의
세 가지 형태로 구분하였다. 이들 관계는 분리나 애착 정
도에 따라 특징을 갖게 되지만, Stern의 관심을 끈 것은
개인의 경험 구도화가 자기 구조화에 미치는 기여도였다.
분리 이론에서처럼 자기 타인 관계를 별개의 자기 존재 인
식 수단으로 보거나, 관계 자체를 목표로 삼는 애착 이론
과 달리 관계를 그 이상의 의미로 설명했다. 이러한 관계
가 모든 인간의 발달 과정 내내 연결, 친밀감, 믿음의 특성
이라고 기술했으며, 이에 몰두하는 능력이 정신건강에 필
수적이라고 생각했다.
  Stern의 이론 중 애착 이론과 가장 중요한 접점은 내부
작동 모델에 관한 부분이다 (Stern 1994). 그는 특히 표상
세계 개념에 공을 들였다. 그 시작은 출현 순간 emergent
moment이며, 이는 직접 경험한 모든 것들의 주체적 통합
이다. 순간은 감정, 행동, 감각 및 내외부세계의 다른 모든
측면으로부터 입력을 허용한다. 출현 순간은 사건 표상 또
는 사건 스크립트, 어의론적 표상 또는 개념적 구도, 지각
구도 및 감각운동성 표상 같은 여러 형태의 도식적 표상으
로부터 유래하는 것으로 보인다. 여기에 형체 인식 feeling
shape과 비언어적 사고 proto-narrative envelopes (언어가
트이기 이전의 생각주머니)라는 두 가지 표상을 추가했다.
이들 구도는 네트워크를 형성하며, Stern은 이를 함께 사
는 방식 구도 the schema of a-way-of-being-with라고

명명했다. 함께 사는 방식 구도 개념은 돌보는 이와의 상
호 작용에서 유아의 주관적 관점으로부터 도출하였다
(Stern 1998). 유아는 부모나 환경이 부여하고 있는 동기와
목표를 중심으로 자신의 경험을 체계화 해 나간다. 목표는
생물학적일 뿐 아니라, 대상 관련성 (Modell 참조), 감정
상태 (Kernberg 참조), 자긍심 상태 (Kohut 참조), 안전
(Sandler 참조)을 포함하며, 배고픔, 목마름, 성성, 또는 공
격성 (프로이트의 구조 모델 참조) 같은 신체적 욕구 충족
등도 관련이 있다. 표상은 (인간 행동을 이해하는 데 있어서
필수적 요소인) 최초의 계획 proto-plot을 포함하며, 여기에
는 중개 매체, 행동, 도구, 상황 등이 속한다 (Bruner 1990).
Stern (1985)과 Trevarthen (1984)은 아기와 부모를 연결해
주는 주체간 연결을 설명하는 데 비슷한 개념을 사용한다.
Holmes (1997)가 했던 것처럼 그들도 상호작용 패턴을 설
명할 때 관계에서의 궁극적 안정 또는 불안정에 기여하는
요소로서 음조, 음역, 음질, 리듬 같은 음악적 비유를 사용한
다. Stern (1985)은 공유 놀이 shared play를 설명하면서, 부
모와 유아의 촉각적 상호작용이 아기의 음성 표현력의 리듬
을 유지해 준다고 하였다. 이렇게 공유의 가치는 친밀감을
위한 능력의 핵을 형성한다. Stern의 이론은 Winnicott의 이
론을 다듬는 데 도움이 된다 (Winnicott 1971a). 돌보는 이
가 아기의 불만을 불안해하거나 보복하지 않고 수용해 주
는 능력은 유아의 공격에 대해 탄력성 있게 대응함으로써
돌보는 이에게 확신을 갖고자 하는 아이의 요구를 만족시
키는 한편, 조율 attunement은 전지전능을 위한 아기의 요
구를 충족시킨다.

Stern (1994)은 우울증 엄마와 함께 사는 방법에 대한 훌륭한 사례를 제시하면서 반응 없는 대상에게서 모성을 되찾고 엄마를 소생시키기 위해 반복해서 노력하는 유아의 반응을 기술하였다. 우울증 엄마들이 스스로 자극을 주는데 실패한 자신들의 경험을 토대로, 아기에게 생기를 북돋아 주기 위해 강요하는 방식과 비자발적인 방법을 동원해서 엄청난 노력을 기울이는 것을 기술하였다. 이러한 엄마의 노력에 대해 아기도 생기를 돋우는 상호작용으로서 똑같이 잘못된 반응으로 장단을 맞추게 된다고 하였다. 이 모델은 Sandler (1987a)의 투사와 투사적 동일시 모델과 상당히 유사하며, 이 둘을 합치면 완전히 일관성 있는 설명이 가능해진다. 아이는 엄마의 표상이 아기에게 왜곡된 채로 전달된 상태에서 그 표상을 동일시한다. 이 과정을 투사적 동일시로 볼 수 있으며, 결국 타인과 잘못 함께 사는 방식으로 발전한다.

함께 사는 방법 구도들은 사람과 사람사이에서 신경심리학적으로 유용한 경험 표상 모델을 제공할 수 있는 가능성이 높다. 이 모델의 몇 가지 특성 때문에 이러한 가능성이 높아진다. 첫째, 이 구도들은 신경계와 마음으로부터 나타나는 특성들이다. 둘째, 생생한 경험에 대한 다수의 동시적 표상을 이용한다. 이는 침투성 뇌 손상에서 조차 경험과 관련된 부분은 보존되는 임상관찰과 일치한다. 셋째, 이 구도들은 원형에 기초한 것이며, 단일경험과 생생한 경험의 자연발생적 집합적 공통 패턴에 영향을 덜 받는다. 출현 순간은 네트워크 내 일련의 중심점의 동시 활성화와, 중심점 사이의 연결 강화를 의미하며, 자동적으로 학습 과정을 구성

하는 활성화가 각각 동반된다. 함께 사는 방법 구도를 네트
워크로 개념화 하면서 Stern은 자기의 모델을 인지 과학의
특징적 모델과 연결하였다. 즉, 병렬 분포 과정 parallel dis-
tributed processing이다 (Rumelhart와 McClelland 1986). 넷
째, 이 모델은 내부는 물론 외부에서도 변형 가능하다. 주
의해서 표상을 자세히 검토하는 과정으로써 재형상화를 가
정하면서, Stern은 내적으로 생성된 활성화 (공상)가 강화 또
는 변형 되어서 잠재적으로 객관적 경험을 왜곡시키는 방식
을 제안하였다. 다섯째, Edelman (1987)의 Darwin 학설의
신경계 개념을 받아들이면서 신경계의 자연 도태 과정에서
탈락하게 되는 표상의 운명에 대한 추후 연구를 위해 중요
한 길을 열어주었다.

　Stern의 이론은 내부 작동 모델의 개념에 새 빛을 불어
넣고 정신 모델 이론에 근접했다는 점에서 애착 이론에 큰
도움이 된다 (Johnson-Laird 1983, 1990). 정신모델 이론에
서 이해란 지식으로부터 그리고 지각적 혹은 언어적 증거
로부터 정신모델을 구성하는 것이라고 가정한다. 결론을
구성하는 내용은 모델에서 표방하는 것을 기술한 것이다.
타당성 시험은 추정되는 결론을 반박하는 대체 모델을 연
구하는 것이다. Stern의 함께 사는 방식 구도 같은 모든
정신모델처럼 내부 작동 모델은 의식에 접근할 수도 있고
아닐 수도 있다. Bowlby, Stern, Johnson-Laird가 제안한
기전에서 중요한 것은 바로 그들이 제안한 구조이다. 이
구조는 감지한 것이든 생각한 것이든 관련된 문제 상태의
구조와 동일한 구조이며, 따라서 대표성이 있다.

　Johnson-Laird와 Byrne (1991, 1993)은 연역법에 관한 야

심찬 저서에서, 일상생활에 관한 상당수 추론들을 연역적
으로 유효한 공식적 법칙으로 설명할 수 없다고 주장하였
다. 일찍이 1943년 Kenneth Craik가 생각한 것처럼 모든
생각은 모델의 조작으로 보일 수도 있다는 것이다. 애착이
론 및 정신분석 양측에서 Johnson-Laird 이론 구조에 매력
을 느끼는 점은 유효하지 않은 연역적 추론 방법에 의해
도출된 불합리성이 모델에서 나타나는 속성이라는 데 있
다. 사람들은 추론 자체가 갖는 적절한 어의적 지식을 넘
어서는 추론을 만들고 결과적으로 부정확한 추론으로 이어
진다. 이 점에서 프로이트(1900)나 다른 고전적 이론 공식
과 대조를 이루는데, 프로이트나 전통 이론에서는 문장 구
성 과정의 차이와 표상을 조작하기 위해 추론의 공식을 어
느 정도까지 사용하는 가에 근거하여 이성적 사고와 비이
성적 사고를 구분하고 있다.

  Stern 이론에서는 정신작용이 한결같다고 가정한다. 사
고의 성숙에서 보면 발달이란 Piaget 등이 가정한 것처럼
새로운 정신작용의 발전이 아니라, 새로운 개념과 인간 사
회 모델의 파생물이다(Johnson-Laird 1990). Stern이 예상한
종류의 정신모델과 Bowlby가 암시한 모델은 산출된 마음
구조물에서 핵심 역할을 하는 자료 구조 형식을 제공한다.
그러한 구조들은 사고(연역법)는 물론 지각(Marr 1982), 대
화 이해(Garnham 1987, Johnson-Laird 1983), 믿음 및 다
른 의도적 내용의 표상(McGinn 1989)과도 관련 된다.

차이점

Stern의 이론 체계는 애착 이론에 크게 공헌했다. 특히 대인 관계 발달 개념을 주축으로 유아 관찰연구를 통합하는데 기여했다. 그럼에도 불구하고 애착이론에 필수적인 두 가지 결정적 특성이 결여되어 있다. 첫째, 진정한 장기 관찰 연구가 없다. 애착이론은 장기적이고 대대로 이어지는 전망이 가능한 독특하고 경험적인 면이 강점이다. Stern의 관찰이 엄마와 아기 상호작용과 유아발달 측면에서 훌륭하게 작동하고 있으나, 성인행동의 맥락에서는 운영체계가 결여되어 있어서 그의 이론 체계 하에서는 장기적 연구 시도가 거의 없었다.

둘째, 함께 하는 법에 대한 개요가 내적 운용 모델의 틀 (Stern 1998)을 형성한다고 주장하고 있으나, 두 체계 사이의 밀접한 연결은 아직 드러나지 않았다. Beatrice Beebe (Beebe 등 1997) 그룹에서 선구자적인 연구를 했으나 경험적 연구의 상당 부분은 미개척 분야로 남아 있다.

10장
대인관계 상관성 접근
[Sullivan으로부터 Mitchell에 이르기까지]

이십 세기의 마지막 십년과 이십일 세기 첫 십년간 정신분석계 내부에서 가장 빠르게 이론적 진화를 이루고 있는 것이 바로 상관성 혹은 상호 주체적 접근방식이다. 여러 주요 인물이 이 영역에 기여하였다. 정신분석적 만남에서 대화의 형태나 질의 결정은 환자와 분석가 두 사람이 각자의 주관이 있는 적극적 참여자로 만날 때 이루어진다는 것이 그들의 주장이다. Ogden (1994), McLaughlin (1991), Hoffman (1994), Renik (1993), Bromberg (1998) 같은 뛰어난 인물 상당수가 다소간의 상관성/상호 주체적 견해를 가지고 있다 (몇몇 인물만을 제시했으며, 기타 이 분야에 기여한 인물로는 Daniel Stern, Jay Greenberg, Lewis Aron, Stuart Pizer, Stephen Mitchell 등을 들 수 있다). 그들 각각의 의견은 모두 조금씩 다르며, 결정적인 상호주체적-상관성 이론은 아직 완성되지 않았다. 1980년대 초기 대인 접근법을 검토한 결과, Merton Gill은 정신분석적으로 정치적 편가르기에 대한 Ghent의 재치 있는 기술과 유사한 결론에 이르렀다. 정신분석가들은 공통된 용어의 사용에는 동의했지만, 서로 다른 의미를 지니는 용어에 대해 정의를 내리는 것은 (마음속에서는 다른 용어를 사용하고 싶기 때문에) 회피하였다. 여기서는 Stephen Mitchell을 논의 대상으로 할 예정이다. 그의 견해와 애착이론 사이에 중복되는 내용이 가장 많고, 접점을 잘 분석하면 얻는 것도 가장 많을 것이기 때문이다.

대인 관계 학파의 핵심 사고는 상관성-상호주체성 접근 이론의 기본을 이룬다. 고전적 주요 인물로는 Harry Stack Sullivan, Erich Fromm, Frieda Fromm-Reichmann, Clara Thompson을 들 수 있다. 1930년대에 이미 Sullivan과 Thompson은 젊은 남성 정신분열병 환자와 분열성 젊은 여성을 리비도 개념 없이 대인관계 관련성, 조작주의자, 인도주의자 견지에서 어떻게 치료하는지 제시한 바 있다. 비록 프로이트에게 많이 배우기는 했지만 Sullivan은 분석가가 되려고 한 적이 없다. Sullivan의 대인 정신의학, Erich Fromm의 인도주의적 정신분석, Ferenczi의 임상 및 기술적 발견을 혼합해서 정신분석에서 대인관계 접근법을 탄생시킨 인물은 바로 뉴욕 정신분석 협회의 교육분석가였던 Clara Thompson이다 (Thompson 1964). 동시대의 저명한 대인관계 저술가 중에는 Benjamin Wolstein (1977, 1994), Edgar Levenson (1983, 1990)을 들 수 있다.

대인관계 접근의 혁신적 내용 중 하나는 기억이나 욕심이 없는 관찰자 (밖에 있는 분석가)로서의 고전적 정신분석가 모델을 행위를 공유하는 참가자 (안에 있는 분석가)로서의 분석가 모델로 바꾼 것이다. 그 밖에도 객관적 사실 개념을 주관적으로, 정신내적에서 상호주체성으로, 공상(시적 감정 표출)에서 실용적(경험이나 사건의 기술)으로, 내용 해석으로부터 경과 관찰로, 진실과 왜곡 개념을 원근법주의로, 사람들이 내적으로는 동일하다는 개념으로부터 외적(따라서 내부도 포함) 독특함으로, 강한 이론의 우세로부터 이론적 편견을 없애려는 노력으로, 느낌으로서의 역전이에서 행동하는 역전이로 바뀌는 식으로 개념과 이론을 보충하거나 대체하였다. 그러는 사이 미국 정신분석학회의 주류는 '지금 여기 here-and-now' 전이의 주체성을 강력히 주장하는(두 사람이 서로 참여하는) 대인 심리학을 포용하기 시작했다. 기타 전이 패턴을 가진 이론을 동반하지만 항상 '지금 여기' 만남을 더욱 강조하는 Levenson 같은 대인 관계론자에 비해 분석계는 '활동 영역 playground'에 중점을 둔다. 수십 년 간 대인관계 정신분석가는 정신분석가로 인정받지 못했다. 미국 내 정신분석계의 주류가 사라지면서 불과 십오 년 정도 전부터 대인 관계론자들의 업적이 인정받기 시작했다. 전이에서 상호 참여 아이디어는 일반적 정신분석의 기본 특성의 일부로 자리를 잡아가고 있다. 이상적 정신분석가는 중립적 관찰자가 되는 것을 중단하고 대신 환자가 사실과 현실에 대해 계속 협상해 나가는 과정에서 협력자가 되어야 한다. 선입관을 탈출하는 유일한 방법은 남과 대화를 나누는 것이다.

　많은 저서와 논문을 통해 Mitchell은 미국에서 가장 영향력 있는 현역 정신분석가 두세 사람 중 하나로 입지를 굳혔다(Greenberg와 Mitchell 1983, Mitchell 1988, 1993b,

Mitchell과 Black 1995). 다른 이론가들과 달리 Mitchell은 다른 이론을 전개해 나가는 과정에서 그와 관련된 자기 고유의 이론을 펼쳐나간다. 예를 들면 성성 (1988)과 공격성 (1993a)이 관계 역동을 형성하고 유지하는데 강력한 수단이라는 이유로 인간 경험에서 핵심 위치에 둘 것을 주장하였다. 비슷한 예를 보자. 대인관계 이론가와 Klein식 접근의 학문적 비교를 통해 치료적 상호 작용에서 상관적 견해를 제시하였으며 (Mitchell 1995), 자기애에 대한 논문에서 현재 유행하는 주요 이론을 전개했었다 (Mitchell 1986). Mitchell이 공헌한 것은 바로 통합적 태도이다. 즉, 독특하면서도 강력하게 상호 연결된 방식으로부터 얻을 수 있는 지식을 조직화하기 위해 이론과 방식 사이의 연결을 밝혀내려고 노력한다.

개인 주체성의 대인 관계 특성에 초점을 맞춘 점에서 Mitchell의 이론은 상관성에 관한 것이다. 그 부분은 Stolorow와 Atwood (1991)가 분명히 밝혔듯이 "고립된 개인의 마음 개념은 개인 차이의 주체적 경험을 구체화한 이론적 허구 또는 신화이다. 차이 경험은 인생 주기를 통해 자기 묘사 과정을 지지 격려하는 주체간 관련성의 연결을 요한다" (193쪽). 이는 개성 individuality을 한편으로는 내부적, 생물학적, 원초적인 것, 다른 한편으로는 사회적 표상인 협동적이고, 조직적이고, 성숙함 사이의 타협으로 보는 전통적 프로이트 견해와 뚜렷이 상반되는 견해이다. Mitchell에게 있어서 상관성은 정신분석의 핵이다. 그가 말하는 핵심 개념은 그의 이론이 태동할 때부터 존재했다. 상관성은 개성, 주체성, 상호주체성을 포함한다. 개성을 달

성하고 경험을 개인적이고 독특하고 의미 있게 만드는 것
은 바로 인간관계이다. 이러한 접근 방식의 철학적 근거는
여러 가지 정신분석적 전통과 통한다. Wittgenstein,
Davidson 및 기타 인물로부터 사사 받은 Marsha Cavell
(1994)은 "주체성이란 상호주체성으로부터 발단이 되며 전
부터 있던 상태는 아니다"(40쪽)라고 기술하였다. 심사숙
고가 기본이 되는 Decartes의 급진적 회의론 radical skep-
ticism에 의하면 "나 이외의 모든 것을 의심해야 하며, 세
상과 다른 마음을 의심하기 위해서는 그 의심을 떨쳐버리
기 위해 필요한 모든 것을 소유해야 한다"라고 Cavell은
덧붙였다 (40쪽). 즉, 사람이 "나는 생각 한다 고로 존재한다"
라는 의문을 제기할 수 있는 마음을 가지고 있다는 사실은 다
른 이들의 마음 역시 존재하며 이러한 마음을 공유하는 바깥
세상이 있음을 의미한다.

접 점

모든 유기체는 그들에게 필요한 환경과 더불어 계속 공
동체로 살아간다 (Sullivan 1953, 31쪽). 인간환경은 남과의
연속적인 상호 작용을 포함하며, 더 넓게 보면 남과의 집
합적 성취 (문화)를 위한 계속되는 상호작용을 포함한다고
Sullivan은 강조하였다. 적응해서 살고 있는 생태적 지위를
고려하지 않은 채 유기체의 구조를 이해하려 든다면 그 시
도 자체가 어리석다고 할 수 있다. Sullivan은 아기와 인간
환경 사이의 초기 상호작용을 대인 관계의 환경에 적응하
기 위해 무한대로 유연할 수 있는 인간의 잠재력으로 표현

하였다. 애착이론에 동의하였고 개인에게 갈등이 있는 경
우 환경에서의 갈등 섞인 또한 반목을 이루는 신호와 가치
때문이라고 강조하였다. 이와 일치하는 Bowlby는 한 점
의심할 것도 없이 대표적인 상관성 이론가였다. 관계의 위
력에 대한 그의 믿음은 수용화 효과에 따른 초기 연구로부
터 삼연작 마지막 권까지 일생의 업적에 걸쳐 일관된 주제
였다. 다른 사람에게 친밀한 애착은 개인의 삶을 살아가는
중심축이다. 아기 때나 걸음마기, 학동기는 물론 청소년기
와 성인기, 노년기 모두 포함된다 (Bowlby 1980a, 422쪽).
　　더 나아가서 Sullivan (1964)의 대인관계 상황 정의도 좀
더 미묘하기는 하지만 Bowlby처럼 양자 관계에 중점을 두
고 있다. "전체 형태는 두 사람 혹은 그 이상으로 구성되며,
한 사람을 뺀 나머지는 모두 어느 정도는 가공의 인물이
다" (33쪽). ("정신내적"과 비교할 때) "대인관계"란 일반
적으로 한 사람보다 많은 숫자를 가리키는 것이므로 위의
개념은 혼돈을 일으킬 수 있다. 개인은 계속해서 상호교류
를 한다는 Sullivan이 주장하는 인간 환경은 당사자 이외
에 적어도 한 사람이 더 필요하다. 따라서 애착이론에서와
마찬가지로 애착인물과 아이 사이에서의 *실제* 상호작용에
의해서 창출되는 표상 체계가 다른 대인 관계의 만남을 왜
곡시킬 수 있는 잠재력이 있다. "인성 personality의 정확한
견해는 사람의 행실, 다른 사람과 자기, 어느 정도 인격화
된 다른 이들과 관련 있다"고 Sullivan (1964)은 주장한다
(33쪽). 정의상 가공의 다른 인물들은 현재 상호작용에서
유래하거나 만들어지는 것이 아니며, 환자도 과거 실제 다
른 인물과의 상호작용을 변형 혹은 특정부분을 강조하는

형태로 현재의 인물에게 적용하는 것이다. 과거 상호작용이 현재 상호 작용하는 실제 타인과의 복잡한 관계 속에서 기록, 병합, 재구성, 재경험 된다. 가공의 인물 형성은 조기 경험에서 형성된다. 분석과정에서는 과거 타인과의 이러한 관계 모델이 작동 네트워크로 운영되고 있으며, 이 네트워크를 통해 현재 경험이 걸러지고 있다는 통찰력이 생기도록 도와준다. 그러한 통찰력은 환자로 하여금 현재 상황에서 새로운 경험을 발견할 수 있도록 해 준다(Sullivan 1964). 따라서 Sullivan의 병렬 왜곡 parataxic distortions 모델은 Bowlby 의 내부 작동 모델 내용과 겹치거나 실제로는 앞서간다. 물론 이 두 가지 이론 모두 Piaget나 구조이론적 견해를 가진 사회과학자들에게서 영향을 받은 것으로 보인다. Thompson(1964)은 Sullivan의 병렬 왜곡 개념이 프로이트의 임상 이론 중 두 가지 다른 특성, 전이와 성격 구조를 포함한다고 주장하였다. 내부 작동 모델에 대해서도 같은 주장을 제기할 수 있다. 내부 작동 모델은 병렬 왜곡처럼 과거의 잔류물들이 현재 상황을 대신 차지하는 수단이 되며(프로이트 이론 중 전이), 이러한 치환상태는 현재 남과의 상호작용 및 경험을 조직하는 수단이 된다(프로이트 학파의 자아 심리학 중 성격).

Thompson이 Sullivan의 견해를 재구성함으로써 대인관계이론가인 분석가들은 전통적인 분석가들과 반대로 현재에 좀 더 초점을 맞추는 것으로 자신들의 입장을 정리할 수 있게 되었다. 대인관계론 저자들은 점차 현재 상황에서 환자가 깊이 새겨 둔 내용을 강조하게 되었다(Levenson 1983). 이런 면에서 그들도 애착이론가들처럼 과거의 잔류물을 삽화 기억 episodic memories 보다는 절차 기억 procedural memories으로 여기는 태도를 취하게 되었다 (Crittenden 1994). 애착이론가들은 전이 관계가 절차기억에 의해 주도되며, 역동적 장애물은 물론 신경심리학적 장애물에 의해서 전이관계가 생기게 된 과거 경험으로부터 분리된다고 주장해왔다 (이는 다른 기억체계를 표방한다) (Amini 등 1996, Fonagy 1999b, Migone과 Liotti 1998). 따라서 심층 수준에서 보면, 애착이론가와 상관성 이론가들 사이에는 과거, 기억 작업, 개조 등은 임상 장면에서 중요하지 않다는 쪽으로 동의가 이루어진다. 결정적으로 중요한 것은 환자가 현재 불안을 처리하는 방식과 오늘날 경험을 분명히 하는 것이다. 현재를 왜곡시키고 어수선하게 만드는 과거의 잔류물이 문제가 아니라 Sullivan이 본 것처럼 합리적이고 건강한 통합을 방해하는 현재의 불합리한 태도가 더 문제다.

두 이론 사이의 가장 강력한 이론적 관련은 함축적이며, 생물학적 드라이브 관계와 대인관계에 대해서 어쩌면 부정적일 수 도 있다. Mitchell (1988)의 연구가 특히 도움이 된다. 성성은 강력한 생물학적 및 생리학적 힘을 가지고 있으며, 대상 세계에 의해서 조성되는 상관성 맥락 context에서 불가피하게 나타난다. 애착이론에서 보는 성성도 비슷하게 신체 지향적이지만, 성성은 특정 애착 관계의 맥락에 의해 조건이 만들어지는 것으로 보인다 (Orbach 1978, 1986). 성 반응의 유발, 경험, 기억은 대인관계 맥락에서 형성되며, 그 맥락 안에서 성 반응이 발생하고 심리적 의미를 갖는다. 성성은 비록 그렇게 경험한다고 해도 애착이나 상관성 관련에서는 일차적으로 내부로부터의 자극으로 볼수 없으며, 오히려 상관성 영역 내에서 외적 또는 내적 대상에 대한 반응으로 여기는 것이 낫겠다. 이는 생물학적 측면의 중요성을 깎아 내리자는 것이 아니고 성 행동 체계가 다른 체계와 어떻게 관련이 있는지 다른 이해 방식을 가정해 보는 것이다. 성성은 상호 조절적, 상호 주체적, 또는 상관성 있는 애착의 맥락에서 나타나는 유전적으로 통제되는 생리학적 반응으로 개념화 할 수 있다. 이러한 맥락은 마음이 발달하고 작용할 수 있는 환경을 형성한다. 성성은 이러한 맥락의 일부가 되는 범위 내에서 발달에 기여한다. 최근 상관성에 대한 비슷한 논의가 공격성을 중심으로 진행되었다 (Mitchell 1993a). 이는 애착 이론에 영향을 받는 이론 구조에 들어맞는다 (Fonagy 1999a, Fonagy 등 1993a). 애착이론이나 상관성 이론에서는 성성 혹은 공격성 모두 발달이나 적응에 필요한 인자로 볼 수 없다. 오히려 성 반응과 공격성 반응은 개인의 유아기 및 조기 아동기 경험 맥락에서 이해가 가능하다. 이들 경험을 통해 아이는 자신의 대인 관계가 각각 불가피하게 가슴 아프고, 실망을 주고, 억압하고, 심하게 성적이며, 기타 등등으로 될 수 있다는 것을 특별히 배우게 된다. 아이에게는 이제 막 입문하려는 관계가 뭔가 다른 것이라는 것을 믿을 이유가 없다 (Ogden 1989, 181~182쪽).

　Sullivan과 Bowlby의 태도는 임상 측면에서 좀 더 일치한다. 과거가 현재의 대인 관계 지각을 왜곡시킨다는 견해에 서로의 의견이 수렴된 것과 관련 있다. 두 저자 모두 어느 정도 지적인 노력을 기울이는 치료자 상을 제시한다.

Bowlby 경우 불충분한 내부 작동 모델을 이해하려는 인지적 노력을 말하며 (Mace와 Margison 1997), Sullivan 개념으로는 참여자-관찰의 하나다. 정신과의사는 어느 정도 떨어진 객관적 위치에서 환자 자료를 접하고, 모으고, 분석한다는 전통적 가정과 대립된다. Sullivan 식 치료자의 임무는 조사이다. 즉, 환자로부터 자료를 얻고 현재로부터 과거를 분류해 내는 길고도 힘든 작업을 해야 하고, 현실과 공상을 구분해야 한다. 양 측 모두, 치료자는 계속해서 환자에게서 얻은 자료를 점검하고 확인해야 한다.

 Bowlby는 대인관계론자들처럼 관계의 중요성을 강조하며, Sullivan 학파처럼 관찰된 행동에 흥미를 보인다. 행동주의자라고 할 수는 없으나, 이들 모두 사람들 사이에 무슨 일이 일어나는지 체계적이고 지속적인 흥미를 갖고 있다. Sullivan 학파에서는 이 작업이 누가 누구에게 무슨 말을 했었는지 정확히 찾아내고자 하는 자세한 조회이며, Bowlby 쪽에서는 과거에 일어난 일을 통해 현재 상태를 설명하고자 하는 역사적 관심이다.

 더 크게 보면 대인 관계론자들과 애착이론가들은 현실보다 공상에 특권을 주는 데 대해 공동으로 저항하며, 이는 유혹가설 seduction hypothesis을 프로이트가 거부한 것에 대한 비판적 태도로부터 생겨났다. Mitchell의 상관성 접근방식 내에서는 공상과 현실이 필수적으로 대체물은 아니다. 둘은 서로 스며들고 잠재적으로는 서로를 풍요롭게 한다 (Mitchell 1998, p183). 현대 애착이론가들은 대부분 의견이 일치한다 (Bretherton과 Munholland 1999). 현실은 부득이 상상과 공상을 통해 마주친다.

또 다른 접점은 불충분한 또는 도움이 되지 않는 나쁜 대상에 대한 Fairbairn의 애착이론적 개념을 대인관계 이론가들이 수용하는 데 있다. 애착이론에 따르면 학대하는 또는 둔감한 애착 대상과 애착을 이루게 되면 애착체계가 악화되고 혼란에 빠지게 되거나 적응력이 낮은 전략을 갖게 된다. 하지만 심술궂게 돌보는 이 역시 관계를 이룰 수 있다. Mitchell의 경우도 비슷해서, 외부 환경을 탐색하는 안전기지 개념을 선택, 욕망, 충동 같은 내부 세상 탐색으로 확대했다. 민감한 애착 인물의 부재는 아이로 하여금 사라진 부모의 기능을 조숙하게 실행토록 하며, 따라서 자신을 아무런 걱정 없이 충돌과 욕망에 맡기는 일이 없어진다고 하였다. 이는 유아기의 불안성 회피 개념이나 성인기의 면담 시 사라진 특성을 흥미로운 관점에서 바라보게 한다. 즉, 자발적 제스처는 유아가 경험하지 말았어야 할 적응 요구 때문에 희생된 것으로 보인다. 역으로, 안정애착의 특징인 (부정적 및 긍정적) 느낌에 몰두하는 능력은 안정된 기지를 확신하면서 스스로의 경험에 불안감 없이 몸을 맡기는 기회로 볼 수 있다. 따라서 안정 애착은 자기의 개인 감각 발달을 촉진하는 것으로 볼 수 도 있다. 그러한 부모 기능이 없으면 이러한 순응적 발달에 방해가 된다.

두 사람 시각 기법을 유지하면서 분석적 접근 방식 사이에서 홀로 수 십 년을 버텨온 대인 관계 전통과 애착 이론 지향적 치료 접근은 분석적 상호 작용에 대한 관심과 치료적 과정의 신비감을 풀고자 하는 입장을 공유한다. 정신분석적 사고 발달을 특징짓는 변증법 시각으로 보면, 애착 이론가들의 체계 이론 강조와 대인 관계론자들의 현장 이론 강조는 수 십 년 간 프로이트 식 접근의 주류를 이뤄 온 분석가 참여 거부에 대한 해결책이었다. 임상 관점에서 보면, 상관성 대인 관계 이론과 애착 이론 사이의 가장 강한 연계는 조기 애착 경험 변천이 분석가와의 관계를 포함한 현재 관계에서 그들 자신을 나타내는 방법에 대한 이해를 제공한다는 것이다. 분석가의 확실성에 대한 대인 관계 강조와 임상경과에 대한 Bowlby의 다소 우직하지만 아주 명료한 접근법 모두, 분석가의 경험을 과도하게 형식적이고 기계적이며 궁극적으로는 심각하게 불성실한 분석적 태도에 맞추려는 전통적 요구에 의해 파생되는, 사람을 어리석게 만드는 분위기에서 신선한 공기를 숨 쉴 수 있도록 해 준다 (Mitchell 1995, 86쪽).

차 이 점

상관성 개념들이 아직 단일 분석적 개념 틀로 합쳐지지 않았으므로, 대인관계 상관성 이론과 애착 이론 사이에 기본적 일치가 있는지 없는지 알 수 없다. 앞서 보았듯이, 성인의 기능과 성질에 관해서 동의하고 있는 영역은 매우 크고 넓다. 상관성 이론에서는 애착 이론을 주요 발달 영역에 관한 것으로 보고 있지만, 대인관계 이론가들의 발달학적 측면에 대한 생각은 더 애매하다. 이들 이론의 통합에 대해 주의해야 할 큰 차이가 또 있다. 상관성 이론의 일부는 역사적 기원에 따른 결과이므로 동기와 인간 특성에 대해 생물학적으로 생각하기를 거부하는 경향이 있다. 성인의 유기체는 야만적 혹은 유아적 유기체 특성으로는 이해

할 수 없으며, 스스로의 독특한 성질을 가지고 있다. 성인
은 특별한 드라이브에 의해 작동되는 것이 아니며, 상관성
정황 내에서 스스로를 창조하고 기운을 돋우고, 표현하는
일상적 계획에 기여하는 (Mitchell 1988) 여러 행동의 주체
이다. 조정을 시도한 Mitchell (1997)은 프로이트의 Darwin
과 Bowlby의 Darwin 사이의 차이를 공개했다 (즉, 진화론
에 대한 접근법의 차이). 애착이론이 생물학적 기초와 자
연과학으로의 통합 위에 서 있는 반면 (Bowlby 1981), 대
인관계-상관성 이론의 전통은 뇌-행동 통합 그리고 궁극
적으로는 애착의 생물학적 배경의 환원주의에서 불편함을
느끼고 포스트모더니즘의 해체적 이론을 선호한다는 점에
서 질적으로 다르다.

　Bowlby 학파의 치료자는 항상 계속해서 통찰력과 관계
사이, 즉, 잘못된 내부 작동 모델 시정과 (긍정적 애착 경험
을 통해 요점을 반복 제공하는) 기본적 시도 사이 (Mace와
Margison 1997)에서 길을 찾고자 한다. 일부에서는 정신치
료가 애착과 관련된 함축된 경과 기억 procedural memory
을 재구성하고 감정적으로 얽힌 치료자를 내재화하고 새로
운 상호 작용을 통해 기억 속에 들어 있는 원형을 변형시키
는 새로운 애착관계를 의미한다 (Amini 등 1996, Migone과
Liotti 1998). Sullivan 계열 치료자들도 관계를 중시하지만,
결코 교정적 애착 경험 제공이 불가피하다고 보는 것은 아
니다. 상아탑 속에서 상호작용을 심사숙고 하는 것이 아니
라 정신과 의사는 정보를 얻는 데 필요한 사건에 *참여한다*
는 것이 Sullivan의 주장이다 (Sullivan 1964). 참여자-관찰
자 개념은 정신과 의사가 다소 거리를 두고 객관적 위치에

서 환자를 만나고 자료를 얻고 분석하는 전통적 이론에 대
항하기 위해 개발되었다. Sullivan은 치료자가 인터뷰 통제
는 물론 "자료에 참여하기"를 거듭 강조하였다. 이에 대해
Mitchell (1995)은 다음과 같이 표현하였다. "좀 더 최근의
발달과 관련해서 대인 관계 전통 안에서 Sullivan의 인식론
의 위치를 평가한다면, 그는 Heisenberg와의 중간에 있다
고 말할 수 있다. Sullivan은 분석가 참여의 중요성에 비중
을 두었고 분석가가 관찰한 것의 영향을 강조하였다. 그러
나 일부 후대 이론가들과 달리 Sullivan은 분석가가 자각
을 통해 참여를 제외할 수 있으며, 객관적이고 중재가 없
는 유형에서 현실을 이해할 수 있다고 믿었다" (70쪽).
　　대인관계 분석가들은 이러한 견해를 받아들였으며,
Bowlby의 Heisenberg 이전 학파의 인식론으로부터 거리를
두었다. 합리적이고 자기 반영적인 관찰을 통해 도달했다
고 해도 분석가의 견해는 참여 형태로부터 분리될 수 없
다. 관찰은 절대 중립을 지킬 수 없다. 관찰은 항상 가정,
가치, 경험의 구성에 기초해서 흐름을 탈 수 밖에 없다
(Mitchell 1995, 83쪽). Levenson (1972)의 세미나 보고서인
'이해의 오류 The Fallacy of Understanding'에 쓴 표현이
가장 설득력 있다. "시간, 장소, 관계의 유대를 벗어나서
이해할 수 있는 것은 아무 것도 없다. 우리가 우리의 경험
에 이질적인 것을 관찰 할 때 그 대상의 외부에 위치할 수
있다고 또는 왜곡 없이 관찰할 수 있다고 생각하는 것은
인식론적 왜곡이다" (8쪽). Sullivan과는 반대로, 애착이론
치료에서는 한 편으로는 Heisenberg를 의식하지 않고, 다
른 한 편으로는 교정적 정서 경험의 경향을 따르는 치료자

의 행동화를 묵인한다. 상관성 이론가들은 분석가의 지각이 틀림없다는 가정 하에 인식론적 문제를 특히 강조하는 방향으로 나간다.

"대인관계적"이라고 생각할 수 있을 만한 일련의 많은 서로 다른 임상적 접근법들이 있다. 오늘날 저자들 중에서 Ehrenberg는 역전이 공개를 강조함에 있어서 가장 극단적인 인물 중 하나이다. 상호 작용 기법을 위한 치료의 상관성 측면은 아마도 관련성 내의 "친밀한 접경지 intimate edge"에서의 만남에 대한 Ehrenberg의 개념에 가장 잘 나타난다 (Ehrenberg 1993). 이 개념은 분석가와 환자 사이처럼 상호 작용 경계에서, 서로의 경계를 침범하지 않고 시간이 가면서 관계를 맺고 있는 사람들 사이에서 최대한 가까워질 수 있는 접점의 위치라고 정의할 수 있다. 치료 흐름에서 그러한 만남을 달성하기 위해 노력하면 위안이 되고, 즉각적 상호 작용에서 그러한 만남과 관련된 환자 내부의 장애물, 저항, 두려움의 조사 및 탐색이 시작된다. 동시에 개별적 경계를 명확히 하게 되고, 이러한 경계를 침범하지 않고 접촉을 허용한다. 이런 식으로 치료적 관계가 환자의 자기 인식 확대, 크고 친밀한 자기 인식, 자기 정의 증가의 매체가 된다. Ehrenberg는 역전이 사용을 크게 강조하였으며, 특히 분석적 탐색에 있어서 중간 매개체로서 그녀 자신의 경험을 분석가로서 공개하는 것을 강조하였다. 분석적 객관성에 대한 불합리한 주장에 대해 Ehrenberg는 자신의 접근 방식을 해결책으로 제시하였다. 환자는 그녀가 대인관계에서 했던 일들과 반복적으로 접하게 되는데, 이 행위들은 "친밀한 접경지"에 초점을 맞추고 있다. Ehrenberg는 "즉각적 상호작용 경험을 훈습의 무대와 치료의 도가니로 사용한다" (6쪽). 그 '접경지'에서 분석가는 가장 진심으로 몰두할 수 있고, 발육과 이해를 위한 가장 좋은 기회를 얻을 수 있다. 애착이론 지향적 임상가들이 고안한 치료자에 의한 정서적 개입과 관련된 것으로 보이는 피상적 방법들이 있는 반면에 (Amini 등 1996, Mace와 Margison 1997, Migone과 Liotti 1998), 후향적 임상 자료를 주의 깊게 연구 한 결과, 대인관계 치료자는 교정적 애착경험을 목표로 준비하지 않는다는 것이 분명하다. 오히려 접경지의 정서적 열기는 (애착이론 용어로 표현하자면) 내부 작동 모델 내부의 교정을 향한 진술의 영향을 강화한다.

11장
정신분석적 애착이론 전문가

    많은 주요 애착이론 저자들이 정신분석 이론의 영향을 받았다. 사실 두 가지 이론이 상당히 중복되므로 이들 저자들의 경우 어느 쪽이 장자상속자인지 결정하기가 쉽지 않다. 이들 저자들의 견해는 저자의 생각과 지적으로 상당히 가깝다. 따라서 그들의 업적을 광범위하게 검토하는 과제는 좀 더 공정한 비평가의 몫이다. 저자는 이번 장에서 단지 이들 저자들의 핵심 이론 일부를 검토하면서 이들 분야에서 비중 있는 몇몇 주요 인물들의 저서에서의 주요 흐름이 애착이론과 정신분석의 통합에 있음을 알리고자 한다. 이 들 두 영역의 통합가능성에 관심 있는 독자라면 이들 저자의 업적을 면밀히 검토해야 할 것이다.

Karien Lyons-Ruth

    Karien Lyons-Ruth의 업적은 비조직화된 유아기 애착의 성질, 원인 결과에 대한 혁신적 연구(Lyons-Ruth 등 1999a), 분리-개별화와 애착 이론 사이의 관계에 대한 그녀의 시각(Lyons-Ruth 1991), Boston Change Process Study Group

의 연구 업적 (Lyons-Ruth 1999) 등, 이 책 여기저기에서 만날 수 있다. 그녀의 업적이 광범위함에도 불구하고 완벽하게 적절한 이유는 정신분석과 애착이론의 지질 구조상 양측 모두에서, 그리고 양쪽 틈새에서 열심히 연구해 왔기 때문이다. 간단히 말해서 그녀는 경험적 과학과 정신분석 이론의 동시 진보를 위해 기여한 몇 안 되는 현역 정신분석가 세대의 하나이다[1]. 이러한 차원에서 이 책에서는 그녀의 비조직화 애착의 정신분석적 모델, 즉, 상관성 체질적 성향 모델 relational diathesis model을 검토한다 (Lyons-Ruth 등 1999a).

앞서 보았듯이 비조직화 애착은 일련의 상반된 그리고 확실히 통합되지 않은 행동 전략이 주를 이룬다. 이 집단의 발달에서는 행동과 정신적 내용에 정반대의 내용이 나타나며, 정신적 내용 간에도 정반대의 것이 나타난다. 이러한 현상은 다양하다 (자발적인 돌봄과 교대로 나타나는 돌보는 이를 향한 응징행동, 놀라는 그리고 놀라게 하는 행동 등). 원인 역시 다양하다. 즉, 상실이나 외상에 관한 해결되지 않은 마음 상태, 유아기의 비조직화 애착, 놀라는 그리고 놀라게 하는 돌봄 행동 등이다 (Lyons-Ruth와 Jacobovitz 1992). 상관성 체질적 성향 모델은 이들 자료가 갖는 복합성 대부분을 정신분석적으로 적절히 설명할 수 있는 유일한 모델이다 (Lyons-Ruth 등 1999a).

---

1. 저자 입장에서 경의를 표하고자 하는 이들 소수 엘리트 집단에 속한 인물들은 다음과 같다. Ricardo Bernardi, Carlos Edson Duarte, Robert Emde, Stuart Hauser, Enrico Jones, Horst Kächele, Ranier Krause, Guillermo Lancelle, David Lopez Garza, Joy Osofsky, Roger Perron, Steven Roose, Mark Solms, Per Vaglum, Sverre Varvin, Daniel Widlöcher.

이 모델에서는 두려움과 이에 대한 통제를 상관성 맥락에서 이해한다. 애착 비조직화는 애착 관계의 과거력을 고려할 때, 아마도 아기가 경험할 수 있는 두려움을 낳는 경험의 강도와 그 배경의 안전감 수준, 양 쪽 모두의 기능이라고 본다. 따라서 외상의 강도와 애착 관계의 질이라는 두 개의 매개 변수를 염두에 두어야 한다. 이분법에서 한 쪽 끝은 애착 관계가 적절한 아동 혹은 성인의 애착 전력을 와해시킬 정도로 엄청나게 심각한 외상이 되고, 다른 한 쪽 끝은 일차적 돌보는 이가 적당한 애착 경험을 제공하지 못한다고 가정할 때 애착반응을 와해시킬 수 있는 정상범위를 거의 벗어나지 않는 경험을 말한다. 후자의 경우 돌보는 이가 아기의 애착행동에 대한 반응으로 경험하는 해결되지 않은 두려운 경험 때문에 놀라는 혹은 놀라게 하는 돌봄이 될 것으로 보인다. 초기의 애착관계가 중기 아동기까지 비조직화/통제 상태로 계속된다면, 더 이상의 외상없이도 세대간 비조직화가 전해질 것이다. 이 모델 내에서 볼 때, 외상경험이 압도적인 수준이 아닌 한, 불안정하지만 조직화된 애착 관계는 적절한 보호 제공이 가능하다. 그러나 보통 이상의 외상이나 상실이 발생하면 이들도 비조직화 애착 지표가 될 정도의 정신적 일탈로 이어질 수 있다.

중요한 것은 돌보는 이가 아이에게 제공할 수 있는 보호, 의사소통, 정신적 조직화 수준이 안정적이거나 혹은 불안정하더라도 조직화된 돌보는 이가 제공할 수 있는 질보다 떨어지는 경우에 특별한 외상 경험 없이도 비조직화가 발생할 수 있다는 점이다. Lyons-Ruth는 동물 애착 모델

에서 적절한 증거를 찾아냈다 (Suomi 1999). 어미 없이 형
제들과 자란 원숭이들은 스트레스를 받을 때만 비전형적
사회적 행동을 보일 것이다. 따라서 Lyons-Ruth 모델은
조기 관계에 결점이 있는 경우 발생하는 취약성 모델의 하
나이다. Lyons-Ruth는 이 모델을 Bowlby의 애도 이론
(Bowlby 1980a)과 프로이트의 애도와 멜랑콜리 melancho-
lia (Freud 1915) 이론과 연계 시켰다. Bowlby 모델의 정
서적 결속 패턴(즉, 우유부단, 강박적 돌봄, 자기 충만감을
위한 주장)에서는 상실 후 병적 애도 가능성이 높은 것으
로 분류한다. 기저의 애착상태가 불안정할수록 상실에 대
한 정신적 해결이 어렵게 된다. 유아 비조직화 애착으로
연결되는 AAI에서의 해결 결핍이 돌보는 이의 유아기 애
착 비조직화의 장기적 결과 인지, 돌보는 이가 성장하는
동안 입은 외상에 의한 비조직화 또는 몇 가지가 겹친 경
우인지 확신할 수 없다. 그러나 상관성 체질적 성향 모델의
예측은 외상이 좀 더 자주 발생할 것이며 이미 비조직화된
돌봄-애착 체계 내에서는 해결이 더 어려워진다는 것이다.
따라서 Lyons-Ruth는 훗날 결과의 잠재적 결정인자로서 성
장 과정에서의 직접적 및 간접적 비조직화를 포함시킴으로
써 Bowlby 이론을 갱신하였다. Minnesota 샘플 (Ogawa
등 1997)의 장기추적 연구에서 보듯이 Lyons-Ruth 모델과
일치하는 예비 자료가 나타났다.

　상관성 체질적 성향 모델에서 정신분석학적으로 가장 적
절한 측면은 비조직화 애착 영역을 구성하는, 때로는 극적
으로 대조적인 행동스타일에 대한 설명이다. 돌보는 이 스
스로 두려움 유발 상황에서 편안함과 진정시킴 경험이 충

분치 못하면, 돌보는 이가 아기한테서 두려움과 고통을 느끼낄 때 돌봐 주는 관계에서 과거 자신의 해결되지 않은 두려움 감정이 유발될 가능성이 높아진다. 경험의 연속성에 있어서 이러한 붕괴는 무력감의 기억이나 단순한 감정상태 그 자체를 포함하는 수도 있다. 외상 재경험으로부터 자신을 보호하기 위해 돌보는 이는 신경 쓰는 범위를 제한하고, 아기의 애착 관련 단서에 대해 유연하게 반응을 보이는 것이 어렵게 된다. 이는 또한 Selma Freiberg (1975)가 정신분석적 관점에서 최초로 제안한 모델의 핵심이다. 아기의 애착에 대해 신경 쓰기보다 자신의 마음 상태에 더 관심을 쏟을수록 돌보는 이의 돌봄 제한 정도도 같은 수준으로 제한된다. 그렇게 되면 교류의 균형이 깨지고 유아-돌보는 이 양자 관계는 상호 조절 능력을 잃게 된다.

  균형이 맞지 않는 상관성 과정 개념은 내부 작동 모델의 발전된 형태이다. 이 모델은 자기와 남 사이의 관계를 표현하기 때문에 돌보는 이가 자신의 내적 상태에 집착해서 실제 관계가 균형을 잃을 때, 이 관계를 유아가 내재화하면 필연적으로 일관성 없고 잠재적으로 자기 모순적이 된다. 관계의 양극성은 빗나가게 되고 "나는 외부 통제를 받아들여서 주도권이 없다"라든가 "다른 이를 통제해서 내가 결정권을 가질 거야"라는 식의 상반된 과정이 나란히 존재하게 된다. 그러한 모순 된 과정의 통합 결여는 비조직화 현상에 뿌리를 두고 있다. '통제'는 그러한 모든 관계 표상에서 결정적인 요소이다. 한 참여자의 애착관련 목표가 다른 이의 목표를 희생시켜서 달성되는 힘의 불균형이 있다. 낯선 상황에서 아이의 통제 행동이 이러한 상관성 모델의

한 축이 된다. 다른 한 축은 무력감이다. 그러한 내부 모델은 관계에서 양쪽 역할(통제와 무력감)을 모두 포함하므로, 대인관계 상황에 따라 반응이 어느 쪽으로든 나타날 수 있다. 그러나 AAI 상 외상에 압도당한 우세(E3)와 분류불가(CC) 소집단은 불균형/무력감 대 적대적/통제 내부 작동 모델과 일치한다고 주장한다(Lyons-Ruth 등 1999a). 행동 출현은 무력감일 수도 있고 절대적 대인관계의 태도를 보일 수 있으며, 사실은 둘이 교대로 나타날 수 도 있다.

　이 모델은 정신분석적 임상 특성이 있는 연구결과를 지향하는 이론 구도와 여러 측면에서 연결된다. 이 모델의 강점은 모든 상실과 다른 외상이(더구나 관계가 상당히 불만족스럽다면) 관계의 관점을 실제 생활환경에 초점을 맞추는 데 있다. 상관성 체질적 성향 모델의 기초가 되는 심리적 기전은 아직 불확실하다. 그러나 정신분석에서의 변화과정 이해를 위해 Boston에서 작업 중인 뛰어난 연구진 및 분석가들과 Lyons-Ruth의 공동 작업을 통해 치료적 변화가 일어나는 기전은 물론, 관계 경험을 코드화하는 통합된 심리적 모델이 개발될 날이 멀지 않았다(Lyons-Ruth 1999). 상관성 체질적 성향 모델이 정신분석적 이론과 아직 완전통합을 이루지 못했으나, 이 모델은 Bowlby 이 후 정신분석적 연구원에 의해 정신분석적 견지로부터 발전된, 의심할 바 없이 가장 정교한 애착 이론 모델이다.

Morris Eagle

　애착 이론에 눈을 돌리기 오래 전부터 Eagle은 뛰어난 정신분석 이론가였다 (Eagle 1984). 두 분야의 통합에 대한 그의 관점이 특히 관심을 끄는 이유는 정신분석적 이론에 관련된 문제들을 상관성 (대상-관계) 관점에서 충분히 이해함으로써 매우 넓은 초점으로부터 문제에 접근하기 때문이다. Eagle (1997, 1998, 1999)의 관점으로 보면 애착이론이 기여한 내용 중 가장 중요한 것은 아이의 발달과 인생 전반에 걸쳐 안정성을 느끼는 유아의 주관적 경험의 중요성을 강조한다는 점이며, 대상관계 이론이 기여한 바와 중복된다. Eagle은 애착이론을 전통적 분석 이론 (특히 Freud 학파와 Klein 학파)의 일정 측면에 대한 반발 이론이자 동시에 수정 이론이라고 여겼다. 발달에 있어서 외적 요인과 내적 요인의 역할과 관련해서 전통적 정신분석과 애착 이론 사이의 근본적 차이를 강조한다. 또한 정신분석적 관점에서 애착 이론을 향해 적극적으로 이의를 제기한다.

　Eagle은 여러 논문에서 내부 작동 모델이 돌보는 이와의 실제 상호작용 또는 실제 행동의 진정한 반향이라는 Bowlby의 주장과 대립하였다. 그 이유는 다음과 같다. (1) 아이의 불완전한 인지능력, 갈등, 소망, 공상 등은 돌보는 이의 행동을 이해하고 지각하는 데 있어서 왜곡이 생길 수 있으며, (2) 유아의 기질과 체질이 개인차가 있음을 가정할 때, 각기 다른 아기들은 돌보는 이의 행동을 나름대로의 방식으로 경험하기 때문이다 (Eagle 1995, 1997, 1999). 유아들은 각각 자신들의 체질에 따라서 돌보는 이로부터 다

른 반응을 이끌어 낼 수 있다(소위 아이부모 효과)는 공통
점을 인정하지 않는 반면, 동일한 돌보는 이의 행동을 아
기들 자신의 기질에 따라 다르게 받아들이고 경험할 수 있
다고 보았다. 따라서 내부 작동 모델은 실제로 진정한 반
향이 될 수 없으며, 반드시 기질적으로 결정된 경험요소를
포함해야 한다. Eagle의 논리가 완전함에도 불구하고, 기질
이 경험에 의존한다는 이유 때문에 현대 유전학에서는 이
를 무한한 퇴행으로(Kandel 1998, 1999) 간주한다. 기질은
절대적이지 않고, 유전자형도 표현형과 거리가 멀다
(Elman 등 1996). 특별한 유전자, 즉, 유아 체질의 특별한
부분이 아기 자신을 표현할 가능성이 있다면 혹은 없다면 이
를 가장 잘 예측할 수 있는 것은 Bowlby의 내부 작동 모델
이다. 그러나 이는 미묘한 부분이다. 객관성에 대한 애착
이론 측의 과장된 요구에 대한 Eagle의 비판은 일리가 있
다.

성성과 쾌락에 대한 치료가 애착이론에서는 거의 희박한
편이라고 Eagle은 지적 한다(1995). 해결되지 않은 혹은
어설프게 해결된 오이디프스 갈등이 성인이 되면 불안정
성인애착 형태로 정확하게 개념화 될 수 있다는 생각을 발
표했다(1997). 예를 들면 성적 느낌과 애착 느낌의 통합
능력이 없다면 일종의 회피 또는 양가감정으로 나타날 수
있으며, 이는 성인 애착 스타일을 모방한 것이다. 통합 제
안에서 흥미 있는 것은 이들 사례에서 오이디프스 문제 해
결 실패로 인해 불안정한 유아 애착문제가 전면으로 떠오
른다는 점이다. 오이디프스 갈등이 발달학적으로 적절히
해결된다면 이러한 유아적 관계 패턴의 조짐은 없었을 것

이다. Eagle은 또한 (낯선 상황에서 자율신경계 각성이 고
조되는 것 [Spangler와 Grossman 1993]과 관련된 것으로
알려져 있는, 엄마 부재 시 회피성 아기가 탐색을 계속하는
것이 두드러지는) 회피성 방어적 탐색 행동과 (Winnicott이
"시간표지 붙이기 marking time"라는 문구를 써서 관심을
끈) 가짜 승화행동으로서의 행위를 비교하였다.

　Eagle (1997)이 제안한 가장 폭 넓은 통합적 제안은 내부
작동 모델과 강박 반복 개념 (Freud 1920)의 연계이다. 불안
정한 내부 작동 모델은 타인으로부터 조기 애착 패턴을 유
지 영속시키는 행동을 이끌어내는 경향이 있음 (Sroufe
1990)을 나타내는 증거를 인용하면서, 이 현상을 신경증성
인물이 자기 파괴적 행동 모드를 반복한다고 느끼는 필요
성은 물론 전이 행동과도 연계시켰다. 유아 쾌락의 점착성
이나 무의식적 죄책감을 보상하기 위한 무의식적 처벌 요
구, 또는 죽음 본능 같은 비현실적 프로이트 학파의 개념
을 좀 더 확실한 내부 작동 모델 개념으로 대체하려는 것
이 Eagle의 의도였다 (Eagle 1998). 그는 일반적인 그리고
변치 않는 특징의 각도에서 반복 삽화와 사건을 대표하기
위한 마음의 충만한 속성을 지적하였다. 이러한 특징은 개
인 자신의 행동, 타인의 행동, 상호작용의 속성에 대한 기
대와 규칙을 포함한다 (Eagle 1998). 이를 중개하기 위해
구성된 상호 작용 표상적 구조물들은 한 번 형성되면 변화
에 저항을 보인다. 이 구조물들은 새로운 관계에 대한 지
각과 기대에 영향을 미쳐서 초기의 설계 구도에 들어맞는
관계로 형성되고 변형된다. 내부 작동 모델은 지속성이 있
다.

이러한 개념의 발전과 더불어 Eagle의 이론은 Sandler의 역할 반응성 개념 (Sandler 1976a, b, 1981, Sandler와 Sandler 1998)이나 Joseph (1989)의 총체적 전이 개념과 그다지 멀지 않게 느껴진다. 또한 치료자가 환자의 전이 반응에 영향을 미치는 단서들을 말하게 됨을 시사하는 Merton Geill (1982)의 이론을 인용하였다 (Eagle 1999). 그러나 Eagle (1998)은 내부 작동 모델이나 Stern (1985), Weiss와 Sampson (1986), 및 기타 연구자들이 주장한 것 같은 표상적 무의식적 구조물들은 소망충동으로 구성된 그리고 상호 부정으로부터 면제와 영원함이 특징인 프로이트의 비논리적 일차적 과정과 거의 완전히 상반되는 것이라고 주장하였다. Eagle은 궁극적으로 개인이 받았던 돌봄의 유아기적 지각의 주체적 특징으로 돌아가는 순환주기 이론을 만들어냈다. 표상적 무의식으로 모여든 상호작용은 진정한 것이 아니며, 오히려 소망과 공상 때문에 왜곡된다. 다양한 내부 작동 모델의 애착 이론 가정과 AAI에서 확인된 방어구조에 따르면 Stern이나 자기 심리학 입장에서 단정한 것보다 Eagle의 의견 내부에 더 많은 역동적 무의식에 대한 여지가 있음을 지적한 바 있다 (Eagle 1995, 1996).

Eagle (1997)은 표상적 무의식을 주장하는 저자들을 능가한다. 그는 사람들이 보여주는 무의식적 충성심과 관련된 과거 패턴의 지속을 조기 대상 (Fairbairn 1952b)과 관련지었다. 지금과 다른 대인관계를 맺고 다른 생활을 하는 것은 한 개인의 초기 모습 및 그에 수반된 죄의식을 배신하는 것은 물론, 자신을 규정짓고 개인의 내부 세계를 정상적으로 형성하는 자기, 대상, 상호 작용 표상이 빠진 심리적 세계 안에 사는 것과 같은 경험이다 (Eagle 1997, 222 쪽). 학대당한 개인에서 학대하는 인물에 대한 애착 행동 강화 증거를 언급함으로써 병리적 관계 모드를 향한 강력한 애착 개념을 지지하였다 (Eagle 1999). 그러나 Eagle은 우리 환자들에서 관찰할 수 있는 과거의 관계 방식을 고수하려는 완고함은 적절한 애착이론 방식으로 볼 수 없다고 하였다. Fairbairn (1952b)은 정말 나쁜 대상이란 학대와 거부를 일삼는 한편 유혹적이기도 한 경우라고 하였다 (Eagle 1999). Eagle은 초기 대상에 묶여 있어야 할 필요를 설명하기 위해 Fairbairn식 이론과 Bowlby 개념을 통합할 것을 제안하였다. 단지 안정성 보장을 위해서가 아니라 그 연결들이 개인의 자기 감각을 구성하며 내부 세계의 구성 물질이기 때문이다.

임상 측면에서 종종 신주류의 정신분석 이론가들이 이런 이론들을 구식이라고 간주하면 Eagle (1997)은 애착이론이 통찰력, 감지, 기억, 자기 반영 같은 고전적 개념의 중요성을 대변한다고 강조하였다. 그러나 자전적 능력 (일관성)을 정신치료에서의 발전으로 연결 짓는 이들에 대해서는 강경한 태도를 취했다. 이야기를 그럴싸하게 잘 하는 사람들이 진정 안정된 애착을 형성했다는 가정에 대해 의문을 제기한다. 단지 애착이론에서 그렇게 정의했다는 것이다. 자신들이 애착 경험에 대해 일관성 있게 말 할 수 있는 (즉, 적절히 반향을 보이는) 사람들은 자신들의 애착 체계의 안정성에 관계없이 자녀들에게 안정된 애착을 발전시킬 것이라는 것이 Eagle의 주장이다. Eagle의 이러한 보수적 이론 구도는 특히 AAI 이야기 내용과 아동기 애착분류 사이의 상관

관계가 약한 것으로 밝혀진 최근 장기 추적 연구 결과로 볼
때 적절하다(Grossman 등 1999, Weinfield 등 출판 중). 여
기서 일반적으로 짚고 넘어갈 것은 일관성 있는 이야기가
향상되는 것이 정신치료 성공의 부산물일 수도 있지만, 그
것을 실질적 목표와 혼동해서는 안 된다는 것이다. 향상된
내용의 핵심은 (고전적 정신분석 이론에서 생각하듯) 관찰
자아 기능의 강화이며, 치료 상호작용을 통해 얻어진 향상
된 정신능력의 부산물로서 자기 이야기에서 상당한 일관성
을 유지할 수 있게 된다.

Eagle(1999)은 회피성 및 얽혀 있는 애착 유형을 가진
개인들의 정신치료에 수반된 치료적 과제 사이의 유용한
차이를 제안하기도 하였다. 이는 Blatt와 Blass(1996)가 제
안한 내용과 상당히 비슷하다. 회피성/무시형 개인은 과거
일차 애착 인물과의 관계에서 경험했던 큰 실망에 대한 반
응으로 젖혀놓았던 상실, 슬픔, 분노 등의 느낌과 접촉을
재개함으로써 Bowlby가 언급한 방어적 배척을 극복한다.
얽혀 있음 meshed/집착형 인물 역시 애착 관심사에 광범
위하게 집착하며, 핵심 치료 과제는 실제 존재하지 않았던,
단지 공상일 뿐인 잃어버린 관계를 회복하는 공상을 포기
하도록 돕는 것이다. 이러한 치료에서 치료적 상황의 긍정
적 전이 측면에 의해 제공되는 배경의 안정성 흐름에서 초
점을 맞출 필요가 있는 것은 일차적으로 환자의 부정적 전
이 반응이다.

요약하면, Eagle이 애착 이론에 비판적이기는 하지만, 그
역시 애착 이론의 강점, 특히 경험적 기술에 대해서는 진
가를 인정했다. Lyons-Ruth와 달리 그는 애착 연구의 주

류와 독립적으로 연구 활동을 했던 덕분에, 나무를 보고 숲을 볼 수 없는 경우처럼 큰 주제나 기본적인 가정들을 놓치지 않고 (애착 안정성과 이야기의 일관성 사이의 관계 같은) 여러 가지 주요 개념을 좀 더 비판적 견지에서 생각 했다. Eagle은 결코 상관성 이론가는 아니었지만 (그리고 과거에는 그 전통에 대해 상당히 비판적이었으나), 정신분 석과 애착이론을 통합한 그의 특별이론이 Mitchell과 같은 상관성 이론가들의 내용과 꽤나 근접하는 것은 참으로 관 심거리가 아닐 수 없다.

Jeremy Holmes

Jeremy Holmes의 평생 업적 중에는 정신분석과 애착이 론의 이론적, 임상적 통합이 포함되며, 아마도 오늘날 완벽 한 애착이론 정신치료를 상징한다. Holmes (출판 중)는 인 식론 상으로 정신분석과 애착 이론 사이의 화해의 초석을 마련했으며, 정신분석에서 이론적 변화를 찾아냈다. 그는 정신분석에서 경험적 연구의 강화, 성적 및 신체적 학대의 상관성의 인식 증가, 대인 관계 학파의 번창, 애착이론과 대상관계 접근의 친밀성을 지적했다. 정신분석이 현재처럼 과학 및 의학 영역에서 위치를 지키기 위해서는 풀어 나가 야 할 당면 과제들이 있으며, 애착이론이 문제해결에 동맹 국 역할을 해 줄 수 있다는 것이 그의 주장이다.

Holmes (1996a)는 애착이론과 정신분석 사이에 많은 연 결점을 찾아냈으며, 일부는 앞 장에서 이미 언급한 바 있 다. 예를 들면, Klein 학파와 애착이론 사이의 논리적 관련

을 찾아냈다. 안정성 있는 인물과 우울 태도에 도달한 인
물을 기술하는 데 있어서 양 쪽 모두 일관성 있고 지속적
인 방식으로 대상을 관찰할 수 있으며, 적절히 자유롭게
대상으로부터 붙었다 떨어졌다하는 유사성을 지적했다. 좋
은 대상과 나쁜 대상을 함께 언급할 수 있는 것은 일관성
이 있다는 표식이며, 상실을 극복하는 능력은 자기의 안정
감을 의미한다. 게다가 회피성 및 양가감정적 애착에서는
(편집-분열성 태도에서 전형적으로 보이는) 친밀성과 자기
분열에 대한 두려움이 기저에 존재한다. 회피성 애착에서
환자는 자신에게 의존적인 것처럼 보일 수 있으며, 다른
이의 시각을 견딜 수 없다. 그렇게 하다 보면 자기는 공격
이나 버림받음에 취약해 질 수 밖에 없다. 양면성 애착 역
시 친밀감에 대한 두려움이 있고, 의존적 자기는 가짜 자
기이며, 받아들여질 수 없을지도 모른다는 두려움 및 안정
감 있는 기반에서 쫓겨 날 지도 모른다는 두려움 때문에
공격성과 자율성을 배척하게 된다.

　Holmes(출판 중)는 생후 첫 수개월 동안 엄마-유아 관
계에 대한 애착이론가와 정신분석가 사이의 불일치를 지적
했다. 애착이론가들은 출생 순간부터 서로에게 관계를 형
성하기 위해 엄마와 아기가 상대를 찾는다고 강조한다. 반
대로, Mahler(1975)의 고전적 설명에 따르면, 생후 첫 수
개월동안 미분화된 공생관계가 유지된다. Holmes의 견해
는 Myron Hofer의 연구 결과처럼, 관계로부터 생겨나는
심리적 공생에 동의한다. 즉, 엄마의 행동은 아기의 생리적
상태에 변화를 일으킨다(Hofer 1990, 1995, 1996). Holmes
(2000)는 감정이 인간의 심리적 면역 체계의 일부라고 주

장한다. 이 체계는 자기와 타인의 위험이나 안전에 대해
개인에게 경보를 울려준다. 타인과의 안전한 관계는 면역
체계가 제공하는 신체적 보호와 동등한 정서적 보호막을
제공할 수 있다. 외상은 심리적 면역 체계를 압도하고 손
상을 입힌다. Holmes는 이를 경계성 인격 장애에서의 정
서 조절 불능과 연계시켰으며, 경계성 인격 장애가 있는
개인의 문제 일부는 초기 외상, 엄마의 우울증, 또는 비슷
한 비극적 경험의 결과로 인한 초기 엄마-아기의 심리 생
리적 조절 체계 장애 결과 발생한다고 주장한다.

　최근 머카크 원숭이[2] 실험에서 엄마-아기 관계의 초기
장애가 생리적 반응 체계 붕괴로 이어진다는 이론을 지지
하는 결과를 얻었다 (Rosenblum과 Coplan 1994). 어미 원
숭이가 먹이를 구하는 데 시간을 많이 소모하도록 실험적
으로 조작 하였고, 그 결과 아기 원숭이에게 신경 쓰는 시
간이 줄었다. 이 아기 원숭이들이 어른이 되고 나면 노르
아드레날린 noradrenaline 계열 약물에 대해 과민 반응을
보였으며, 세로토닌 serotonin 계 약물에는 반대 현상이 나
타났다. Holmes (출판 중)는 이 결과를 애착 연결이 복합
적 심리 생리적 상태를 나타내는 것으로 해석했다. 시야발달
과 관련된 엄마-아기 상호 작용 연구 (Schore 1987), 들쥐 짝
짓기와 관련해서 펩타이드 peptide 분비 연구 (Insel 1997), 경
계성 인격 장애 환자의 역동적 정신치료 시 SPECT[3]를 이용
한 세로토닌 변화 연구 (Vinamki 등 1998)로부터 이 제안

2. bonnet macaque monkey : 아시아, 아프리카 산의 짧은 꼬리 원숭이
　(역자 주)
3. SPECT(Single Positron Emission Computed Tomography) : 단일 양
　전자 방출 전산화 단층 촬영 (역자 주)

에 대한 또 다른 입증 자료들을 모을 수 있다. 이들 각각
의 연구로부터 모은 자료들이 논란의 여지가 있기는 하지
만, Holmes는 애착이론을 생물학적 기초 위에 세움으로써
정신분석적 이론 역시 기대하지 않았던 부분들에 대해 입증
혹은 최소한의 지지를 얻을 수 있었음을 분명히 밝혔다.

　다른 정신분석적 애착 이론가들처럼 (예: Eagle 1997)
Holmes (1997, 출판 중)도 프로이트식 무의식과 애착이론
의 무의식을 비교하였다. 프로이트식 무의식은 억압이나
분열 같은 방어 기제에 의해서 적극적으로 가둬두지 않으
면 안 되는 고삐 풀린 성, 자기중심, 공격성이 들끓고 있는
솥단지로 이미 잘 알려져 있다. 반대로, 애착이론의 무의식
에서는 마음의 기능에 대한 내부 전쟁은 찾아 볼 수 없다.
양 쪽 이론 모두 우리의 행동은 실제로 별로 조절할 수 없
는 힘에 의해 만들어지고 있음에 동의한다. Holmes는 이
러한 양분법 기저에 무의식의 서열이 있을 가능성을 주장
하였다. 바닥에는 생리적 무의식이 있다. 그 위에는 애착이
론에서 말하는 행동 무의식이 있다. 그 위로 프로이트가
말하는 전의식이 있다. 이 부분은 인지행동치료에서 말하
는 무의식과 유사하다. 인지심리학자들은 여기서 자동사고
automatic thought를 만들어 내고 우울, 불안, 기타 성격
문제의 바닥에 깔려 있는 느낌이 생성된다고 여긴다 (Beck
1987, Beck와 Freeman 1990, Young 1990). 끝으로 도달하
는 곳이 바로 고전적 프로이트 이론에서 말하는 무의식이
다. 여기서 혼란스러운 생각들은 억압과 분열 같은 기제에
의해서 의식으로 나가는 것이 적극적으로 통제된다. 따라
서 Holmes의 통합 개념에는 의식 이외에 여러 단계가 있

으며, 이들은 의식에서의 경험과 행동에 영향을 미친다. 이러한 영향력은 이론가들도 혼란스러울 때가 있다. 어떤 임상 경험 유형을 설명할 때 어떤 기전을 사용해야 할지 아직 명확치 않다.

Holmes (출판 중)는 애착이론 무의식과 정신분석적 무의식에서 진화과정상 공통분모를 찾아냈다. 애착행동 무의식은 사회적 관계를 통해 취약한 아기를 보호하는 선택적 이익 selective advantage에 뿌리를 두고 있다. 프로이트 식 혹은 정신분석적 무의식은 이 선택적 이익이 보호보다는 자기기만에서 비롯됨에도 불구하고 취약성에 뿌리를 둔다는 점에서는 비슷하다. Nesse (Nesse 1990, Nesse와 Lloyd 1992)를 인용해서 Holmes는 다음과 같이 주장한다. 아기의 요구가 무한하지 않다는 것을 깨닫게 되면 최소한의 편안함이 생기는 엄마들이 스트레스를 받고 아기를 거절하여 상처 입은 아이에게 자기 기만이 도움이 될 수 있다. 아이는 자기가 느끼는 필요성과 분노의 모든 것을 억압함으로써 자신을 먼저 속여야 이 목표를 달성할 가능성이 높아진다. 특별히 아이가 작고 취약할 때 아이의 생물학적 요구와 엄마의 생물학적 요구가 일치하지 않는 시점에서 일어날 수 있다 (일정 시점이 지난 후 엄마가 자신의 유전자를 재생산할 수 있는 최상의 방법은 걸음마하는 아기를 돌보는 것 보다 다시 짝짓기를 하고 아기를 낳는 것이다 [Trivers 1974]). 오이디프스 기의 감정 (엄마를 완전히 소유하고픈 소망)은 (적어도 생후 십 년 간은) 억압해 두는 것이 최상이다. 훗날 아이가 더 강해지면, 선택적 이익은 내적 상태를 충분히 인식한 통합된 자아를 동반한다.

　진화론적 (발달학적) 관점에서 보면 애착이론의 무의식적
행동도 비슷한 논쟁에 휘말린다. 회피성 아동은 거부하는 부
모에게 접촉을 유지하기 위해 충분히 가까이 붙어있음으로
해서 일종의 보호 수단을 달성하지만, 얻어맞고 다칠 만큼
가까이 가지는 않는다는 것이 Holmes의 주장이다. 양가 감
정적이며 의존적 아동은 부모에게 안정적이고 지속적인 장
기적 지지 능력이 없음을 느끼고, 짧은 시간에 가능한 많이
양육을 받기 위해 부모에게 계속 들러붙게 된다. 애착 이론
가들도 불안정한 애착의 적응 특성에 대해 비슷한 주장을
하였다 (Belsky 1996b, Belsky 등 1991). 또한 Holmes는 어
미 원숭이가 식량을 찾아다니느라 제대로 돌봄을 받지 못한
새끼 원숭이들처럼 (Rosenblum과 Coplan 1994), 불안정 애
착 아동들은 어른이 되서 감정을 조절해야 할 때가 되면
문제가 된다고 주장한다.

　Holmes는 애착 이론을 정신치료의 중심에 두었다
(Holmes 1993a, b). 정신치료가 단지 안정된 기지 secure
base 만을 제공한다는 Bowlby의 즉흥적 발언에 대해 강력
하게 이의를 제기한다. 발달과정에서의 요구에 따라 변형
되기는 하지만 애착은 평생 필요한 세트라는 Bowlby의 의
견에는 동의한다. 일관성, 개연성, 자전적 능력은 안정된 애
착을 의미하며, 자전적 무능력은 불안정 애착을 가리킨다고
가정했다 (Holmes 1993b). 정신치료는 이러한 행동체계의
발달 정황에 들어 맞는다 (Holmes 1997). 애착인물 들은
평생 안정된 기지 경험을 제공하지만 자기는 그 중 비판자
역할을 담당한다. Holmes (1998b)에 의하면, 치료 작업은
이야기 만들기와 이야기 부수기가 동시에 해당한다. 치료

자는 환자가 일관성 있게 이야기 하도록 돕기도 하면서, (아마 치료에 도움이 되는 쪽으로) 다른 식으로 이야기 하는 것도 받아준다. 역동적이든 인지적이든 정신치료의 목표는 우리 자신의 정신세계의 의식을 증진시키는 것이다. Holmes (2000)가 보기에 이야기 능력은 심리학적 측면에서는 면역 능력과 마찬가지다. (안정 애착과 밀접하게 관련 있는) 심리적 도움은 이야기 짓기와 부수기 사이의 상호작용, 새로운 경험 차원에서 이야기를 만들어내고 분산시키는 능력 사이의 상호작용을 조절하는 것이라고 주장한다. 예를 들면 회피성 환자에서 치료적 개입은 불안정 애착 느낌으로부터 자신을 보호 해 주는 자기가 담긴 이야기를 부수고 여는 것이다 (Holmes 1998a). 환자는 자기 이야기 밖에 서서 표상 수준에서 자신의 애착을 바라볼 필요가 있다. 치료자는 자신 만의 마음을 가지고 있어야 한다.

　Holmes (1998b)는 이야기 능력 병리를 세 가지 원형으로 규정하였다. (1) 특정 내용에 매달리기 (무시형), (2) 실제 없었던 경험에 압도당함 (편견형), (3) 외상 고통을 충분히 수용할 만한 이야기를 발견할 수 없음 (미해결형). 이들 병리적 이야기 능력은 임상 경과에 상당한 그리고 분명한 효과가 있다. 첫 번째 범주는 중심점이 되는 기억들이 있고, 갈 길을 막는 완고하고 융통성 없는 환자의 이야기 형태이며, 재가공하고 털어 놓고 다시 모으고 할 필요가 있다. 반대로, 편견형 성인의 치료는 압도되는 느낌을 주는 별난 생각과 혼란을 붙들어 매는 방법을 찾아내는 것이 주 과제다. Holmes (출판 중)는 생후 첫 일 년 동안 안정된 애착 관계 내에서 지지를 받았다면, 일관성 있게 발달하는 자기

감각은 이미 안정경험을 제공할 준비가 되어 있으며 정신
치료에 의해서 좀 더 튼튼하게 된다고 주장한다. 정신치료
는 전통적 정신분석가들(Kohut 1977, Winnicott 1956)과
최근 애착 이론가들(Gergely와 Watson 1996)이 내부 상태
의 일관성 있는 표상을 만들어내는 일차적 모드로 여겼던
거울 경험을 어느 정도 유사한 형태로 제공한다. 이러한
결과는 자전적 기억에서 능력이 증가되면서 달성된다
(Holmes 1996b). 애착이론의 상호 주관적 현상과 유약한
자기 감각에 대한 정신분석의 정신 내적 관심이 진정한 의
미에서 공통된 관점을 갖게 되는 것이 바로 자기감각이다.
양가 감정적 인물이 자기가 부족하다는 느낌을 갖고 자기
를 알기 위해 남에게 매달려야 하는 데 비해, 회피성 인물
은 분리된 자기를 갖는다. 역할 반전 또는 비조직화 애착
과 연관된 강박적 돌봄은 거울 역할 관계가 왜곡되거나 거
꾸로 되어 있을 때 발생하는 엄마의 기분에 대한 특별한
민감도에서 그 기원을 찾아 볼 수 있다.

　Holmes는 특수한 치료적 접근법인 '단기 애착 근거 개입
(BABI)[4]'을 제안했다. BABI는 중등도 이상의 심각한 심리
적 장애를 위해 고안된 비교적 잘 구조화된 개입 방식이
다. 시간 제약이 있으며, 이론 구도를 특히 강조하고, 자료
를 이용하며, 매 치료 시간 사이에 숙제를 내 주고, Roger
학파/역동적/인지적 행동기법을 통합해서 사용한다. 특히
애착에 초점 맞추기(예: 탐색, 상실, 자기주장, 적절한 분
노, 내부 작동 모델), 애착 스타일 변경, 반향 기능 증강 등
이 이 치료법의 독특한 모습이다. 아직 검증되지는 않았으

---

4. BABI : brief attachment based intervention (역자 주)

나 유망한 통합적 치료법이다.

Holmes는 다방면에서 애착이론과 정신분석의 통합에 기여하였다. 가장 핵심이 되는 공로는 일관성 coherence과 전기 biography 개념을 통해 모든 형태의 말로 하는 치료 talking cure에서 심리적 변화 모델과 애착이론을 연결시킨 것이다. 이 모델은 또한 자전적 능력에 초점을 맞춘 기법을 가진 특별한 치료 접근법을 탄생시켰으며, Holmes와 동료들이 입문서를 만들고 있다. Holmes의 두 번째 공로는 생물 정신의학 발달과 연계를 맺고 애착이론과 정신분석적 접근을 모두 강화시키는 것이다. 세 번째 측면은 정신분석 이론과 애착이론을 모두 섭렵하는 진화하는 발달 모델에 관한 것이다. 모든 관점을 종합해 보건대, Holmes가 기여한 바는 애착이론에 근거한 새로운 정신분석적 정신치료 학파를 세울 수 있을 만큼 철저하게 일관성 있는 시도이며 타의 추종을 불허한다.

Arietta Slade

Arietta Slades는 정신분석적 치료의 임상과 애착이론을 연결시킨 위대한 북미 정신분석계의 인물 중 한 사람이다 (참고문헌 Slade 1999a는 애착이론의 임상적 적용에 대해 기술한 뛰어난 문헌이다). Bowlby가 놀라고 실망했던 것은 임상가들이 치료를 촉진 또는 지지하는 도구로서 애착이론에 흥미를 갖게 되는 것이 너무 느려서였다고 (Bowlby 1988) Slade는 지적한다. Slade의 의견은 애착이론이 특별한 정신 치료적 접근을 일으킨다거나 영향을 미친다는 것이 아니며, 임상적 사고와 개입 방식을 규정하기보다 애착의 역동과 성질을 이해하게 만든다는 것이다 (Slade 1996). 애착이론은 인간 기능에 대해 넓고 멀리 보는 시각을 제공함으로써, 치료자가 환자에게 반응하고 환자를 생각하는 방식, 치료자가 치료관계와 방법을 이해하는 방식을 바꿀 수 있는 잠재력을 갖게 된다.

Slade는 이야기 내용에 초점을 맞춘 애착이론의 임상적 의의에 관심을 두었다 (Slade 1996, 1999b, 출판 중). 음성 변화, 실수, 엉뚱한 말, 의미 단절 등은 물론, 좀 더 계속되는 미묘한 왜곡과 구조의 변동에 귀 기울이는 것과 애착 및 임상 정황에서 환자의 이야기 구조화는 크게 보면 같은 것임을 입증하였다. 치료자는 이야기의 실패에 초점을 맞춤으로써 환자가 경험을 정신화 할 수 없는 주제와 화제를 놓치지 말아야 한다. 그렇게 해야 어디쯤 치료적 개입을 해야 할지 혹은 개입하는 것이 환영 받을지 알게 된다. 사실 이 태도는 환자가 받아들이기 어려운 생각이나 느낌의 침입으로부터 자신을 보호하기 위해 선택한 방식을 확인하기 위해 치료자가 정상적으로 사용하는 방식의 하나이다. Slade (출판 중)는 이야기 중의 그러한 틈새에서 환자가 현재 갖고 있는 부적응과 결핍을 낳게 된 어린 시절 환자 경험의 특성에 관한 단서를 찾아 낼 수 있다고 주장한다. 따라서 Slade는 가장 기본적 기술 수준에서 애착 이론과 실제 임상 사이의 상호작용을 이해하였다. 치료자는 기억이나 공상 수준이 아니고 환자의 이야기에서 틈새를 찾아냄으로써 알게 되는 통찰력 수준에서 유아와 돌보는 이의 이미지를 가진 소재를 따라간다. 이러한 틈새는 환자가 감정을 조절하고, 자기 경험에 관한 포괄적인 이야기를 함께 가져오기 위해 사용하는 기전을 유발시킨다.

Slade가 치료 상황에서 기억에 접근하는 방식은 Mary Main의 주장을 많이 따르고 있다. 이야기에 포함된 일반적 내용을 뒷받침하기 위해 적절한 기억을 제공하는 일은 그때 회상하는 기억의 정확성과 관계없이 일반적 내용을 입증하는 데 있어서 결정적이다. 자전적 이야기를 들으면서 치료자는 일반적 주장(어의적 체계)과 (이러한 일반화와 어느 정도 맞는) 실제 삽화가 만나는 경계점을 잘 찾아 조율해야 한다. 이렇게 내부 작동 모델의 여러 층(수준)이 제대로 통합되어 있지 않을 때는 돌보는 이와의 좋지 않은 경험 때문에 표면상 생겨난 표상 체계에서의 왜곡과 방어의 존재를 경계해야 한다. Slade(출판 중)는 아이의 기본과 지식이 붕괴되는 상황이라면 언어의 왜곡은 아이가 돌보는 이와의 연결을 유지하려는 노력을 반영하는 것임을 지적한다. 이렇게 언어를 듣는 방식은 중요한 의미가 있다. 첫째, 안락과 돌봄을 추구하는 경험은 초기 발달에서 중심점이 있는 체계화된 사건을 구성한다. 분석 상황에서 언어로 전달된 이들 사건을 잘 음미해 보면 일부 환자에서는 분석 작업에서 결정적인 부분이 될 수도 있다. 둘째, 이야기 구조 수준에서 듣다 보면 분석가가 환자의 최초 경험을 상상하고 그 경험이 환자에게 어떤 영향을 주었을지 생각해 보는 방식에 영향을 미친다. 셋째, 차선의 돌봄 상황에서 환자의 경험을 좀 더 구체적으로 상상할 수 있도록 하여 분석가의 공감대의 질을 강화한다.

치료자가 환자 경험을 이해하는 데 도움이 되도록 하기

위해 Slade(1999a)는 다른 진단 접근과 함께 Main과 Goldwyn 분류 체계를 이용할 것을 권장한다. 예를 들면, 회피성-일탈성 개인에서 (특히 부정적) 감정의 자유 표현은 최소한이며, 조절/포함/억제 감정 구조는 상당히 구조화되어 있으며 완고하다. 애착 행동체계에서 한 몫 하는 감정, 기억, 인지가 과도하게 통제되는 것도 비슷하다. 환자에서 저항성 집착을 확인하면 비교 진단 정보로 유용하다. Slade는 미해결형-비조직화 애착이 있는 환자의 논리적 임상 형태를 묘사하는 데 더 애를 먹었다. 이 형태는 예외적으로 높은 수준의 비일관성 및 비조직화가 특징이라는 점에서 저항성-편집성 패턴과 가장 많이 닮았다고 주장한다. 이 이질적 범주 내 항상성 결여가 애착 이론의 고민이다.

　Slade(1999a)는 한편으로는 발달 과정에 대한 정신분석적 관심과 다른 한편으로는 상호 배타적 범주에 대한 애착 이론가의 관심 사이에서 피상적 불일치를 발견하는 예리함을 발휘하였다. Slade의 견해로는 이것이 애착이론에 근거한 임상접근에 있어서 정신분석 임상가들이 흥미를 보이지 않는 주된 이유라는 것이다. 환자들이 매 시간마다 일정한 범주 속에 변치 않고 존재하는 것이 아니기 때문이다. 그녀는 이러한 태도의 근시안적인 성질을 지적한다. 애착 범주를 보면 개인에 대해서, 경험이 어떻게 개인의 감정 조절 패턴을 만들어 가는 지에 대하여, 어떤 경험이 대개 의식으로 들어가는지, 개인의 초기 관계에 의미를 부여 할 수 있는 정도 등을 알 수 있다.

　Holmes의 이야기 병리 특성을 사용해서 Slade는 일차적 불안정 패턴 각각의 전문적 의미를 정리하였다. 무시형 환자는 자신의 정서적 경험을 압축하여 억누른다. 감정이 경험으로 그리고 의식으로 들어감을 허용하는 방법 (예: 이야기 부수기)을 치료에서 찾아내야 한다. 치료자는 환자의 감정적 경험과 기억 속으로 들어가는 방법을 찾는 데 주의를 기울여야 한다. 편집형 환자 치료는 감정 조절을 위한 구조를 서서히 만들어 나가는 데 중점을 둔다. 그들은 감정에 휘둘리므로 초점과 내부 목적을 확인하기가 힘들고, 과거 일차적 경과에 의해서 지배되는 것으로 여기던 패턴이 특징적이다. Slade는 미해결형, 비조직화 개인을 대하는 데 필요한 기법과 파생되는 문제를 기술하는 데 있어서 탁월하다. 외상이나 상실 해결이 결핍된 경우 상당량의 감정이 환자들에게서 분리되어 있으며, 심각하게 즉, 상당히 왜곡되어 있다. 더 많은 공포와 해리가 포함되어 있는 과거 사건을 개조하는 작업은 종종 느리고 힘들다. 치료자 마음이 환자의 비조직화된 자기 구조를 이어받게 되면서 역전이가 주요 문제로 떠오른다. 치료자의 안정애착, 비교적 튼튼한 자기 감각의 유용성은 특히 중요하다. 안정된 치료자는 불안정한 치료자에 비해 일탈성 환자의 의존요구를 듣고 반응하는 데 있어서 훨씬 더 유능하며, 따라서 강렬한 역전이에 덜 취약함을 증명한 Dozier와 동료들 (1994) 연구는 이러한 견해와 일치한다. 불안정한 치료자는 기저의 요구보다 드러난 요구에 반응하게 되고 그러한 환자에게 얽히게 된다.

끝으로 Slade (1999b, 출판 중)는 아이들과의 임상 치료를 위한 애착 이론과 연구 관련성을 고려하여 두 가지 주제를 강조하였다. 첫째, 아이 입장에서 볼 때, 애착은 애착

경험의 부모 과거력에 의해 형상화되고 자신의 과거 경험
에 의해 정의되는 과거가 아닌 현재이며 치료의 실제 상황
이다. 아마 어른 치료도 마찬가지지만 아이들 치료에서 과
거를 가지고 작업 하는 데 특히 중요한 것은 아이들이 현
재를 가지고 미래로 이어진다는 것이다. 이는 분명히 아이
의 실제 또는 대체적 대상으로서의 치료자의 상대적 중요
성에 관한 오래된 논란과 관련 있으며, 교정적 감정 경험
의 복합성과 결부되어 있다 (Alexander와 French 1946). 둘
째, Slade는 아이의 부모 정신표상, 그녀 자신의 애착 경험
에 의해 결정되는 범위, 가족과의 치료 작업 과정에서 변
경 가능한 범위에 관한 자신의 연구를 강조한다. 아기를
인식하고 대표할 수 있는 엄마의 능력과 아기가 자신을 생
각하고 느끼는 사람으로 인식하는 것을 연관시킨 개념은
바로 Slade가 완성한 임상 연구의 꽃이다.

　　요약하면, Arieta Slade의 공헌은 애착 이론을 실제 진단
과 치료의 향상에 도움이 되는 일관성 있는 세트로 임상
의사들에게 제공한 점이다. Holmes와 달리 Slade는 새로운
통합 이론 모델을 소개하지 않았다. 대신 정신분석적 정신
치료자에게 가장 도움이 될 만한 애착 이론의 측면을 확인
하고 손질해서 임상가들이 이용할 수 있도록 했다.

Alicia Lieberman

　　유아-부모 정신치료는 생후 첫 삼 년간 유아-부모 관계
에서 생기는 장애를 치료하기 위한 노력의 일환으로 발전
했다. Fraiberg (1980)는 간단하고 일관성 있는 논리로 이

접근법을 창설하였다. 즉, 생후 첫 삼 년 간 아기와 부모 사이에서 생긴 장애는 아기 부모 중 한 사람 또는 그 이상의 인물이 그들 자신의 어릴 적 중요한 인물과 함께 하고 있는 해결되지 않는 갈등이 현재 나타나는 것이다. 대표적 논문은 Selma Fraiberg가 쓴 "아기 방의 유령 Ghost in the Nursery"이다. 치료 시 우리는 부모에게서 과거와 현재를 검사한다. 아기 방에 숨어 있는 오래 된 '유령들'로부터 부모와 그들의 아기를 자유롭게 해 주기 위해서다. 그리고 통찰력으로 이어지는 해석을 통해 과거와 현재 사이의 의미 있는 연결을 찾아내야 한다. 현재와 과거 사이로, 부모와 아기 사이에서 왔다 갔다 하지만 항상 아기에게로 돌아온다 (Fraiberg 등 1975, 61쪽). 애착이론과 정신분석적 유아-부모 정신치료 사이의 연결은 최근에 시작됐지만 Alicia Lieberman에 의해서 힘 있게 꾸준히 발전하고 있다 (Lieberman 1991).

이 정신 치료적 접근의 핵심 요소는 치료 시간에 와 있는 아기의 존재이다. 부모 보고가 상호작용의 직접 관찰의 대체물이 아니라는 인식은 Fraiberg의 혁신적 발견이지만, 애착이론의 직접 관찰 방법론으로 연결되는 인식론적 다리이기도 하다. 현재는 과거로 가는 다리이다. Fraiberg의 간단한 이 경구는 여러 가지 뜻을 담고 있다. 그 중에서도 특히 심한 손상의 잔류물은 슬프고 놀라고 박탈된 아동기가 성인 경험으로 계속 진행되도록 만든다. Fraiberg의 주장이 단순미가 있는 반면, 엄마의 과거에서 충분한 돌봄에 대한 장애물을 발견하려고 노력하는 직접적이고 단순한 접근에서 유아-부모의 치료자가 부딪칠 수 있는 저항을 완전히 깨달은 이가 Alicia Lieberman이다 (Lieberman과 Pawl 1993, Pawl과 Lieberman 1997). 그녀의 임상적 접근은 느낌 상태에 초점을 둔다. 두드러진 현재 관계를 포함하는 이러한 느낌 상태가 아기와 관련해서 존재할 수도 있음을 파헤치는 것이다. 생생한 임상사례는 Silverman 등 (1997)에서 볼 수 있다.

통찰 지향적 치료법 이외에 Selma Fraiberg (1980)는 세 개의 다른 유아-엄마 정신치료 양식을 기술하였다. 단기 위기 조정, 발달 지도, 지지 치료 등이다. 치료적 양식 외에 추가로 생활 문제에 대한 구체적 도움 (예: 병원 갈 때 차량 제공, 주거 환경 개선)이 치료 동맹을 강화시킬 수 있다. 이들 요소를 조합 및 통합하는 것은 이러한 요소들이 탄생한 정신분석적 틀 보다는 애착 이론 틀 내에서 더 수월하다 (Lieberman과 Zeanah 1999). 한 예가 전이의 대상으로서 유아의 역할이다. Fraiberg는 원래 아기가 적절한 전이 초점이라고 주장했다. 애착 이론 맥락에서 이는 엄마의 애착 관계의 내부 작동 모델을 관찰할 수 있는 가장 좋은 기회로 보인다. 엄마는 흔히 아기를 동일시하며, 돌보는 이 역할은 자신의 어머니와의 경험 잔상을 따른다. 아기 탄생과 더불어 촉발된 돌봄 체계와 애착의 동시 활성화를 통해 즉각적 경험이 시작된다.

엄마-아기 정신치료에서 변화인자는 고전적 정신분석보다 애착이론 상황에서 설명하는 것이 낫다. 돌봄을 위한 내부 작동 모델은 많은 사례에서 치료자의 긍정적 태도, 부모 요구에 대한 정중한 태도, 공감 반응에 의해서 변한다. 환자는 분노와 두려움에 근거한 이미 유용한 모델보다

는 돌봄과 상호 작용이 특징인 관계 맺는 방식을 배운다
(Lieberman과 Pawl 1993). 다른 이와 어떻게 지낼 것인가
에 대한 부정적 기대는 수정되거나 최소한 비적대적 상호
교류 정도까지 확대된다. 이 때 비적대적 상호 교류는 돌
봄 체계 활성화와 아이의 출현으로 아마도 엄마 마음에서
는 생물학적으로 준비가 되어 있는 상태이다 (Lieberman
1991). 따라서 내부 작동 모델의 개념은 임상 실제 상황으로
점차 퍼지고 있다. 고전적 이론 내에서 세대간 전달은 부모
와의 미해결 갈등의 행동화로 설명할 수 있다. 무의식적 충
동은 원래 대상으로부터 아기, 즉, 현재의 전이 대상에게로
전이 혹은 투사된다 (Fraiberg 등 1975). 내재화된 조기 경험
이 아기를 돌보는 경험을 분류, 선택, 코드화 하는 구조적
틀을 제공한다는 것이 Lieberman의 의견이다 (Lieberman과
Zeanah 1999).

　부모 경험을 이해하는 데 있어서 도움을 제공하는 것은
물론, 내부 작동 모델 개념은 아기의 (추정되는) 내부 경험을
이해하는 데도 사용된다. Lieberman과 동료들 (Lieberman과
Pawl 1993, Lieberman과 Zeanah 1999)은 아기의 행동을
Ainsworth와 동료들 (1978)이 개요를 세웠던 방어적 작동
의 견지에서 생각한다. 재미있는 점은 방어 행동의 애착분
류가 Fraiberg (1982)가 임상 세팅에서 관찰한 유아의 극적
인 자기 보호 기전과 거의 일치한다는 것이다. 사실 뒤늦
은 감이 있지만 유아 방어에 대한 Fraiberg의 관찰은 그녀의
이야기 기술에서 나타난 것보다 훨씬 덜 조직적이며 행동의
일관된 정도도 덜하다는 것을 알게 될 것이다. 현재 임상 샘
플에서 얻는 경험상 이들 유아 내에서 방어 행동의 비조직

화 패턴이 두드러질 것으로 기대 된다(Lyons-Ruth 등 1991, 1999). Fraiberg가 자신의 논문에서 Ainsworth를 언급하기는 했지만, 통합을 제안하기 보다는 애착 이론가의 생각과 자기 생각을 차별화 내지는 거리를 두기 위한 것으로 보인다. 그녀가 관계를 맺고 있는 정신분석이론(현대 자아 심리학)은 유아 방어 기제를 공급하는 유아 정신 구조를 설명할 수 있는 모델이 없다. 대상관계이론(특히 Klein 학파의 발달이론)만이 유아의 방어기제로서의 정신구조를 충분히 설명할 수 있다.

Lieberman은 엄마-유아 정신치료 운동의 영도력 있는 지도자로 군림하고 있다. 그녀와 동료들은 애착이론을 이용해서 여러 치료 기법을 자신들의 치료 모델로 통합해 나가고 있다. 이 작업은 결코 정신분석치료에만 국한되지 않는다. 사실 접근법 상당 부분은 정신치료보다 사회복지 업무와 더 관련이 있다. 그러나 애착이론 틀 내에서는 이러한 비분석적 치료법들이 해석 작업과 상당히 편안한 관계를 유지할 수 있으며, 유아의 '여기-지금' 관심과 다른 생활환경에 의해 유발되는 정서 반응에 초점을 맞춘다.

12장
요약: 정신분석 이론과
애착이론의 공통점

현 단계에서 정신분석 이론이 일관된 이론으로 단일화될
수 없기 때문에, 이 책에서는 애착이론과 정신분석의 특별
한 전통 사이의 접점을 찾아보고자 하였다. 이번 장에서는
두 이론 틀 사이의 주된 불일치를 잠재우기 위한 논의와
함께, 두 이론 사이의 접점을 좀 더 일반적인 시각에서 요
약 정리하고자 한다.

성격발달은 아동의 사회 환경을
연구하는 것이 최적이다

알려진 대로 프로이트와 Bowlby 모두 초기 모성 박탈의
심리적 결과에 대한 관심에서 이론을 전개하기 시작하였다
(Bowlby 1944, A Freud 1954). 유혹가설로부터 프로이트가
눈을 돌린 것은 축하할 만한 일(Masson 1984)이지만, 아동
기 외상의 발병원리에 대한 그의 입장이 바뀐 것은 아니다
(Freud 1917, 1931, 1939). 반대로 현대 정신분석가들은
Bowlby식 접근방식의 치료적 현실주의와 외상 사건의 카

타르시스적 회상의 치료적 질에 대해 강조하는 것을 비난
한다(Bowlby 1977). 그러나 경험의 표상에 대해 Bowlby
가 주목하는 것(Bowlby 1980a)이 프로이트 초기 이론의
단순한 현실주의로의 복귀는 아니다. 이는 프로이트 이론
의 네 번째 단계, 구조모델(Freud 1923)을 손질한 것으로
보인다. Bowlby와 마찬가지로 프로이트도 불안을 생물학
적으로 결정되는 내외적 위험 감지, 즉, 대상상실과 연관된
심리적 모형과 관련 있는 부대 경험으로 인식하였다
(Freud 1926b). 외부 세계에 대한 적응이 정신분석적 해석
에 필수 요소가 되어야 하며, 이러한 해석이 유사 인지 구
조적 관점(Schafer 1983)에서 이론을 재구성하는 작업을
필요로 한다는 사실을 인식하기 위한 움직임은 정신분석
모델을 자아심리학적 및 애착 이론으로 손질하는 데 있어
서 필수적인 공통 배경이다.

   Bowlby가 병인으로서 정신 내적 요인보다 대인관계 요
인에 초점을 맞춘 최초의 정신분석가는 아니다. 헝가리 태
생 정신분석가인 Ferenczi (1933)는 아이의 심리세계를 이
해하는 데 실패하는 어른은 외상 경험 가능성이 높고, 따라
서 아이의 일차 대상 부분에서 민감성이 결여되는 것과 관
련된 위험이 예상된다고 지적한 바 있다. 돌봄의 질을 강조
하는 것은 Ferenczi 이후 정신분석의 주류에서 나타난다.
특히 Spitz (1945, 1965), Erikson (1950, 1959), Winnicott
(1962a), Anna Freud (1941~1945, 1955)에서 두드러진다.
정신분석가와 애착 이론가 모두 사회적 환경의 영향을 개
념화하는 방식에 근본적으로 인식의 차이가 있다고 상식적
으로 알고 있다 보니, 이들 견해가 상당부분 공통점을 갖

고 있다는 사실을 간과하기 쉽다. 인식론상 공통점을 네 가지로 정리하였다.

1. 실제 현실 대 정신적 현실

사회적 지각과 경험이 의식적 및 무의식적 기대에 의해서 왜곡된다는 것은 양쪽 이론 모두 인정하는 기본 신념이다. 구조 모델에서 프로이트(1923)는 발달과정의 일부로서 성격 및 증상 구성을 조직화하는 방어를 창조하는 자아의 능력을 기술한 바 있다. 이 아이디어는 Bowlby의 삼연작, 특히 마지막 권(Bowlby 1980a)의 초석이 된다. 방어의 공통기전을 기술한 Anna Freud(1936)도 정신표상 또는 대표적 정신표상 왜곡에 대해 이미 다시 기술한 바 있다(Sandler 1987a, Sandler와 Rosenblatt 1962). 유아의 방어 행동적 언어 측면에서 보면 대표적 회피성 및 저항성 애착의 행동을 이해하는 데 Crittenden(1980)의 연구가 도움이 된다(Fraiberg 1982). 최근 연구에서 저자는 애착분류가 세대를 지나 이어지는 것은, 아기의 고통으로 인해 활성화된 돌보는 이의 방어를 아기가 내재화하는 것으로 증명을 시도하였다(Fonagy 등 1995a). 현대 애착 이론과 현대 정신분석 모두 기본 인식론적 목표로서 실제 현실과 정신적 현실이 불일치하는 원인이 되는 내부기전의 기술을 들고 있다.

2. 초기 삶의 강조

정신분석가와 애착 이론가 모두 사회적 환경과 성격 발달 사이의 관계를 고려하는 데 있어서 생후 최초 몇 년을 특별

취급하고 있음은 잘 알려진 사실이다. 정신분석 내에서 볼 때, 이러한 성향이 나타나는 데 몇 년이 걸렸고, 어느 정도는 Bowlby 이론 발달과 동시대적이다. 한동안 생후 첫 해에 훗날 성격 발달 단계의 모형이 완성된다는 Melanie Klein (1935) 이론, 특히, 생후 첫 해에 인지적 정교함 수준에 도달한다는 내용은 정신분석적 발달 학자들의 비판의 표적이 되었다 (Yorke 1971). 그러나 유아 행동을 좀 더 정교한 방법으로 관찰하면서 인간 아기는 출생시 조차 비교적 복잡한 정신 역량을 갖고 있음이 밝혀졌다. 어떤 점에서는 Klein 이론에서 추정한 것보다 더 어린 사례도 있었다 (Gergely 1991). Margaret Mahler는 발달의 가장 초기 단계를 감당할 수 있는 관찰 방법을 정착시킨 점에서 명성이 높다. 그러나 그녀의 체계적 발달 연구는 세 살짜리 아이들의 관찰에 근거한 것이다 (Gergeley 출판 중). 사실 훗날 Mahler 이론 비판의 상당 부분 (Klein 1981, Stern 1985)은 유아의 심리적 탄생의 최초 단계에 대한 기술이 어른의 정신질환으로부터 후향적 병리 형태 추론에 기초한 것이라는 사실에 초점이 맞춰져 있다. 새로운 정신분석 구조로서 출현한 자아심리학 (Kohut 1971)은 정신분석 이론에서 발달 초기 단계가 관심의 중심에 자리 잡는데 기여하였다. 추정 유아 이론과 반대로 실제에 대한 관심이 정신분석계 내에서 늘어나는 것과 마찬가지로, 애착이론에서도 정신분석적 관심이 늘고 있다.

3. 엄마의 민감도 및 거울 역할

발달 초기 단계에 관심이 집중된 이후 대상관계의 질,

즉, 정신적 발달을 결정하는 주요 요인으로서 모성 민감도에 초점이 모아지고 있다. 그러나 애착이론과 발달에 관한 정신분석 이론에서는 모성 민감도 개념 구성을 상당히 다른 시각에서 개념화한다. 애착 이론은 민감도를 돌보는 이의 행동이나 성격 특성을 모두 포함하는 여러 가지 면에서 기술한다 (즉, 반응의 전체적 평가, 개별 반응의 정확성, 돌보는 이의 성격 특성, 돌보는 이의 마음에 있는 유아의 정신적 표상의 질 [De Wolff와 van Ijzendoorn 1997]). 정신분석 이론에서는 민감도를 결과, 즉, 아이의 자기 발달에 대한 구조화된 영향력 측면에서 고려한다. 물론 정신분석 개념 사이에는 엄청난 이질성이 있다. Klein학파에서는 민감한 돌봄을 아기의 심리적 경험을 흡수하고 대사된 형태로 다시 전달하는 부모의 능력으로 간주한다 (Bion 1967). 아기는 투사되고 변형된 내용을 받아서 다시 내재화함으로써 자신이 감당할 수 있는 돌보는 이와의 상호 작용의 내적 순간들의 표상을 창조한다. 시간이 흐르면서 아기는 변형기능을 내재화하고 자신의 부정적 감정 상태를 조절할 수 있는 능력이 생겨난다는 것이 Bion의 주장이다. 이러한 과정의 비언어성 특성을 위해 돌보는 이의 신체적 근접성은 필수적이다. 따라서 Bion의 이론은 아기가 심리적 돌봄이, 즉, 성인의 마음에 근접해야 할 필요성에 대한 이유를 설명할 수 있는 사회생물학적 근거를 제공한다.

약간 다른 면에서 본다면, 아기가 (아이의 상태를 반영하는) 엄마를 바라보면서 엄마의 표정에서 알게 되는 것은 바로 아기 자신의 상태라고 Winnicott (1956)은 주장하였다. 따라서 엄마의 거울 역할 기능은 아기의 자기 표상 확

립에 필수적이라고 보았다. Kohut 연구 (1971, 1977)에서는
아마도 자기애에 대한 그의 임상적 관심 덕분에, 공감 개
념이 자기 평가 (자긍심) 중요성과 밀접하게 어울린다. 돌
보는 이의 행동에 관한 한 애착이론과 가장 근접한 이론
구도를 가진 정신분석가는 Eric Erikson (1950)일 것이다.
예를 들면 그는 기본 신뢰를 일관된 존재로서의 돌보는 이
의 경험으로부터 생겨나는 것으로 생각했다. 돌보는 이는
아기의 육체적, 정서적 요구를 주고받고, 그럼으로써 신뢰
할 만한 가치를 찾게 되고 얼굴도 인식하는 그대로 인식
된다 (117쪽).

정신분석 개념에서 민감도와 애착 이론가들의 개념은 유
관 현상에서도 잘 어울린다는 보고가 있다. 애착이론가들과
정신분석가들은 아기 발달 측면에서 볼 때 돌보는 이의 민
감도는 유아 상태에 대한 책임감이나 강도 면에서 모두 완
벽한 것보다는 중간 정도가 이상적이라는 결론에 도달했다.
확실히 이런 생각은 Winnicott의 충분히 좋은 부모 노릇 개
념 (Winnicott 1962a), Kohut의 변형된 내재화 (Kohut와
Wolf 1978) 및 Erikson의 저서에서 핵심이다. '아동기와 사
회 Childhood and Society'에서 Erikson은 긍정적인 것과
부정적인 것의 비율이 전체적으로 긍정적인 쪽을 향한다
면, 훗날 위기가 닥쳤을 때 별 지장 없이 계속 발달할 수
있을 것이라고 주장하였다 (Erikson 1950, 61쪽). Erikson은
부모가 간섭하지 않는 것을 상호 작용에서 너무 많이 통제
하려고 하지 않는 엄마 모습이라고 보았다 (Malatesta 등
1986). 동시성 상호작용 (Isabella와 Belsky 1991)은 아마도
Erikson의 상호성 또는 상호 조절 개념과 같은 내용일 것

이다. 돌보는 이와 잘 조절된 관계는 자율적이며 건강한 자기감으로 연결된다는 점에서는 공통된 의견을 가지고 있다. 따라서 애착이론과 정신분석 이론이 돌보는 이의 행동과 유아 경험을 각각 강조한다는 점에서는 확실히 차이가 있지만, 어느 한 쪽도 완성된 이론 구도는 아니다. 이들 두 이론의 사회적 발달에 대한 주요 이론들이 훗날 중요한 상호 교류의 장을 제공할 것으로 기대된다.

4. 관계 형성을 위한 동기

Bowlby가 가졌던 편견과 달리 현대 정신분석은 유아-돌보는 이의 관계가 신체적 필요에 근거하지 않고 관계를 위한 일종의 독립적 자율성 필요에 의한 것이라는 애착이론의 기본 가설을 공유한다. 이러한 면에서 정신분석과 차이를 주장하는 Bowlby의 의도(Bowlby 1958)는 부분적으로는 과장된 것이다. 여타 새 이론들처럼, 새로운 아이디어는 단순화를 강조하기 위해 양분법을 주장함으로써 차별화를 시도한다. 현 시점에서 더 중요한 것은 정신분석 이론 자체의 엄청난 이합 집산성으로부터 선명성 결핍이 생긴다는 점이다. 예를 들면, Arnold Modell(1975)은 방출보다는 상호 작용 과정이 특징인 대상관계 본능의 존재를 시사하였다. 영국 대상관계 학파의 업적을 보면, 관계 요구를 타고난 소인으로 간주하며, 일차적 사랑(Balint 1952), 대상 추구(Fairbairn 1952a), 자아 관계성(Winnicott 1965b), 인간관계(Guntrip 1961) 등 여러 가지 다른 용어를 사용한다. 어떤 점에서는 Bowlby가 이들 분석가의 덕을 본 것이 분명하지만, 그들의 개념 위에 생물학적 및 진화적 기초를 추가 확립함으로써 그들 보다 우위에 있다고 할 수 있다.

　그러나 영국 학파 내에서 조차 관계의 치료 개념은 애매하다. Balint와 Winnicott의 경우 개념이 명백하게 일차적이었던 반면, Fairbairn과 Guntrip은 정신적 구조화에 대한 일차 요구에 이은 이차 요구라고 기술하였다. 후자의 시각은 자기가 내재화의 산물(함입, 동일시, 자아 정체감)로서 관계의 일부로 발전한다는 Kernberg 모델에 포함되어 있다(Kernberg 1976a, b). 다른 정신분석 저서에서는 관계의 요구가 아동의 내적 세계의 변천에 저항하는 방어로서 생겨난다는 주장도 있다. 친밀감 proximity 추구 개념이 Bion의 안아주기 개념(Bion 1967)에서 어떻게 유래하는지 이미 살펴보았다. 드라이브 이론 전통과 가까운 Eric Erikson은 애착이 정체감 발달을 촉진하든가 그 부산물이 되든가 한다는 이차적 역할 이론을 펼쳤다. 개별화를 향한 발달과정에서의 중간 연결 위치를 갖게 된다(Erikson 1968). 요약컨대, 현대 정신분석은 아이의 관계 요구를 간과한다는 점에서 애착이론과 크게 다르지 않다. 그러나 이 요구의 기원과 성질에 대해서는 수많은 이론들이 경쟁하고 있다. 따라서 애착이론으로부터 도출된 일관되고 주목할 만한 설명들의 상관관계는 분명해야 한다. 이런 논쟁은 이 책의 시야를 벗어난다.

정서발달의 인지적 뒷받침

　애착 이론의 주요 강점은 표상 체계가 대인 관계 행동의 연속성을 매개하고 확실하게 만든다는 점을 비교적 명확하게 기술한 점이다(Bowlby 1969). Inge Bretherton(Bretherton 1987)과 Mary Main(Main 등 1985a)이라는 두 선구자들이 Bowlby의 모델을 개선 발전시켰다. 이러한 발전에도 불구하고 내부 작동 모델 개념은 여전히 비판의 대상이 된다. 특히 발달 심리학자들 사이에서 더 심하다(Dunn 1996). 비판의 핵심은 Bowlby 모델이 특수성을 갖추지 못했다는 것이다. 유아의 고통에 대한 돌보는 이의 알맞은 반응 기대가 어떻게 사회적 상호 작용의 일반적 기본 틀로 발전할 수 있는가? 어른들의 어린 시절 관계에 대해 서술한 내용에 관한 Mary Main의 연구에서 낯선 상황하의 유아 행동과 성인의 회화 스타일(이야기 내용보다는 말투) 간의 연관을 제시하였다(Main과 Goldwyn 원고 제작 중). 따라서 애착이론과 연구는 사회적 행동이 유아기부터 성인기로 연결되는 것을 이해하는 데 있어서 삽화적 또는 어의적 기억 체계보다는 경과에 초점을 맞추는 경우가 늘고 있다(Schachter 1992). 사례 연구를 통해 정신분석 영역에서 비슷한 생각들이 무리를 지어 나타나고 있음을 알 수 있다. 관련성이 있는 몇 가지 주제들을 알아본다.

1. 관계의 표상

Edith Jacobson(1954b)은 자기와 대상 관계에 대한 정신적 표상이 대인관계 행동의 결정 요소임을 밝혀냈고, 이제 그 이론은 일반적인 것으로 받아들여지고 있다. 그녀는 표상의 개념이 내부 및 외부 세계의 경험적 영향을 말하는 것이고, 신체적 현실과 상관없이 왜곡과 변형에 중점을 두는 것임을 강조하였다. 많은 이론가들이 그 역할이 주체와 객체

(대상) 모두를 위해 코드화하는 것임을 가정하면서 이 개념을 가다듬었다. 예를 들어 Sandler (1976a, 1987c)는 다른 이에 대한 어떤 인물의 직접 영향이 영향 받는 쪽 사람의 마음에서 특별한 역할을 불러내는 것에 의해서 설명된다는 두 사람 상호 작용 모델을 손질해서 발표하였다. 영향을 끼치는 인물의 행동은 참여자로부터 상호보완이 되는 반응을 이끌어 내는 데 있어서 결정적인 것으로 보인다. 성인 관계에서 이런 식으로 유아식 관계 패턴이 실현되거나 수행된다고 Sandler는 시사하였다. Daniel Stern (1994)과 Boston 정신분석 연구소 동료들 (예: Morgan 1998, Sander 출판 중, Stern 1998, Tronick 1998)은 치료적 변화는 통찰력이나 삽화 기억의 반영 결과에 의한 것이 아니고, 경과 기억 (내재된 기억) 변화 경험의 결과로 일어난다는 이론을 한 단계 더 발전시켰다. Stern은 함께 지내는 법의 구도가 대인 관계 경험의 다양한 측면을 자연스럽게 집약하는 신경계의 명백한 속성이라고 주장한다. Stern (1998)은 이 구도가 내부 작동 모델의 건설을 위한 틀이라는 의견을 내세웠다. 이러한 주장은 검증해야 할 부분이 있기는 하지만, 유아-엄마 상호작용의 미세한 경험이 지속적 구조로 통합되고 안정된 행동 패턴을 촉진할 수 있게 해 주는 역할을 한다고 제시하였다.

2. 인지발달의 관계 상황

애착이론과 정신분석 이론 모두 조기 관계는 심리적 기능을 습득하고 발달시킬 수 있는 결정적 정황을 제공한다고 가정한다. Alan Sroufe (1990)는 상징적 틀을 제안하였다. 유아와 돌보는 이 사이의 조기 상호작용 패턴이 감정 조절을 위한 개개인의 스타일로 정착되고, 상호작용 패턴도 결정하게 된다. 감정 조절은 유아-돌보는 이 상호작용 과정에서 내재화되는 것으로 보인다. Bretherton (1979)과 Main (1991) 양자 모두 상징기능의 발달은 엄마-아기 상호작용의 조화에 절대적으로 의존한다는 의견을 피력하였다. 상징적 인지 능력의 완전한 발달에 필요한 주의력 자원을 자유롭게 활용할 수 있게 되는 것은 안정된 애착 때문이라는 것이 그들의 견해이다.

　여러 정신분석 저자들의 저서에서 정신기능은 일차 대상 관계로부터 내재화 된다는 개념을 찾아 볼 수 있다. 특히 Spitz (1945)는 아이의 동반자를 아이의 내적 능력 발달을 촉진시키고 모든 지각, 행동, 지식을 중개하는 존재로 보았다. 그는 또한 자기 조절의 발달에 있어서 엄마-아기 상호작용의 역할에 대해 특히 의미를 부여하였다 (Greenacre 1952, Spitz 1959). Bion (1959, 1962a)의 안아주기 모델 역시 유아가 돌보는 이를 통해 숙달된 변형기능을 내재화하고, 이를 통해 자신의 부정적 감정 상태를 수용 또는 조절하는 능력을 갖게 된다고 본다. Winnicott (1953)은 유아와 돌보는 이 사이의 일시적 공간 transitional space 내에서 상징기능이 진화된다고 강력히 주장하였다. 그는 다음 세 가지 정황을 포함하는 가정으로 자신의 주장을 뒷받침한다. (1) 내부 세계를 경험하는 것과 관련된 안전감, (2) 유아에서 외부 사건에 대한 관심 (근심)을 신중하게 제한하는 기회, (3) 자발적인 창조적 제스처를 만들어내는 기회. 이러한 매개 변수들은 Bowlby의 안전지대 개념 (1969)과 유사한 것으로 볼 수 있다. 양 측 모두 인지 구조 발전을 유아-엄마 상호작용 기능으로 여긴다.

3. 애착이론과 정신분석에서의 정신화 mentalization

정신화는 정신분석 이론과 애착 이론에서 모두 핵심을 이루는 특수한 상징적 기능이며 두 이론에서 동시에 나타났다. 지난 십여 년간 발달론자들은 상상을 통해 자신은 물론 남의 행동을 해석하는 어린 아이들의 보편적이며 뛰어난 능력을 보고하였다(예: Morton과 Frith 1995). 아이들은 반향 기능 reflective function을 통해 다른 사람의 믿음, 느낌, 태도, 소망, 희망, 지식, 상상, 거짓됨, 계획 등을 생각할 수 있게 된다. 동시에 다른 이의 행동의 의미를 알고 예측하게 되면서, 다양한 자기-타인 표상 세트로부터 융통성 있게 특별한 대인 관계 상황에 가장 적절한 기능을 작동시킬 수 있게 된다. 다른 이의 행동 의미를 탐구하는 것은 의미 있는 자신만의 경험을 분류하고 찾아내는 아이 능력과 결정적으로 연관된다. 이 능력은 감정조절, 충동 절제, 자기 감지, 자기 대리 경험에 결정적 영향을 미친다 (Fonagy와 Target 1997).

반향 기능은 애착과 밀접한 관련이 있다. 미래의 엄마, 아빠가 될 부모가 자신들의 아동기 애착 경험을 설명하면서 정신 상태에 대해 언급하는 빈도를 보면 이 들의 아이들이 훗날 부모에게 안정적으로 애착을 이룰 수 있는 가능성을 상당히 확실하게 예측할 수 있다(Fonagy 등 1991a). 안정애착을 각성 시 혐오 상황 조절을 위한 과정 획득(함축적 기억)으로 본다면(Carlsson과 Sroufe 1995, Cassidy

1994, Sroufe 1996), 아이의 급성 감정 상태를 (압도적인 정도는 아니고) 정확하게 아이에게 투영해 줄 수 있을 때 계속 정보를 얻고 일관성 있는 표상을 형성할 가능성이 높아진다. 따라서 안정애착은 성공적 안아주기와 상당 부분 공통점이 있다 (Bion 1962a). 결정적인 것은 신체적 돌봄과 (상반된 감정을 전달하는 반면 고통을 반사하는 [Fonagy 등 1956]) 대처상황을 반영하는 아기의 정신 상태 감지를 알리는 방법에 있어서 아기를 수용하고 반응하는 엄마의 정신적 능력이다. 안정애착이 성공적인 안아주기의 산물이라면, 불안정 애착은 돌보는 이의 방어적 행동을 유아가 동일시한 것으로 볼 수 있다. 집착형 돌보는 이가 아기의 상태를 과도하게 나타내는 반면, 무시형 돌보는 이는 아이의 고통을 반사하는 데 실패할 수 있다. 어떤 경우든, 아이가 자신의 정신상태 표상을 내재화 할 수 있는 기회는 사라진다. 이 경우 돌보는 이에 대한 친밀감은 반향 기능에 대한 타협의 대가로 유지된다. Bowlby (1969)는 아기가 엄마를 아기 자신의 목표 및 관심거리와는 분리된 엄마 자신의 목표와 관심거리를 가진 존재로 생각하고 이를 고려할 수 있는 능력이 출현하는 발달단계의 중요성을 인식하였다 (368쪽). 경험상 여러 가지 발견들이 애착 안정과 반향기능의 관계를 지지한다. 애착 안정은 기억, 이해, 의사소통 영역에서 초인지기능의 좋은 예측인자가 된다 (Moss 등 1995). 3세 반부터 6세 아동에서 횡단 (Fonagy 등 1997a) 및 종단 (Fnagy 1997, Meins 등 1998) 연구 결과 엄마의 애착 안정이 믿음-소망을 추론해 낼 수 있는 훌륭한 예측인자 임이 밝혀졌다. 그러한 발견을 토대로, 우리는 다음과

같이 주장할 수 있다. 아이의 반향기능, 즉, 정신상태 특성을 자기-타인 관계의 내부 작동 모델로 포함시키는 경향을 획득하는 것은 어린 시절에 일차적 돌보는 이의 마음을 관찰하고 탐색했던 기회 여부에 달렸다. 안정된 아이의 부모는 아이와 가상놀이 pretend play를 하며 놀게 된다. 아이는 이 놀이를 통해 정신세계의 존재를 느끼게 된다.

돌보는 이가 아이 마음을 이해하게 되면 안정 애착에 도움이 된다. 아이의 고통을 어른이 처리해 주고 돌보는 이가 아이 정신 상태를 즉각 읽어내면 내적 상태의 상징화를 조장하게 되며, 상급 감정 조절이 이루어 진다 (Gergely와 Watson 1996). 안정 애착은 마음을 완전히 이해하는 능력이 생기는 데 필요한 견고한 전초기지가 된다. 안정된 유아는 돌보는 이의 정신 상태를 생각할 때 안전감을 느낀다. 반대로 회피성 아동은 남의 정신 상태를 멀리한다. 저항성 아동은 주체간 교류를 배제하기 위해 주로 고민한다. 비조직화 유아는 별도의 범주를 형성한다. 돌보는 이의 행동에 신경을 곤두세우며, 돌보는 이의 정신 상태에 매우 예민하게 반응하지만, 이를 자신의 정신 상태로 일반화 (자기 구조화)하는 데는 실패한다. 따라서 조절이 안 되고 일관성 없는 상태가 지속된다.

애착 이론에서 유래한 이 모델이 전통적 정신분석 이론과 차이점이 있는가? 다음과 같은 이론을 근거로 차이가 없다고 말 할 수 있다. (1) 반향기능 혹은 정신화 개념은 이미 Freud (1911)의 *bindung* 혹은 연결 linking 개념에 나타난다. *Bindung*은 신체적 (즉각적)으로부터 심리적 (연상)으로 연결의 질이 바뀌는 질적 변화를 의미한다. (2) 우울성 태도를 설명하면서 Klein (1945)은 타인의 상처와 고통 인식, 즉, 정신상태의 인지가 필수적으로 수반된다고 강조했다. 그녀가 강조한 것이 파괴적 소망의 개인적 인지라고 해도, 자기와 타인의 의도를 알지 못하고서는 불가능하다. (3) 이미 Bion (1962a, b)의 안아주기에 대해서는 알아 본 바 있다. Bion은 구체적으로 경험한 내적 사건 (베타 요소)이 감당할 수 있는, 생각할 수 있는 경험으로 전환 되는 것 (알파 기능)에 대해 묘사하고 있다. (4) 애착 이론으로부터 나온 이 관계의 변증법적 측면을 인정하는 데 있어서, 그리고 진정한 자기의 출현에 있어서 아기를 돌보는 이가 심리적으로 이해하는 것의 중요성을 인식하는 데 있어서 가장 가까운 이는 아마도 Winnicott (1962a)일 것이다. 생각과 느낌 같은 타인의 마음에서 자기 자신의 감지를 통해 심리적 자아가 발달하게 된다. 아이의 내적 경험을 이해하고 반향을 보일 수 있고 따라서 그에 상응하게 반응할 수 없는 부모는 아이가 실용적인 자기 감각을 세워 나가는 데 필요한 핵심적 심리 구조를 박탈하는 격이 된다. (5) 프랑스 정신분석가들은 주로 경제적 시각에 근거해서 독립적으로 정신화 개념을 발전시켰다. Marty (1968)는 정신적 비조직화를 예방할 수 있는 능력을 갖춘 전의식계의 방어 완충제로 생각했다. 정신화를 드라이브 흥분과 내적 표상과 연결해서 융통성을 만들어 가는 기능으로 보았다 (유동성 fluidity 및 항상성 constancy) (Marty 1990, 1991). 따라서 Marty에 의하면, 정신화는 영원성과 항상성은 물론 연상을 이용함에 있어 거리낌이 없다. 서술 내용은 Bowlby가 안정된 애착을 이룬 아이의 능력을 설명하는 것과 놀랄 만큼 유사하다. (6) 다른 프랑스 정신분석가인 Pierre Luquet (1981, 1988)는 이러한 발달을 따라 발생하는 내적 경험의 재구조화와 다른 형태를 띤 생각의 발달에 대해 논했다. 언어 이론에 대한 저서(Luquet 1987)에서 그는 일차적 정신화(실제로는 정신화나 반향 능력이 없음)와 이차적(상징적) 정신화를 구분하였다. 이러한 형태의 정신화는 감각 자료와 일차적 무의식 공상과 여전히 밀착 연결된 것으로 보이는 한편, 또한 이들 과정을 대표하며, 꿈, 예술, 연극에서 관찰할 수 있다(Bucci 1997). 그의 삼단계 수준은 언어적 사고 verbal thought이며, 이를 신체적 과정과 가장 먼 것으로 여겼다. Green (1975), Segal (1957), McDougall (1978) 등도 비슷한 구분을 했으며, 최근에는 미국의 Frosch (1995), Busch (1995), Auerbach (1993), Auerbach와 Blatt (1996)도 비슷한 주장을 하였다.

따라서 정신상태의 내재적 인식을 반영하는 주체간에 얻어진 추상 개념은 자기 성찰(Bolton과 Hill 1996)과는 차별화되며, 항상 여러 가지 자기 발달의 정신분석적 구도에서 핵으로 자리 잡고 있다. 애착 이론의 관계 구조와 전통적 정신분석 사고의 생산적 통합은 애착이론을 설명하는 데 정신분석 개념을 사용하는 혹은 그 반대의 가능성을 보여준다.

4. 실제 현실과 정신적 현실 사이의 정신화와 복잡한 관계

과거 논문에서 우리는 내적 현실과 외부 현실 사이에서 관계의 정상적 인식이 보편적으로 얻어지는 것이 아니고 오

히려 발달 성취임을 증명하기 위한 임상적 및 실험적 증거
를 찾기 위해 노력했었다 (Fonagy와 Target 1996, Target와
Fonagy 1996). 이는 어린 아이에서 최초 관계에 복잡하게
얽매여 있는 외부로부터 내부를 구분해 내는 두 개의 확실
한 모드를 성공적으로 통합한 결과이다. 정신상태가 표상
으로서의 상태와 관련이 없는 정신적 현실 경험으로부터
정신화하는 능력을 특징으로 갖고 있는 점점 더 복잡한 내
부 세계 시각으로의 정상적 이동을 발달이라고 본다. 여기
서 말하는 정신화란 다른 이들과 자신의 생각 및 느낌을
추측하고 이들이 외부 현실과 (엉성하게라도) 연결되는 것
을 인식하는 것이다. 처음에 아이들 마음이 경험하는 것은
내부 상태와 외부 현실이 정확히 일치하므로 마치 녹음기
같다. 어린 아이들에게 있어서 정신적 사건은 물리적 세상
에서의 사건에 대해 힘, 원인, 의미 측면에서 동등하다는
것을 강조하기 위해 이러한 기능 모드를 우리는 정신적 동
등 psychic equivalence이라고 명명하였다1). 내부와 외부를

---

1. 늦은 감이 있지만, 정신적 동등 psychic equivalence이라는 용어는
   이 책과 과거 논문에서 제안했던 이론들과 중복되는 것으로 보이는
   Segal의 상징적 평형 symbolic equation 개념으로 볼 때는 적절치
   않을 수도 있다. Segal의 주요 개념은 내부와 외부 보다는 영향을
   받는자 signified와 영향을 끼치는 자 signifier의 관계를 만들어낸다.
   Segal은 정신병적 상태에서 종종 관찰 할 수 있는 혼돈 상태에 대해
   논하면서 그 상태에서는 표상의 상징적 특성이 사라지고 상징물과
   그것이 상징하는 것이 동등한 것으로 된다고 하였다. 따라서 바이올
   린 연주는 더 이상 자위행위를 상징하는 의미가 아니라 자위행위 자
   체이다. 우리가 주장하는 정신적 동등은 좀 더 제한된 개념이다. 마
   음 상태의 질적인 면에 관심이 있으며, 동등이라는 용어는 상징물과
   그것이 상징하는 것을 같은 것으로 보지 않는다. 대신 무엇에 대해
   생각하는 것은 실제여야 한다는 가정이다. 이는 절대적 확신을 가지
   고 실재하는 모든 것을 자기가 알고 있다고 생각하는 아이의 가정처

동등한 것으로 보는 것은 불가피하게 쌍방향 과정이다. 어린 아이는 겉으로 보이는 모습과 현실을 동등하게 여길 뿐 아니라(그렇게 보이는 것이 실제 그런 것이다), 외부 세상의 경험이 이런 식으로 왜곡된다는 것을 인지함으로써 공상에 의해 왜곡된 생각과 느낌을 그대로 외부 현실로 투사한다.

어린 아이들은 어떤 생각과 느낌을 완전히 현실이라고 받아들이면서 두려움을 느끼기 때문에 아이는 정신 상태를 파악하는 대체방식을 키워 나간다. *가상 모드 pretend mode*에서 아이는 생각과 느낌을 바깥 세상에 대해 아무 의미가 없는 완전한 상징적 또는 표상적인 것으로 경험한다. 심지어 두 살짜리 아이도 자기가 경찰관인 척 할 때, 자신이 경찰관이 될 수 없음을 안다. 자신이 경찰관인 척 하고 있음을 알아서가 아니라, 아이가 '척하고' 있도록 허용하고 있는 정신적 현실 상태가 외부 현실과 엄격한 분리를 요구하고 있기 때문이다(Gopnik와 Slaughter 1991). 결국 아이의 놀이는 내외부 현실 사이에 연결점이 없다. 아이의 '체'함과 진지한 시각을 동시에 수용할 수 있는 다른 사람과 안전한 밀착을 통해 이 두 가지 모드가 통합되면 외부와 관련은 있지만 내적인 것으로 알려진 정신적 현실을 낳게 된다(Dunn 1996).

럼 일방적인 것은 아니다. 그러나 Segal의 주장과 우리 이론 사이에는 명백하게 중복되는 부분이 있다. 예를 들어 보자. 세 살짜리 아이가 자기 침실 뒤 쪽에 어른 가운이 걸려 있어서 무섭다고 잠을 자러 가지 않는다고 한다. 아이는 그 가운이 단지 옷이라는 것은 알고 있다. 하지만 자려고 하면 옷이 나쁜 사람으로 변해서 자기를 한밤중에 침대에서 훔쳐 내갈 것이라고 한다. 분명 가운은 놀라게 하는 사람과 상징적으로 동격이며, 아이는 그 둘이 같은 것인 양 반응한다.

5. 안전성의 배경과 자기-발전 이론

정신화 출현은 돌보는 이와의 거울 역할 mirroring 관계에서 처음 나타난 것처럼 아이의 일차 대상관계에 깊이 새겨져 있다는 것이 우리의 견해이다. 이 개념은 Kohut (1977), Bion (1962a), Winnicott (1956) 등이 제시한 전통적 정신분석 개념에서의 거울 역할 개념과 약간 다르고, Gergely와 Watson (1996)이 최근 제시한 모델에 훨씬 가깝다. 아기는 자신에게 생각과 느낌이 있음을 매우 천천히 알게 되고 서서히 이들을 구분할 수 있게 된다는 것이 우리의 생각이다. 아기의 내적 경험은 부모에 의해서 의미 있는 관련을 만들어가는 학습을 통해, 즉, 엄마의 표현과 다른 반응들을 통해서 주로 이루어진다. 아기의 감정표현에 대한 이러한 습관적 반응들 덕분에 아기는 내적 경험에 집중하게 되고 구체화되며, 따라서 의미가 부여되고 다룰 수 있게 된다. 일차적 경험 표상은 이러한 몸과 마음 상태의 이차적 표상으로 조직화 된다(Fonagy와 Target 1997). 감정 경험은 궁극적으로 정신화로 자라날 싹이 된다. 단, 최소한 하나의 지속적이고 안전한 애착관계 하에서만 가능하다. 부모가 아이의 정신경험에 대해 생각할 수 없다면 아기 자신에게서 성장할 수 있는 감각의 기본을 박탈하는 결과를 낳는다 (Fonagy와 Target 1995a). 정신분석에서는 친숙한 내용이다. Bion (1962a)은 유아에 있어서 아기의 생각과 느낌에 대한 엄마의 이미지를 반복 내재화하는 것이 어떻게 안아주기를 제공하는지 설명하였다. 젖먹이 아기는 울음, 몸동작, 스트레스에 대한 신체적 정신적 반응을 통해 엄마만이 해석 가능한 비언어적 의사소통을 한다(Joyce McDougall

1989). 이런 식으로 엄마는 아기의 생각 체계로서 기능한 다(169쪽). 적절한 반응은 아기의 신체적 표현의 해석뿐 아니라 아기가 전달하고자 하는 것을 다루기 쉬운 형태로 만들어서 되돌려준다(Winnicott 1956). 이러한 거울 역할 기능이 부재 혹은 왜곡되면 정신세계 내에 내적 경험 표상 이 부실해지고, 따라서 심리적 경험과 정신세계를 담을 수 있는 대체 방식의 필요성이 절박해진다. 그 결과 여러 형태 의 자해 또는 타인에 대한 공격성 형태로 나타날 수 있다 (Fonagy 등 1993a, Fonagy와 Target 1995a).

안정된 관계 혹은 수용적 관계에서 부모는 아기의 감정 적 신호를 해석할 수 있으며, 아기의 고통 뒤에 숨은 정신 상태도 해결책에 반영한다. 아기를 돕기 위한 이러한 반향 이 이루어지려면 거울 역할 및 반대 감정 의사소통의 절묘 한 결합이 필요하다. 대상의 거울 역할 특성을 가장 쉽게 이해할 수 있는 것은 아이와 부모의 가상 놀이 상황이다. 아이의 불안을 수용하기 위해 엄마의 거울 역할 표현은 두 려움과 그와 걸맞지 않는 감정을 합한 반어법적인 복잡한 감정을 나타낼 수 있다. 이러한 의사소통은 한편으로는 걱 정할 게 없다는 의사 표시가 되며, 더 중요한 것은 아기의 경험과 같지는 않지만 같은 형태의 부모 반응은 불안의 이 차 서열(상징적) 표상을 만들어 낼 가능성을 낳는다. 여기 가 바로 상징화의 시발점이다. 언어가 이 과제 수행에 얼 마나 잘 맞는지 논의한 바 있다(Fonagy와 Fonagy 1995). 예를 들면, 말하는 사람 입장에서는 종종 다분히 무의식적 으로 각기 다른 감정 특성을 지닌 두 가지 어조 패턴을 섞 어서 말을 한다. 듣는 이는 표현된 감정을 한 가지만 의식적으로 지각하더라도 양 쪽에 모두 영향을 받게 된다. 아기는 같은 과정을 수없이 겪으면서 달래지거나 수용되는 느낌을 받는다고 볼 수 있다. 부모가 이런 식으로 반응을 할 수 없다면, 엄마는 아기의 고통을 피해가거나 대사되지 않은 채로 거울 역할을 하게 된다. 아이는 엄마의 방어 기제를 내재화하는 경향이 생긴다. 극단적인 경우, 자기-발달 경과는 나쁜 영향을 받게 되고, 취약성은 상당히 부적응 방어를 만들어 내게 되며 정신화에 방해가 된다. 덜 극단적인 경우라도 부모-아이 관계에서 거울 역할이 부적절하다면 두 가지 방식 중 하나에서 성격 발달이 계속 왜곡 될 수 있다. 이는 정신적 현실 경험의 두 가지 초기 모드와 일치한다. 정신적 동등 모드에서처럼 아이의 고통에 대해 경직된 또는 겁에 질린 채 엄마는 아이의 상태를 조절 해 주지 못하고 그대로 되풀이 해 주는 수도 있다. 한편, 엄마가 해리와 유사한 과정을 통해 아이의 감정 반영을 피해 갈 수 도 있다. 이 때 엄마는 아이의 진정한 느낌과 의도를 포함하는 외부 현실과는 무관한 채 다분히 효과적으로 가상 모드를 취할 수도 있다. 엄마가 아이의 고통을 무시하는 수도 있고, 병이나 피곤함으로 간주할 수 도 있다. 아이와 의사소통이 제대로 이루어지지 못하고 변죽만 울리는 것은 아이가 인식하고 사용할 수 있는 의미의 잠재력을 박탈하는 결과가 된다. 이는 부모와 아이 사이에서 신체적 정황에서 느낌을 해석하는 결과를 낳고, 결국 신체 상태가 실제 상황이 된다. 주산기 우울증으로 고생하는 엄마들을 연구한 Lynne Murray (Murray와 Cooper 1997)는 이 산모들이 대체 현실을 제공하는 생생한 사례들을 발표했다. 대

체 현실은 아기의 표현과는 무관하며, 거짓됨과 관련해서
과장되는 것이 두드러진다. 아기는 다른 사람 마음에서 자
기 마음 상태를 인식할 수 있는 해석을 찾아 낼 수 없고,
그러한 상태의 상징적 표상을 얻을 수 있는 기회를 잃는
다. 정상적으로는 이러한 종류의 상징화를 통해 아이들이
부분적으로 감정통제를 성취한다. 아기 감정의 표상은 그
에 대한 엄마의 반향을 포함한 조절과 점차 관련된다. 반
향은 분명히 원래 느낌과 관련되지만 똑같은 것은 아니다.
아기는 엄마의 조율된 반응을 자기 스스로의 느낌에 배치
하고, 감정이 실린 상징적 놀이를 통해 감정적 및 생리적
반응을 결합하는 것을 서서히 배운다. 이는 임상적으로 다
음과 같은 의미가 있다. 자기의 감정 상태를 인식할 수 있
는 이미지로 돌려받지 못하고 변형된 이미지로 받은 아이
는 훗날 공상으로부터 현실을, 그리고 정신적 현실로부터
신체적 현실을 구분하는 데 문제가 생길 수 있다. 그렇게
되면 아이는 감정 표현을 신호 (의사소통)를 통해서 하기보
다는 도구 (속임수)로 사용하는 수밖에 없다. 이렇게 감정
을 도구로 이용하는 것은 경계성 환자들이 그들 자신의 신
체 또는 다른 이들과의 관계에 대한 물리적 행동을 통해
생각이나 감정에 대처하고 표현하는 경향의 핵심적 측면이
다. 이를 이해하는 데 중심이 되는 것은 감정의 이차적 표
상이 지연 혹은 결여 되면 아이의 정신적 현실 발달을 억제
한다는 사실이다. 마음을 경험하는 두 가지 원시적 모드의
통합 (동등과 거짓됨)은 정상적으로는 두 살에 시작해서 5~
6세경에 부분적으로 완성된다 (Target와 Fonagy 1996). 우
리는 이 통합을 정신화의 성취로 생각한다. 이 내용은 여

러 가지 표제 하에 정신분석 문헌에서 다루고 있다 (Lecours와 Bouchard 1997).

신체나 정신상태의 물리적 분리를 인식한다고 해서 곧바로 정신 상태를 다른 사람과 동일시하거나 다른 사람 덕분으로 돌리는 능력으로 연결되는 것은 아니다. 심리적 자기 경계에 관한 한 대상의 소망이 자신의 소망과 같다고 가정하는 것은 유아기, 걸음마기, 심지어 3-4세에서도 관찰, 확인 할 수 있다. 성질 꽤나 부리는 네 살 된 남자애가 엄마에게 더 이상 엄마랑 같이 잘 수 없다고 한다든가 생일잔치를 안하겠다라고 경고한다. 심지어 (파워레인저에 나오는 멋진 모델인) 메가조드 Megazod 마저 싫다고 한다. 아이는 엄마의 소망이 자기와 같고, 박탈로 인한 상실감도 자기만큼 클 것이라고 생각한다. George Moran에게 치료받은 경계성 아동은 George가 배고프냐고 물으면 분석가에게 음식을 내놓는다. 자기의 정신 경계는 발달 과정 동안은 물론 어른이 되서도 투과성이 있다. Sandler (1992)는 지지적 공감 제스처로서 일차적 동일시의 중요성을 강조했다 (예를 들면 누군가 미끄러지는 것을 보면서 자세를 고치는 것). 정상적으로 이러한 경험들은 한계가 있으며, 전의식적이며, 지각 초기 단계에 국한된다. 그럼에도 불구하고 이들의 존재는 자기 지식의 기초가 되는 주체간 상태의 중요성을 강조한다. *성숙한 아이에서 자기의 핵심에 존재하는 것은 반향의 순간에 있는 타인이다.* 정신표상의 정신표상은 내부 상태와 일치하는 대상 이미지이지만 그들과 똑같지는 않다. 표상들은 상징적 연결을 형성하고 대상의 물리적 부재시에도 아이가 자기 표상을 계속 형성할 수 있

도록 충분히 안정적이고 일관성 있는 아이의 자기 요소들
을 공유한다.

6. 정신적 현실의 두 가지 유형 통합을 저지하는 외상의 역할

외상은 경계성 상태의 정신증상 형성에 지대한 영향을
끼친다 (Johnson 등 1999). 애착 인물이 아이에게 해를 입
히면 외상은 앞 서 기술한 발달과정을 방해한다. 심하게
학대 받은 아이들에게서 다음 중 한 가지 이상의 증거를
찾아 볼 수 있다. (1) 내부 현실을 경험하는 정신적 동등
모드 지속, (2) 가상 모드 (해리)로 계속 전환하려는 성향,
(3) 자신의 정신 상태와 대상의 정신 상태를 반영함에 이어
서 부분적으로 불능. 이러한 사고방식은 성인기까지 지속
되며, 경계성 성격장애 증상에서 중요한 역할을 담당한다.
학대당하는 아이는 부모의 느낌이 무시무시한 반향을 불
러 오다 보면 앞뒤가 맞지 않아서, 부모의 표현을 단지 정
신적 현실만을 가리키는 것으로 받아들일 만큼 여유가 없
다. 정상적으로 두 살에서 네 살짜리 아이라면 자신의 내
부 상태와 외부 세상 사이의 불일치를 또는 다른 사람들의
마음 상태를 알게 된다. 그러나 위협에 처했거나 실제 외
상을 입은 아동은 내부와 외부 사이의 차이를 알아차릴 수
있는 기회가 적어진다. 외부 세상과 신체적 및 정서적 위
험에 계속 눈길을 밀착 유지 시킬 필요가 있으며, 그러다
보면 내부 세상에 눈 돌릴 여유가 없다. 정상 상황에서는
사건이나 느낌을 감추는 것 보다는 사물을 보는 방식에서
한 가지 이상을 아이에게 전달함으로써 현실의 놀랄 일로

부터 부모가 아이를 보호할 수 있다. 아이가 부모의 화난 모습이나 놀란 모습을 볼 수 있다. 이 때 부모가 아이의 경험을 인식할 수 있다면, 또한 그 두려움이 적절치 못하다는 것을 알려 줄 수 있다면 아이는 안전하다. 하지만 학대 받는 경우에는 아이가 안전하지 못하다. 수용을 위해 자신감을 주기 위한 그 어떤 의사소통도 제대로 되지 않고, 더 나아가 내부 현실을 신뢰할 수 있는 아이의 능력도 망가진다. 따라서 학대는 불가피하게 정신적 동등 모드 기능을 강화시킨다. 대상의 내부 세계를 이해할 수 없고 무섭고 고통스럽기도 하기 때문에, 학대 받는 아이는 물리적 세상에 우선적으로 참여하도록 강요당하며, 재미있는 것들을 믿지 않게 되고, 전반적으로 내부 세상을 의심하게 된다.

하지만, 아이와 가상 모드로 들어 갈 수 없는 부모가 항상 아이를 학대하고, 무시하고 또는 정신적으로 장애가 있는 것은 결코 아니다. 부모 입장에서 가장하는 태도를 취하는 능력이 아이가 자신의 투사를 수용된 것으로 경험하는 데 필수적인지 저자들도 심사숙고하고 있다. 아동기를 비교적 평안하게 보낸 아이들에서도 학대 받은 아이들의 특징을 자주 발견할 수 있는 것도 바로 그 때문일 것이다. 부모가 아이에게 정서적으로 도달하는 것이 어려울 수도 있다. 그렇게 되면 아이가 자신의 핵심감각을 형성하기 위해 내재화 할 필요가 있는 부모 마음속에 있는 자신의 내부 세계 이미지는 형성할 수 없게 된다. 게다가 어떤 부모들은 무의식적으로 마음 상태를 내보이기도 한다 (증오, 가학성, 혐오). 이런 상태가 넘쳐난다면 심리적으로 학대의 형태를 띨 수도 있다. 왜냐하면 아이는 부모의 태도에 포함된 자신의 이미지로부터 겁을 먹기 때문이다. 명백하게 학대 받은 아이들과 마찬가지로 이들도 불가피하게 괴롭힘을 경험한다. 아이에게 있어서 가장 당황되는 점은 돌보는 이에게서 자신을 향한 명백한 악의를 가진 의도를 보게 되는 것이다. 아이는 의식으로부터 자기 자신 및 남들의 생각과 느낌에 대한 모든 사고 내용을 제외하는 것 이외에는 이로부터 보호 받을 수 없다. 따라서 학대 받은 아이는 자라면서 마음을 두려워하고, 마음 상태를 알게 되는 것을 거부하며, 이러한 경과에서 불가피하게 생긴 부산물로서 정신적 동등을 지속하게 된다.

더욱이, Main과 Hesse (1992)가 지적한 대로, 놀라게 하는 것을 부모가 놀라는 것으로 경험한다면 아이에게는 거의 분열성으로 작용한다. 이렇게 작동하려면 최소한 두 가지 과정이 필요하다. 첫째, 이 초기 단계에서 유아는 대상을 자기의 일부로 감지하기 때문에 아이는 자신의 정상 상태가 위험하거나 심지어 최악이라고 가정하는 경향이 생길 것이다. 왜냐하면 부모의 놀라게 하는 행동과 관계있기 때문이다. 예를 들면 아기는 너무 좋아서 엄마의 젖을 물어 버릴 수가 있고, 엄마는 이에 대해 화를 내거나 아주 싫어하는 반응을 보인다. 그런 경험이 자주 있다면 아기는 자기 마음 상태를 이해함에 있어서 비조직화 된 효과를 기대할 수 있다. 즉, 큰 기쁨은 분노 및 거부와 같게 된다. 둘째, 아이는 자신에 대해 돌보는 이가 갖고 있는 이미지를 놀라게 하는, 통제 불능의 인간, 즉, 엄마 자신의 과거에 있었던 학대 인물의 잔재로 감지할 수 있다 (흥분해서 젖을 무는 아기는 엄마로 하여금 두려움이나 쇼크로 반응토록 한다). 이는 아기 자신의 이미지를 수용 불가한 그리고 혼란스런 부분으로 내재화한다. 이전에 Rebecca 사례에서 이 과정이 재현되는 것을 논한 바 있다(Fonagy와 Target 1996).

또한 외상 경험 후에 가상 모드로 전환하려는 성향이 나타나면 느낌, 생각, 믿음, 소망 표상을 포함한 기능이 붕괴된다. 더 이상의 외상을 피하기 위해 주위 사람들의 생각과 느낌을 즉각적으로 추측할 필요가 있기 때문에 외상 경험 아동 중 일부는 자라나면서 정신 상태에 확실히 과민해진다. 부분적으로는 마음에 대한 피상적이며 매우 지엽적인 거짓 지식도 생겨나서 특별한 위험 신호를 세밀하게 점검하고 깊은 의미의 반영을 피한다. 대체로 심리세계 전문가는 자신의 내적 상황에 대한 인지를 통해 발전한다. 그런 경우 분석가는 환자들이 자신들의 심리를 조작할 수 있음을 예상해야 하며, 그들의 자아에 대한 이해, 반영, 통찰력이 어느 정도 변화되고 만들어진 부분임을 이해해야 한다. 그러나 이렇듯 극도로 활동적인 정신화 hyperactive mentalizing는 실제라고 느낄 만한 내외적 경험과 단단히 연결되어 있지 않고 가상 모드에서 발생한다. 그런 사람들이 정신치료를 받는 경우처럼 특별한 사례에서는 지나치게 분석적 정신화 형태가 발달한다. 이는 궁극적으로 부정확하고 비효과적이며, 다른 사람과 깊고 진지하게 사귀는 것을 가로막는다. 이 가능성을 인식하고 이렇듯 가짜 반향의 기능을 알고 있는 것이 이런 사람들을 치료하는 데 결정적이다.

그러나 가장 흔한 것은 아이들을 분별없이 다루거나 무시해서 정신화를 거부하고 반영을 부정하게 되는 것이다

(Fonagy 등 1997b). 이는 단지 결핍으로서가 아니고 외상 상황으로부터 아이가 거리를 두고자 함을 돕는 적응으로 이해해야 한다. 정신화의 제한이 원래는 적응성이었다고 해도, 이러한 제한된 능력과 훗날 외상 취약성 사이에는 분명하고 힘 있는 연결이 있다. 자기 반응과 마찬가지로 가해자의 정신상태 반영 불능 때문에 원래 외상경험 해결 혹은 이어지는 공격에 아이가 대처하는 데 차질이 생긴다. 반대로 정신화는 초기 역경을 이겨 낼 수 있는 개인의 자기주장 능력의 중요한 요소이다 (Fonagy 등 1994). 따라서 외상과 정신화 사이에는 두 방향의 발달 관계가 있다. 외상은 외부 사건과 관련된 느낌과 (정말인 것처럼 느껴지는) 생각을 가지고 놀고자 하는 아이의 의지를 해칠 수 있다. 동시에 내부 구조화의 충분한 정신화 모드가 결여되면 정신적 현실의 표상을 이루어 낼 수 있는 조절이 없는 상태에서 외상을 계속해서 반복하려는 성향이 생겨난다.

7. 관계 패턴의 경직화와 표상 체계의 무감각 상태

우리는 내부 및 외부 세상을 모두 더 의미 있게 만들어서 사람들에게 이익을 주는 반영 능력의 발달 방법에 대해 과거 논문에서 기술 한 바 있다 (Target와 Fonagy 1996). 이 책에서는 정신적 현실을 경험하는 정신화 모드의 기초를 정상적으로 형성하는 내부 경험의 표상화의 초기 형태들을 부적절하게 통합하는 데서 생기는 경계성 정신병리의 일부 측면을 기술하고자 한다. 여기서 가장 중요한 단일 인자를 꼽는다면 질적으로 경직됨이다. 이는 내부 표상세계, 자기 경험, 타인과의 관계에 스며든다. 경계성 환자에서 세상을 보는 특이성, 관계를 맺는 특별한 방식은 습관적 방어 패턴과 관련된 것을 지나서 완고함과 관련이 있으며, 치료적 변화가 일어나는 데 주요 장애물로 남는다. 다른 환자들처럼 이들 개인도 분석 관계를 자신들의 무의식적 기대에 순응하도록 구조화하지만, 경계성 환자들은 이러한 기대감을 완전히 현실로 경험하기 때문에 대체 견해가 있을 수 없다. 끈질기게 지켜온 현재 구도와 외부 현실이 맞지 않는 그런 순간에는 공허감만 있다.

행동과 대인관계가 엄격하게 제한된 것처럼, 내부 경험도 마찬가지다. 경험을 총체적으로 놓고 볼 때, 일부만이 등록되어 있고 느껴 본 것이며 종종 자기 경험의 불연속성으로 이어진다. 정신세계를 위한 표상 체계의 융통성이 결여된 결과, 개인은 도발 provocation과 행동화 enactment 이외에 다른 방법으로는 정신적 경험을 유발할 능력이 없다. 걱정이나 관심 같은 비교적 단순하고 흔한 주관적 상황도 다른 사람에게 그러한 상태를 일으켜서 경험하지 않고는 경험할 수 없다. 여러 학자들이 섭식장애와 자해의 형태에서 조작적 측면을 기술하였으나 (Bruch 1982, Main 1957), 대부분 자기의 견딜 수 없는 부분의 투사 혹은 투사적 동일시 수준이거나 또는 대인간 의사소통의 일부로서 기술하였다. 여기서 우리는 약간 다른 시각을 강조하고자 한다. 반영과 유사한 내적 경험의 창조이며, 이는 정상적으로 정신 내적이며 대인관계의 상호작용을 통해 형성된다. *안으로부터 그들 자신을 느낄 수 없다면, 그들은 외부에서 자기를 경험하도록 강요받는다.*

그러한 경직성의 중요한 측면은 정신적 현실을 경험하는

우세한 모드로서의 정신적 동등의 존속이다. 그러한 환자
에서 분명한 경직성의 상당부분은 정신적 현실에 쏟고 있
는 비중 증가 측면에서 이해할 수 있다. 정신적 경험을 상
징적 방식으로 표현할 수 없을 때, 생각과 느낌은 직접적
이고 때로는 파괴적 영향을 미친다. 이를 피해가기 위해서
는 강력하고 원초적인 방어적 움직임으로만 가능하다.

> 과거 논문(Fonagy 1991)에서 상세히 기술했던 젊은 경계
> 성 남자 환자는 분석 시간 초반에 오랜 시간 침묵에 잠기기
> 일쑤였다. 침묵을 깨뜨리기가 힘들었고 설명할 수도 없었다.
> 어느 때인가는 분석가가 약속 시간보다 이 분 정도 늦은 것
> 이 발단이 되어 일주일 이상 입을 열지 않기도 하였다. 분
> 석가를 벌주는 것, 배제감을 반복하는 것, 이해 받지 못한다
> 는 느낌, 과정 상 의사소통 좌절 등으로 해석해 보았으나
> 교착 상태를 깨는 데 실패했다. 결국 이번 지각 경우나 다
> 른 많은 경우, 분석가의 지각은 환자 마음속에 돌봄이 부실
> 하고 믿을 수 없는, 심지어 제 정신이 아닌 사람으로 이미
> 지를 만들어낸다. "당신 정말 전문가 맞아, 제대로 치료도
> 못하는 돌팔이야, 당신도 알지" 그 때 환자 생각에 분석가는
> 완전히 안전과는 거리가 먼 사람이다.

이 이미지에 관한 한 거의 예외가 없었으며, 환자는 이
생각에 끈질기게 집착하면서 반대의 상황을 나타내는 똑같
이 확실하게 경험된 다른 경우들에 대해서는 전혀 생각해
보려고 하지도 않았다. 주목할 것은 각각의 시각이 완전히
다른 것으로 바뀌는 범위이며, 각각은 더 이상 논의가 필
요 없을 정도로 분명하다. 이는 현실에서 놀이하는 능력의
결핍이 기본이다. 환자는 어떤 생각에 매료되고 이를 명확

한 현실보다 정신적 현실로 경험하는 것이 불가능하다. 이를 기술적으로 다룰 수 있는 유일한 길은 그것을 받아들이는 것이다. 이 단계에서 환자가 갖고 있는 분석가 상을 유발하기 위해 시도하는 해석은 불가피하게 환자의 마음과 정상에 대한 공격으로서 지각된다. 의식적으로는 종종 이를 감지하지 못하더라도, 비전문가적이고 돌봐 주지 않는 돌팔이 역할을 받아들이고 환자 현실로 들어감으로써 접근이 가능해진다. 환자들은 그들이 접촉했던 다른 이들이 더 많은 어려움을 갖고 있기 때문에 문제에 부딪힌다. 이것이 바로 그들이 분석을 필요로 하는 이유이다.

이 견해의 경직성은 전이 관계에서만 발생하는 것은 아니다. 분명 밖에서 환자가 사람들을 다룰 때 매우 흔히 어려움을 일으키는 원인이 되었다. 분석 초기에 환자는 거스름돈 때문에 가게 점원과 격론을 벌였던 사건을 보고했다. "그 여자가 날 속이려고 한 걸 내가 알았단 말입니다. 내가 오 파운드를 냈는데, 글쎄 이 웃기는 여자가 30페니만 거슬러 주는 거예요. 80페니를 거슬러 줘야 하는 데 말이에요. 계속 80페니를 줬다고 우겼지만 그 여자가 고의적으로 50페니를 가로 챘다는 걸 다 알아요." 그의 설명을 분석적 기준으로 볼 때 재미있는 것은 단순히 그가 그녀를 이해하는 데 있어서 분명한 전지전능감을 보이고 있으며 (예: 내가 알았단 말입니다), 전이상 분석가에게 배신감을 갖고 있는 것이 아니라, 다른 시점에서 생각해 보는 능력이 없다는 점이다. 몇 년의 분석 기간이 지난 뒤 이 삽화를 놓고 그는 다음과 같이 말했다. "내가 옳다는 것 이외에는 다른 가능성을 몰랐어요. 내가 그것을 알기를 원치 않았던 것이 아니라 그런 일이 존재 하지 않았을 뿐이에요."

애착이론 안에 있는 정신분석적
사고방식의 재발견

서로 다른 주제 영역에서 각각 나타나는 개념 사이에서 평행선을 이끌어 낸다는 것 자체가 처음부터 무모한 계획이 아닐 수 없다. 사회학에서 *애착 개념*(Hirschi 1969)은 개인을 사회 구조로 통합하는 것을 말하며, 대인 관계 수준으로 개념을 축소하는 것은 어려운 일이다 (Fonagy 등 1997d). 임상 관찰에 근거하여 애착 연구에서 발생한 개념을 정신분석 사고방식으로 연결시키려 하면 같은 문제가 생긴다. 이 문제는 대부분 정신분석 이론의 다양성 (Sandler 1983) 과 정신분석이 근거로 삼고 있는 임상 증거의 복합 관계 (Hamilton 1996) 때문에 더 복잡해진다. 또 다른 문제가 있다. 애착 이론가들의 관찰은 최소한 유아기에는 실험적 연구에 근거하며, 성인기 연구는 비교적 구조화된 상황 (면접이나 질문지)에 의존한다. 진료실에서 자유 연상을 통해 나타난 인간 행동 결정 변수들이 통제된 실험실 상황하에서 보이는 변수들과 같을 것인가 하는 것은 입증되지 않았으며, 가능성이 없을 수도 있다 (Fonagy 1982). 따라서 실험실 및 임상 관찰 행동 현상 사이의 유사성은 정신적 경과 수준에서만 가능하다. 실험실 연구는 임상 상황에서 관찰하게 되는 현상을 낳는 심리 기전을 찾아내는 데 도움이 될 수 있다. 이 이론은 애착이론과 정신분석 이론 사이의 관계에도 적용할 수 있다. 애착 연구자들이 이론을 발전시키는 데 도움이 된 진료실에서의 관찰이 있을까? 반대로, 임상 세팅에서 나온 정신분석적 이론을 토대로 개념을 확대하는 데 유용했던 애착이론으로부터의 관찰은 어떤 것이 있을까? 두 질문에 대한 답을 찾아보자.

1. 애착 개념

정신분석가가 애착 현상과 거의 유사한 현상을 묘사하면서 다른 용어로 설명하는 것을 흔히 볼 수 있다. 가장 좋은 예가 Erikson (1950)의 기본 신뢰에 대한 설명이다. 역동이론에 근거해서 Erikson은 사람이 육체적 및 정신적으로 대상을 붙들고 매달리는 사회적 양식에 중점을 둔 패턴을 확립토록 하는 삶에 대한 결합적 incorporative 접근을 기술하였다. Erikson (1950)은 기본 신뢰란 주어진 것을 받아들이고 수용하는 능력이라고 정의하였다 (58쪽). Erikson의 저서 (1959)를 잘 읽어보면 Erikson식 용어로 애착 안정성 분류를 설명해 놓았음을 알 수 있다. 그는 기본 신뢰의 결정 인자를 고려하면서 일차 돌봄이로부터 편안함을 받아들여 수용하는 것에 의존하는 것을 기술하였다. 불신 (불안정 애착)은 편안함을 수용하는 능력이 없기 때문 (저항)이거나, 움츠림이나 극심한 입 다물기, 음식 및 안락함 거부, 친구 사이에 신경 쓰지 않기 (56쪽) (회피) 때문이다. 근본적으로 기본 신뢰는 애착 개념이라는 몇 가지 다른 지적이 있다. (1) 기본 신뢰는 구강기 충족이나 사랑 표시보다는 엄마 상관관계의 질이 중재하는 유아기 경험으로부터 유래하였다 (Erikson 1959, 63쪽). (2) 기본 신뢰의 실패는 건강한 성격의 반대가 되는 선행 사건이다 (Erikson 1964). (3) 정신적 표상의 일관성 개념은 기본 신뢰가 세대를 지나 전달될 수 있는 방식의 핵심이다 (일관성 있는 인간으로서 사람을 돌보는 경험 [Erikson 1964, 117쪽]). (4) 엄마의 민감도는 기본 신뢰의 핵심 결정 요소로 보인다 (Erikson 1950). (5) 불침입 엄마노릇 (Nalatesta 등 1986)을 엄마가 노력하는 조절 정도 시각에서 Erikson이 기술한 반면, 상호작용의 동시성 (Isabella와 Belsky 1991)은 Erikson 학파의 상호 조절 혹은 상호 의존과 비슷하다 (58쪽).

Erikson의 생각과 Bowlby의 관찰 사이에는 분명히 중복되는 부분이 있다. 하지만 Erikson이 애착 이론 개념에 도달했던 유일한 정신분석가는 아니다. 애착 이론의 공공연한 적군으로 알려진 Anna Freud는 전쟁시 분리가 아이들에게 미치는 영향을 설명하면서 분명히 애착 행동을 기술하였다 (A Freud 1941~1945, A Freud와 Burlingham 1944). 좀 더 최근 예를 들면, Sandler (1960a, 1985)가 제시한 안전을 유지하기 위한 타고난 소망 기술은 Bowlby가 애착에 대한 선천적 성향을 강조한 것과 비슷하다. 안전의 배경은 안정된 기지 개념과 현상학적으로 동등하다. 역설적이지만 학대 받은 아이가 학대하지 않는 인물을 마다하고 학대하는 돌봄이와의 접촉을 추구하는 이유는 다음과 같이 설명이 가능하다. 즉, 학대하지 않는 사람에 대한 경험은 생소하고 익숙지 않은 반면, 학대하는 이는 예측 가능하고 익숙하므로 훨씬 더 안전감을 느낀다.

Klein의 편집-분열성 태도 (1935)와 불안정 애착 사이에도 유사점이 있지만, 덜 분명하며 잠재적으로 꽤나 이론의 소지가 생길 수 있다. 편집-분열성 태도에서 돌보는 이에 대한 관계는 피해적인 관계와 이상적인 관계로 갈라지고 조각난 모습으로 비춰지며, 자아 (자기)도 비슷하게 분열된 것으로 가정한다. 우울성 태도에서만 아이는 부모에 대해 사랑하는 측면과 미워하는 측면을 발달시킬 수 있는 것으로 보이며, 그 결과 자기의 통합을 이룰 수 있다. 어른의 불안정 애착 기술 내용(Main과 Goldwyn 1995)을 보면 Klein학파에서 편집-분열성 태도를 기술한 내용과 밀접하다는 느낌을 받게 된다. (1) 특히 애착 인물의 이상화 및 중상모략이 특징인 무시형 범주에서 어의적 기억과 삽화적 기억의 분열. (2) 관계 기술 시 일관성 결여 혹은 부조화는 편집-분열성 태도를 특징짓는 정신적 표상의 불안정성을 암시 한다(Klein 1935). (3) 돌보는 이에 대한 사랑과 증오의 균형, 결정 인식과 수용은 안정 애착을 나타내며, 우울 태도에서 모든 대상 감지가 특징인 마음 상태를 말한다 (Klein 1935). (4) 안정 애착은 대인 갈등을 초래하는 것에 대한 개인의 회상과 인식 및 이야기상에서 나타나는 생각과 느낌을 모니터 하는 능력이 대체로 향상 되어 있음이 특징이다. Klein의 견해에서 유사한 것은 우울성 태도의 시작이 부모를 사랑하고 미워하는 아이의 능력을 발견하는 때이며, 이 시기에 아이는 죄책감 경험을 하게 된다는 것이다 (Klein 1929). (5) 안정 애착 인물의 이야기와 대화 내용은 무수한 상징적 능력을 반영하며, 이는 우울 보상의 상징화 연상과 관련 있는 것이다 (Segal 1957). (6) 현대 Klein학파의 저술가들은 우울성 태도의 중요 관점을 아동의 정신적 분리 성취로 보며, 이를 독립 개체로서 대상지각과 연결시킨다 (Quinodoz 1991, Spillius 1992, Steiner 1992). 돌보는 이의 독립 기능을 아이가 지각하는 것과 같은 내용을 Bowlby도 관찰한 바 있다 (1973).

이상의 내용에서 시사하는 바는 불안정 애착 개념과 편집-분열 상태 개념 사이의 이종동형 isomorphism이라기보다 불안정 애착 성인의 모습이 Klein학파에서 말하는 편집-분열성 특성과 종종 일치할 수 있다는 내용이다. 예를들어 보자. 불안정한 성인에서 편집-분열성 사고가 두드러진다면, 안정보다는 불안정 상태가 이 사람의 기본 애착태도임을 암시한다. Klein학파의 견해는 안정과 불안정 모드를 때때로 빠르게 오가는 정신 기능 모드로서의 애착 안정에 대한 접근 방식을 강조한다.

2. 애착 분류

정신분석 임상에서 사용하는 행동 및 대인관계 표상 패턴의 기술 방식은 성인 애착 분류와 상당히 일치한다. 애착 이론과 다른 시각을 가진 정신분석 모델은 개인의 차이를 중개하는 기전에 눈을 돌리기 때문에 그러한 일치 가능성은 중요하다.

Rosenfeld (1964, 1971a, b)는 민감한 그리고 둔감한 자기애 패턴을 구분했다. 이 이론의 임상적 측면은 집착형 대 무시형 성인 애착 범주를 닮았다. Rosenfeld 이론 구조에 의하면 무시형 애착 패턴은 부적절함을 감지하면 다른 이에게 쌓아 두는 경향 특성이 있음을 알 수 있다. 이 때 투사성 동일시의 도움을 가정한다면, 다른 이들이란 자기의 조절 하에 있는 것으로 경험되는 인물들이다. 집착형 애착은 정신분석에서는 다른 이에게 감당하기 어려운 취약함을 느끼게 되는 의존성 감각과 연관된 것으로 나타나고, 개인의 무력감을 무시하는 것으로 보이는 확실성에 대해 분노에 찬 공격을 계속함으로써 피해 간다. 애착 분류에 익숙한 이들은 이러한 기술 내용이 집착형 및 무시형 분류에서 각각 분노형 (E2)과 중상모략형 (Ds2) 소분류만을 포함하는 것임을 알 수 있다.

Balint (1959)는 ocnophilic과 philobatic 태도에 대한 기술에서 회피성 무시형 대 저항성 집착형 패턴을 이해하기 위해 대체 모델을 제공하였다. 무시형 philobat는 애착을 싫어하는 사람으로 보이지만 애착 사이의 공간을 사랑하며, 대상에 투자 하는 것보다는 자신만의 자아 기술에 투자하기를 선호한다. 집착형 ocnophile은 새로 나타난 대상에게 의존도를 높임으로써 불안을 막아 내며, 결과적으로는 우유부단함이 강화된다. Ds 애착 범주는 Modell (1975, 1984)의 자기애성 성격장애 구조와 비슷하다.

정신분석 이론은 유아기 비조직화 애착 패턴을 이해하는 데 도움이 된다 (Main과 Solomon 1990). 비조직화 애착 아동들은 취학 전 연령기 (Cassidy 등 1989)와 초기 학동기 (Main과 Cassidy 1988)에 돌보는 이와 관련해서 지배하려는 행동이 유난히 두드러진다. 유아기 때 애착이 비조직화된 아이들은 분리-재결합 상황에서 대상과의 관계에서 지배하려는 모습을 보이고, 때로 부모에게 확실히 생색을 내는 또는 모욕적인 태도로 대한다. 비조직화 애착은 부모들의 미해결 외상 (Main과 Hesse 1990), 아이 시절 학대 경력 (Carlsson 등 1989), 엄마의 우울증 (Radke-Yarrow 등 1985), 부모의 물질 남용 (Rodning 등 1991)과 연관이 있는 것으로 알려져 있다.

그러한 박탈에 노출된 아이들은 감당할 수 없을 정도로

혼란스럽고 적대적인 돌봄을 여러 차례 경험하게 되고 흔히 통합이 불가능한 돌보는 이의 이미지를 내재화한다. 따라서 자기 구조는 대상에 대해 조각나고 금간 이미지를 결합해서 형성되고, 아이는 일관성 경험을 유지하기 위해 외향화 하게 된다. 더 앞선 이론가가 없다면, 이 생각은 Edith Jacobson 시절까지 거슬러 올라간다(Jacobson 1964). 투사적 동일시 과정은 그러한 아이들의 행동을 일관된 자기로서 자신들을 경험하고자 시도하고 다른 이에 비해 자신들을 동화 불가한 이질적 존재로 여기는 것으로 잘 묘사한다. 그들은 다른 이의 행동에 대해 다소 미묘한 조작적 통제를 통해 이러한 착각을 확인하고, 외부 존재로서의 자기의 이러한 이질적 측면의 감지가 유지될 수 있음을 확신한다(Fonagy와 Target 1997).

13장
정신분석적 통찰의 유익함

  애착이론에 대한 정신분석적 비판이 모두 틀렸다는 주장
은 터무니없는 것이다. 여러 가지 주요 측면에서 정신분석
이론은 애착 이론이 제공할 수 있는 내용을 상당히 앞서간
다. 정신분석 이론과 애착 이론이 좀 더 완전한 통합을 이
루기 위해서는 애착 이론 연구자들이 이러한 불일치에 초
점을 맞추고 정신분석 이론과 상응할 수 있는 방향으로 이
론을 다듬어 가야 한다.
  정신분석적 시각에서 볼 때 현재 애착 이론의 결점은 무
엇인가? 첫째, 아이가 외부 세계를 지각할 때 생기는 체계
적 왜곡에 대해 애착이론은 좀 더 관심을 쏟아야 한다. 돌
보는 이의 행동을 각 유아마다 다르게 경험하고 받아들이
기 때문에 실제 경험과 그 표상의 관계는 상당히 복잡하다
(Eagle 1997). 예를 들면 돌보는 이가 두 형제(자매)를 대
할 때 생기는 작은 차이(공유할 수 없는 환경) 같은 정황
요인으로 이런 효과의 일부를 설명할 수 있지만, 아이의
공상, 감정, 갈등 같은 내부 상황에 따른 지각 왜곡도 일부
역할을 한다.
  둘째, 특별한 관계 구조화의 주도권을 다투느라 내부 작
동 모델들이 가끔 문제가 된다. 일부 모델은 다른 것보다

의식으로의 접근이 용이하므로 이들도 서열이 있는 것 같다. 이 모델이 단지 과정으로만 받아들여진다면, 즉, 명백하기보다는 암시적이라면 일부는 연령에 적합한 발달을 이루고 일부는 미숙하고 퇴행적 관계 방식을 보이는 등 개인의 발달 적합성에 따라 달라질 수 있다. 흥미로운 사실은 애착 이론의 발달 차원에 제한이 있다는 것이다. 성인의 회피 발현이 청소년 수준에서의 애착 발현과 차이가 있어야 하는 것은 자명한 일이며, 아이의 표상 체계의 성숙 분화도에 따른 예측 가능한 발달 변화보다는 이러한 발현 사이의 연속성 확인에 초점을 맞춘다. 프로이트 (1900) 이후, 정신분석적 발달론자들은 자기, 대상, 대상관계의 표상들이 어떻게 발달과 더불어 발전하는지 항상 궁금해 했다 (Freud 1965, Jacobson 1964, Mahler 등 1975). 내부 구조 모델은 형성될 당시 우세했던 기능 관계 및 모드에 따라 특징을 갖게 된다. 대인 관계 인식 정도 또는 한 개인이 보이는 자기-타인 차별화는 애착 등급 인자가 되지만 또한 표상 모델의 발달 정도 척도가 된다.

세 번째로 관련된 발달 주제는 애착 분류의 비연속성이다. 애착 이론가들은 그러한 비연속성을 환경 변화 차원에서 생각하기를 선호한다. 환경변화가 왜 애착체계에 한결같이 영향을 미치는지는 거의 궁금해 하지 않는다. 정신분석가들은 동일한 발달 효과 (예를 들어 민감성)가 다른 발달 단계에서는 관계 표상에 꽤나 다른 영향을 미치는 방식을 설명함에 있어서 또한 상당히 세련됨을 보여준다.

넷째, 애착이론에 반대하는 정신분석 측에서는 종종 애착 이론에서 제시하는 극단적으로 단순화된 범주 체계에

초점을 맞춘다. 이는 오해이며 이론 자체가 갖고 있는 이
론의 운영 체계에 대한 비판을 반영하는 것이다. 그러나
이 비판은 애착 연구자들이 애착 범주를 규정함에 있어 관
찰한 일련의 행동보다 이론적 실체로서 고려하여 구체화시
키려 한다는 범위까지만 유효하다. 연구자들이 그러한 일
련의 행동단위의 기초가 되는 기전이나 정신적 과정에 관
여하는 것을 중단한다면 문제가 발생한다. 상습적 방어 모
드로서 또는 편집-분열성 기능 모드에 의해 과도하게 영향
을 받는 표상 체계의 발현으로서 이러한 일련의 집단을 좀
더 정신분석적 개념으로 생각하기 시작한다면 애착범주를
구체화하는 위험을 줄일 수 있다. 정신분석적 견해를 도입
한다면 애착 안정성을 범주category 보다는 좀 더 차원
dimension 수준에서 생각할 수 있게 된다. 안정과 불안정
잠재력은 우리 모두에게 있을 수 있다.

　다섯 째, 아동의 대상 통합 인식 발달에 대한 정신분석
적 관심은 애착 연구자들의 주의를 애착의 생물학적 역할
로 돌려놓았다. 애착 행동은 종의 생존을 촉진시키는 선택
적 이익 selective advantage이 있다는 Bowlby의 고전적
가정은 사회생물학 및 행동유전학의 발달과 일치하지 않는
다. 종의 생존은 진화를 유도하는 것이 아니다. 진화적 프
리미엄이 있는 것은 특별한 개인에 의해 전해지는 유전자
코드의 생존이다. 그렇다면 유아에서 고통 표현에 근거한 사
회적 보호 기전의 선택적 이익은 무엇인가? 이 질문에 대한
답은 분명치 않다. 왜냐하면 이제 우리는 고통의 표현이 유
아에게 높은 위험 요소임을 알았기 때문이다. Bruce Perry
(1997) 연구에서는 만성적으로 놀람-도망 반응 fright-

flight reaction이 일어날 때 방치하게 될 경우 뇌에 과다한 코르티솔이 존재하게 되면서 심각한 신경발달 기형이 발생할 수 있다고 보고하였다. 따라서 그러한 유아에서 놀람-도망 반응은 진화적 측면에서는 위험한 전략이며, 두 가지 방법 모두 위협에 대응할 수 없기 때문에 그 목적이 확실치 않다. 확실히 더 단순하고 덜 고통스럽고, 그래서 덜 위험하게 위험을 전하는 방법이 발달한다. 돌보는 이의 애착 체계는 유아의 안녕에 대해 중립적인 타고난 방출 기전에 의해 활성화된다. 정신분석적 견해에서 보면 이 진화(발달) 퀴즈를 풀 수 있다. 유아의 고통은 돌보는 이를 아이에게 육체적으로 가깝게 해 줄 뿐 아니라, 대상 내부에서 그에 필적할 만한 고통을 만들어낸다. 따라서 유아가 안아주기(Bion 1962a), 정확한 거울 역할(Winnicott 1967), 다른 말로 표현하자면 내부에서 자기 발달에 필수적인 내재화 과정이 발생하는 상황을 경험하기에 이상적인 상황이 조성된다. 그러므로 애착체계의 진화(발달) 기능은 Bowlby가 생각한 것처럼 어른들로부터 보호 반응을 이끌어내지 못한다. 오히려 애착 과정에 수반하는 생명체의 생존 위험은 일관성 있는 상징적 자기 발달 측면에서 볼 때 정신적 안아주기 경험이 가져다주는 이익으로 볼 수도 있다. 유아기 안정애착과 안정애착의 기본이 되는 민감한 돌봄 경험은 정신상태 특성을 이해하는 우수한 능력을 기대해도 좋다는 증거가 있다(Fonagy 등 1997a). 따라서 최소한 이렇게 주장할 수는 있겠다. 애착 경과 중 적어도 한 가지 생물학적 기능은 특별한 주체간 환경 창조이다. 이 때 아이의 각성 상태와 일치하는 각성 상태에서 돌보는 이의 근접성 덕분

에 정신상태의 내재화가 가능하며 이 고통 상태의 이차적
표상의 뿌리가 될 수 있다. 궁극적으로는 사람 마음의 내
적 상태의 상징적 이해가 가능해진다 (Gergely와 Watson
1996).

끝으로, 발달학적 애착 이론에 정신분석적 전망을 덧붙여
보완한다면 애착 이론 구도에서의 정신병리 이해에 큰 도움
이 될 것이다. 경계성 인격장애 예를 들어보자. Kernberg
(1975, 1977)의 경계성 인격 구도는 애착 이론에서 보면 내
부 작동 모델의 통합결핍, 또는 자기 표상과 대상 표상이
빠르게 진동하고 있는 내부 작동 모델이 지배적인 상태로
볼 수 있다.

애착이론은 각 개인이 기능하는 데 필요한 내부 작동 모
델의 미완성 부분에 대해 더 공부해 나가야 한다. 관계 표
상은 실제 다른 이와의 관계라기보다, 압도적이고 전반적
인 감정이 특징적인 순간을 경험한 그 인물의 작은 단편
일 수 있다. 부적절한 감정조절을 동반하는 불안정 애착
때문에 그러한 불완전 내부 작동 모델의 탄생 가능성이 높
아진다. 성인애착 면담을 이용한 경계성 환자 연구로부터
혼란스러운 그리고 혼란스러웠던 내부 애착 표상이 특징적
으로 우세한 증거를 얻을 수 있다 (Fonagy 등 1996,
Patrick 등 1994). Kernberg의 임상적 이론 구도는 특징적
으로 대상과 주체의 연결이 느슨한 그런 인물들이 갖고 있
는 쉽게 활성화되고, 구조가 부실하고, 심하게 왜곡되고,
불완전하고 불안정한 내부 작동 모델의 존재를 내포한다. 작
업 모델들 사이에서 일관성이 없는 것과 마찬가지로 작업
모델간 빠른 변화는 정상적으로 자기 구조화 기능에 기여하

는 반영능력 혹은 초인지 능력의 억제와 관련 된다(Fonagy
와 Target 1997). 반영기능의 포기는 체질적인 것으로 보
일 수 도 있고, 돌보는 이나 아이들 자신의 정신상태의 기
대를 압도하는 외상 상황에 직면한 아이의 극단적 방어 반
응으로 볼 수 도 있다. 따라서 아이들은 이러한 필수적 심
리능력을 자발적으로 포기하며, 때로는 비참한 결과를 낳
는다.

14장
결론

애착이론과 정신분석 이론은 뿌리는 같지만 인식론적으로 서로 다른 길을 걸어왔다. 실증주의 철학 전통과 경험적 심리학에 더 가까운 애착이론은 어떤 면에서는 과거 15년 간 방법론에 매달려 있었다. 애착이론의 범주 결정은 돌봄 의존형 양자 구도를 포함하는 관계에 의해 정의되는 영역 내에 속한 것에는 영향을 덜 받고, 관찰, 낯선 상황, AAI 등의 선호하는 모드를 적용해서 많은 결과를 생산해 낼 수 있는 일련의 행동과 집단에 더 의존한다. 이는 특히 점점 심하게 흐트러지고 만성화되는 성격장애 환자들과의 분석 작업 맥락에서 임상 정신분석가들이 발전시킨 일련의 이론으로부터 애착이론을 보호한다. 정신분석적 이론은 애착 영역으로부터 상응하는 관찰을 고려한 적이 거의 없고, 역으로 방법론에 묶인 애착이론은 정신분석가들의 임상 발견으로부터 득 볼 것이 거의 없다고 느낀다. 두 이론의 지식 자체는 같은 종점을 향해 진행되고 있으나, 성격과 심리적 장애의 발달론적 이해 부문에서 아직은 잠시 다른 길을 걷고 있다. 본 저서에서는 애착 이론가들이 찾아낸 특성들이 흔히 특별한 정신분석 전통 범위 내에서 일반적으로 수용되고 있는 차이점들과 밀접하게 연결되어 있음을

예시하고자 시도하였다. 애착이론은 다른 이론에 비해 정
신분석적 전통을 더 많이 공유하고 있다. 하지만 애착이론
의 먼 사촌뻘 이론 (예를 들면 Klein학파의 최근 이론)들도
결정적으로 다른 견해를 가지고 있기는 하지만, 기본적으
로는 비슷한 내용을 포함하고 있다. 정신분석 이론을 총체
적으로 보면, 애착 이론의 많은 중요한 발견들이 실험실은
물론 분석가의 카우치에서도 관찰되고 있음을 알 수 있다.
애착 이론에서는 미답의 분야가 정신분석 임상가에게는 친
숙한 경우도 있다. 창조적인 토론을 거쳐 두 이론이 좀 더
접근할수록 서로의 전통을 풍성하게 만들어 갈 수 있는 잠
재력이 있다. 그러한 대화를 통해 애착이론의 방법론이 정
신분석 작업과 이론을 탐구하는 데 적용될 수 있는 영역을
찾아낼 수 있다. 예를 들면, 정신분석 치료 결과를 측정하
는 데 애착이론을 이용할 수 있다. 애착 연구의 영역은 양
자 관계 맥락 안에서 사회적 발달의 전통 영역 이상으로
점차 넓어지게 될 것이다.

참 고 문 헌

1. Ainsworth, M. D. S. (1963). The development of infant-mother interaction among the Ganda. In *Determinants of Infant Behavior* vol.2, ed. B. M. Foss, pp. 67~112. New York: Wiley.

2. ____. (1989). Attachments beyond infancy. *American Psychologist* 44 : 709~716.

3. ____. (1990). Epilogue: some considerations regarding theory and assessment relevant to attachment beyond infancy. In *Attachment in the Pre-School Years : Theory, Research and Intervention*, ed. M. T. Greenberg, D. Cicchetti, and E. M. Cummings, pp. 463~488. Chicago: University of Chicago Press.

4. Ainsworth, M. D. S., Blehar, M. C., Waters, E., and Wall, S. (1978). Patterns of Attachment: A Psychological Study of the Strange Situation. Hillsdale, NJ: Erlbaum.

5. Ainsworth, M. D. S., and Bowlby, J. (1991). An ethological approach to personality development. *American Psychologist* 46 : 333~341

6. Ainsworth, M. D. S., and Wittig, B. A. (1969). Attachment and exploratory behavior of one-year-olds in a strange situation. In *Determinants of Infant Behavior*, ed. B. M. Foss, pp. 113~116. London: Methuen.

7. Akhtar, S. (1992). Broken Structure: *Severe Personality Disorders and Their treatment*. Northvale, NJ: Jason Aronson.

8. Alexander, F., and French, T. (1946). The principle of corrective emotional experience-the case of Jean Valjean. In

Psychoanalytic Theory, Principles and Application, ed. F. Alexander and T. French, pp. 66~70. New York: Ronald Press.

9. Allen, J. G. (1995). *Coping with Trauma: A Guide to Self-Understanding*. Washington, DC: American Psychiatric Press.

10. ____. (2000). *Traumatic Attachments*. New York: Wiley.

11. Allen, J. P., and Hauser, S. T. (1996). Autonomy and relatednes in adolescent-family interactions as predictors of young adults' states of mind regarding attachment. *Development and Psychopathology* 8 : 793~809.

12. Allen, J. P., Harser, S. T., and Boman-Spurrell, E.(1996). Attac- hment theory as a framework for understanding sequelae of severe adolescent psychopathology : an 11-year follow-up study. *Journal of Consulting and Clinical Psychology* 64 : 254~263

13. Amini, F., Lewis, T., Lannon, R., et al. (1996). Affect, attachment, memory: contributions towards a psychobiologic integration. *Psychiatry* 59 : 213~239

14. Ammaniti, M., Candelori, C., Dazzi, N., et al. (1990). Intervista sull'attac-camento nella latenza: Unpublished.

15. Ammaniti, M., Speranza, A. M., and Tambelli, R. (in press). Int- ervista sull'attaccamento nella latenza. *Attachment and Human Devlopment*.

16. Arlow, J. A., and Brenner, C. (1964). *Psychoanalytic Concepts and the Structural Theory*. New York: International Universities Press.

17. Armsden, G. C., and Greenberg, M. T. (1987a). The inventory of parent and peer attachment: individual differences and their relationship to psychological well-being in adolescence. *Journal of Youth and Adolescence* 16 :

427~454.

18. _____. (1987b). The Inventory of Parent and Peer Attachment: relationships to well-being in adolescence. *Journal of Youth and Adolescence* 16 : 427~454

19. Atkinson, L., and Zucker, K. J., eds. (1997). *Attachment and Psychopathology*. New York: Guilford.

20. Auerbach, J. S. (1993). The origins of narcissism and narcIssistic personality disorder: A theoretical and empirical reformulation. In *Psychoanalytic Perspectives on Psychopathology*, ed. J. M. Masling and R. F. Bomstein, pp. 43~110. Washington, D. C. : American Psychological Association.

21. Auerbach, J. S., and Blatt, S. J.(1996). Self-representation in severe psychopathology: the role of reflexive self-awareness. *Psychoanalytic Psychology* 13 : 297~341.

22. Bahrick, L. R., and Watson, J. S. (1985). Detection of intermodal proprioceptive-visual contingency as a potential basis of self- perception in infancy. *Developmental Psychology* 21 : 963~973

23. Bakermans-Kranenburg, M. J., and van Ijzendoom, M. H. (1993). A psychometric study of the Adult Attachment Interview: reliablility and discriminant validity. *Developmental Psychology* 29 : 870~879.

24. Baldwin, M. W. (1992). Relational schemas and the processing of social information. *Psychological Bulletin* 112 : 461~484.

25. Balint, M. (1952). On love and tate. *Intemational Journal of Psycho-Analysis* 33 : 335~362.

26. _____. (1959). *Thrills and Regressions*. London: Hogarth.

27. _____. (1965). *Primary Love and Psycho-analytic Technique*. London: Tavistock.

28. _____. (1968). *The Basic Fault. London*: Tavistock.

29. Bamett, D., Ganiban, J., and Cicchetti, D. (1999). Maltreatment,

emotional reactivity and the development of Type D attachments from 12 to 24 months of age. *Monographs of the Society for Research in Child Development.*

30. Baron-Cohen, S. (1995). *Mindblindness: An Essay on Autism and Theory of Mind.* Cambridge, MA: MIT Press.

31. Baron-Cohen, S., Tager-Flusberg, H., and Cohen, D. J. (1993). *Understanding Other Minds: Perspectives from Autism.* Oxford: Oxford University Press.

32. Bartholomew, K., and Horowitz, L. M. (1991). Attachment styles among young adults: a test of a four-category model. *Journal of Personality and Social Psychology* 61 : 226-244.

33. Bateman, A. (1996). *The concept of enactment and "thick- skinned" and "thin-skinned" narcissism.* Paper presented at the European Conference of English Speaking Psychoanalysts, London, July.

34. Beck, A. T. (1987). Cognitive models of depression. *Journal of Cognitive Psychotherapy, An International Quarterly* 1 : 5-37

35. Beck, A. T., and Freeman, A. (1990). *Cognitive Therapy of Personlity Disorders.* New York : Guliford.

36. Beebe, B., Lachmann, F., and Jaffe, J. (1997). Mother-infant interaction structures and presymbolic self and object represent- ations. *Psychoanalytic Dialogues* 7 : 113-182.

37. Belsky, J. (1999a). Interactional and contextul deteminants of atta- chment security. in *Handbook of Attachment: Theory, Research and Clinical Applications*, ed. J. Cassidy and P. R. Shaver, pp. 249-264. New York: Guilford.

38. _____. (1999b). Modem evolutionary theory and patterns of attachment. In *Handbook of Attachment: Theory, Research and Clinical Applications*, ed. J. Cassidy and P. R. Shaver,

pp. 141~161. New York: Guilford.

39. Belsky, J., Campbell, S., Cohn, J., and Moore, G. (1996a). Instability of attaqchment security. *Developmental Psychology* 32: 921 ~924.

40. Belsky, J., and Cassidy, J. (1994). Attachment: theory and evidence. In *Development through Life: A Handbook for Clinicians*, ed. M. Rutter and D. Hay, pp. 373~402. Oxford: Blackwell.

41. Belsky, J., Rovine, M., and Taylor, D. G. (1984). The Pennsylv- ania Infant and Family Development Project. III: The origins of individual differences in infant-mother attachment: maternal and infant contributions. *Child Development* 55 : 718~728.

42. Belsky, J., Spritz, B., and Cmic, K. (1996). Infant attachment security and affective-cognitive information processing at age 3. *Psychological Science* 7 : 111~114.

43. Belsky, J., Steinberg, L., and Draper, P. (1991). Chidhood experi- ence, interpersonal devlopment, and reproductive strategy: an evolutionary theory of socialisation. *Child Devlopment* 55 : 718 ~728.

44. Berlin, L. J., Cassidy, J., and Belsky, J. (1995). Loneliness in young children and infant-mother attachment: a longitudinal study. *Merrill-Palmer Quarterly* 41 : 91~103

45. Bierman, K. L., Smoot, D. L., and Aumiller, K. (1993). Characteristics of aggressive-rejected, aggressive (nonrejected) and rejected (nonaggressive) boys. *Child Development* 64 : 139~ 151.

46. Bierman, K. L., and Wargo, J. (1995). Predicting the longitudinal course associated with aggressive-rejected, aggressive (non-rejected) and rejected (non-aggressive) status. *Development and Psychopathology* 7 : 669~682.

47. Bion, W. R. (1959). Attacks on linking. *International Journal of Psycho-Analysis* 40 : 308～315.

48. _____. (1962a). *Learning from Experience*. London: Heinemann.

49. _____. (1962b). A theory of thinking. *International Journal of Psycho-Analysis* 43 : 306～310.

50. _____. (1963). *Elements of Psycho-analyis*. London: Heinemann.

51. _____. (1967). *Second Thoughts*. London: Heinemann.

52. Blatt, S., and Ford, T. Q. (1994). *Therapeutic Change: An Object Relations Approach*. New York: Plenum.

53. Blatt, S. J., and Bers, S. A. (1993). The sense of self in depression : a psychodynamic perspective. In *Self Representation and Emotional Disorders: Cognitive and Psychodynamic Perspectives*, ed. Z. V. Segal and S. J. Blatt, pp. 171～210. New York: Erlbaum.

54. Blatt, S. J., and Blass, R. (1996). Relatedness and self definition: a dialectic model of personality development. In *Development and Vulnerabilities in Close Relationships*, ed. G. G. Noam and K. W. Fischer, pp. 309～338. New York: Erlbaum.

55. Blatt, S. J., and Blass, R. B. (1990). Attachment and separateness: a dialectial model of the products and processes of development throughout the life cycle. *Psychoanalytic Study of the Child* 45 : 107～127. New Haven, CT : Yale University Press.

56. Blatt, S. J., Quinlan, D. M., Pilkonis, P. A., and Shea, M. T. (1995). Impact of perfectionism and need for approval on the brief treatment of depression: the National Institute of Mental Health Treatment of Depression Collaborative Research Program revisited. *Journal of Consulting and Clinical Psychology* 66 : 423～428.

57. Blatt, S. J., Zuroff, D. C., Bondi, C. M., Sanislow, C. A., and Pilkonis, P. A. (1998). When and how perfectionism

impedes the brief treatment of depression: further analyes of the National Institute of Mental Health treatment of depression collaborative research program. *Journal of Consulting and Clinical* Psychology 66 : 423 ‑ 428.

58. Bleiberg, E., Fonagy, P., and Target, M. (1997). Child psychoanaiysis : critical overview and a proposed reconsideration. *Psychi- atric* Clinics of North America 6 : 1 ‑ 38.

59. Blos, P. (1979). *The Adolescent Passage*. New York: International Universities Press.

60. Boesky, D. (1989). A discussion of evidential criteria for therapeutic change. In *How Dose Treatment Help? Models of Therapeutic Action of Psychoanalytic Therapy*, ed. A. Rothstein, pp. 171 ‑ 180. Madison, CT: International University Press.

61. Bollas, C., (1987). *The Shadow of the Object: Psychoanalysis of the Unthought Known*. New York : Columbia University Press.

62. Bolton, D., and Hill, J. (1996). *Mind, Meaning and Mental Disorder*. Oxford: Oxford University Press.

63. Bouvet, M. (1958). Technical variations and the concept of distance. *International Journal of Psycho‑Analysis* 39 : 211 ‑ 221.

64. Bowlby, J. (1944). Forty‑four juvenile thieves: their characters and home life. *International Journal of Psycho‑Analysis* 25 : 19 ‑ 52.

65. _____. (1951). *Maternal Care and Mental Health. WHO Monograph Series*, No.2. Geneva: WHO.

66. _____. (1956). The growth of independence in the young child. *Royal Society of Health Journal* 76 : 587 ‑ 591.

67. _____. (1958). The nature of the child's tie to his mother. *International Journal of Psycho‑Analysis* 39 : 350 ‑ 373.

68. _____. (1959). Separation anxiety. *International Journal of Psycho-Analysis* 41 : 1～25.

69. _____. (1960). Grief and mourning in infancy and early childhood. *Psychoanalytic Study of the Child* 15 : 3～39. New York: Inte- mational Universities Press.

70. _____. (1969). *Attachment and Loss, Vol. 1: Attachment.* London: Hogarth Press and the Institute of Psycho-Analysis.

71. _____. (1973). *Attachment and Loss, Vol. 2: Separation: Anxiety and Anger.* London: Hogarth Press and the Institute of Psycho-Analysis.

72. _____. (1977). The making and breaking of affectional bonds II : Some principles of psychotherapy. *British Journal of Psychiatry* 130 : 421～431.

73. _____. (1979). The making and breaking of affectional bonds. *British Journal of Psychiatry* 130 : 201～210, 421～431.

74. _____. (1980a). *Attachment and Loss, Vol. 3 : Loss* : Sadness and Depression. London: Hogarth Press and the Institute of Psycho-Analysis.

75. _____. (1980b). By ethology out of psychoanalyis: an experiment in interbreeding. *Animal Behaviour* 28 : 649～656.

76. _____. (1980c). Epilogue. In *The place of Attachment in Human Behaviour,* ed. C. M. Parks and J. Stevenson-Hinde, pp. 301 ～312. New York : Basic Books.

77. _____. (1981). Psychoanalysis as natural science. *International Review of Psycho-Analysis* 8 : 243～255.

78. _____. (1987). Attachment. In *The oxford Companion to the Mind,* ed. R. Gregory, pp. 57～58. Oxford : Oxford University Press.

79. _____. (1988). *A Secure Base: Clinical Applications of Attachment Theory.* London : Routledge.

80. Brenner, C. (1982). *The Mind in Conflict*. New York : International Universities Press.

81. Bretherton, I. (1980). Young children in stressful situations: the supporting role of attachment figures and unfamiliar caregivers. In *Uprooting and Development,* ed. G. V. Coehlo and P. I. Ahmed, pp. 179~210. New York : Plenum.

82. _____. (1987). New perspectives on attachment relationships: security, communication and internal working models. In *Handbook of Infant Development*, ed. J. D. Osofsky, pp. 1061 ~1100. New York: Wiley.

83. _____. (1990). Open communication and internal working models: their role in the development of attachment relationships. In *Socioemotional Development: Nebraska Symposium on Motivation*, 1988, ed. R. A. Thompson, vol. 36, pp. 57~113. Lincoln: University of Nebraska Press.

84. _____. (1991). Pouring new wine into old bottles: the social self as internal working model. In *Self Processes and Development: Minnesota symposia on child Psychology*, ed. M. R. Gunnar and L. A. Sroufe, vol. 23, pp. 1~41. Hillsdale, NJ : Erlbaum.

85. _____. (1995). Internal working models: cognitive and affective aspects of attachment representations. In *4th Rochester Symposium on Developmental Psychopathology on 'Emotion, Cognition, and Representation,'* ed. C. Cicchetti and S. Toth, pp. 231~260. Hillsdale, NJ : Erlbaum.

86. Bretherton, I., Bates, E., Benigni, L., Camaioni, L., and Volterra, V. (1979). Relationships between cognition, communication, and quality of attachment. In *The Emergence of Symbols*, ed. E. Bates, L. Benigni, I. Bretherton, L. Camaioni, and V. Volterra, pp. 223~269. New York : Academic Press.

87. Bretherton, I., and Munholland, K. A. (1999). Internal working models in attachment reltionships : a construct revisited. In *Handbook of Attachment: Theory, Research and Clinical Paalications*, ed. J. Cassidy and P. R. Shaver, pp. 89∼114. New York : Guilford.

88. Bretherton, I., Ridgeway, D., and Cassidy, J. (1990). Assessing internal working models of the attachment relationship: an attachment story completion task. In *Attachment in the Preschool Years: Theory, Research and Intervention*, ed. M. T. Greenberg, D. Chicago Press.

89. Britton, R. (1989). The missing link: parental sexuality in the Oedipus complex. In *The Oedipus Complex Today: Clinical Implications*, ed. R. Britton, M. Feldman, and E. O'Shaughnessy, pp. 83∼102. London : Karnac.

90. _____. (1992). The Oedipus situation and the depressive position, In *Clinical Lectures on Klein and Bion*, ed. R. Anderson, pp. 34-45. London: Routledge.

91. Bromberg, P. M. (1998). *Standing in the Spaces*. Hillsdale, NJ : Analytic Press.

92. Bruch, H. (1982). Anorexia nervosa: therapy and theory. *American Journal of Psychiatry* 139(12) : 1531∼1538.

93. Bruner, J. (1990). *Acts of Meaning*. Cambridge : Harvard University Press.

94. Bucci, W. (1997). *Psychoanalysis and Cognitive Science : A Multiple Code Theory*. New York: Guilford.

95. Burland, J. A. (1986). The vicissitudes of maternal deprivation. In *Self and Object Constancy : Constancy : Clinical and Theoretical Perspectives*, ed. R. F. Lax and J. A. Burland, pp. 334∼347. New York : Guilford.

96. Busch, F. (1995). Do actions speak louder than words? A query into an enigma in analytic theory and technique.

Journal of the American Psychoanalytic Association 43 : 61~82,

97. Call, J. D. (1984). From early patterns of communication to the grammar of experience and syntax in infancy. In *Frontiers of Infant Psychiatry*, ed. J. D. Call and R. L. Tyson, pp. 15~29. New York : Basic Books.

98. Carlson, E. A. (1998). A prospective longitudinal study of attach- ment disorganization/disorientation. *Child Development* 69 : 1107~1128.

99. Carlson, M., Dragomir, C., Earls, F., et al. (1995). Effects of social deprivation on cortisol regulation in institutionalized Romanian infants. *Society for Neuroscience Abstracts* 218 : 12.

100. Carlson M., and Earls, F. (1997). Psychological and neuroendocr inological sequelae of early social deprivation in institutionalized children in Romania. *Annals of the New York Academy of Sciences* 807 : 419~428.

101. Carlson, E., and Sroufe, L. A. (1995). Contribution of attachment theory to developmental psychopathology. In Developmental Psychopathology. Vol. 1: Theory and Methods, ed. D. Cicc- hetti and D. J. Cohen, pp. 581-617. New York: Wiley.

102. Carlsson, V., Cicchetti, D., Barnett, D., and Braunwald, K. (1989). Disorganised/disoriented attachment relationships in maltreated infants. *Developmental Psychology* 25 : 525~531.

103. Cassidy, J. (1988). Child-mother attachment and the self in six- year-olds. *Child Development* 59 : 121~134.

104. _____. (1994). Emotion regulation : influences of attachment relationships. In *The Development of Attachment Regulation. Monograph of the Society for Research in Child*

Development (Serial No 240), ed. N. A. Fox, pp. 228~249.

105. _____. (1995). Attachment and generalized anxiety disorder. In *Rochester Sympoium on Developmental Psychopathology: Vol, 6. Emotion, Cognition and Representation*, ed. D. Cicchetti and S. L. Toth, pp. 343~370. Rochester, NY : University of Rochester Press.

106. _____. (1999). The nature of the child's ties. In *Handbook of Attachment: Theory, Research and Clinical Applications*, ed. J. Cassidy and P. R. Shaver, pp. 3~20. New York: Guilford.

107. Cassidy, J., Kirsh, S. J., Scolton, K. L., and Parke, R. D. (1996). Attachment and representations of peer relationships. *Develo- pmental Psychology* 32 : 892~904.

108. Cassidy, J., Mavin, R. S. (1992). Attachment in preschool children: coding guielines. Seattle: MacArthur Working Group on Attachment. Unpublished coding manual.

109. Cassidy, J., Marvin, R. S., and The MacArthur Working Group on Attachment(1989). Attachment Organization in Three-and Four-Year-Olds : Coding Guidelines. University of lllinois: Unpublished scoring manual.

110. Cassidy, J., and Shaver, P. R., eds. (1999). Handbook of Attachment: Theory, Research and Clinical Applictions. New York: Guilford.

111. Cavell, M. (1994). The Psychoanalytic Mind. Cambridge, MA: Harvard University Press.

112. Chisolm, K. (1998). A three-year follow-up of attachment and indiscriminate friendliness in children adopted from Russian orphanages. Child Development 69 : 1092~1106.

113. Cicchetti, D., and Barnett. D. (1991). Attachment organisation in preschool aged maltreated children. Development and

Psychopathology 3 : 397～411.

114. Cicchetti, D., Cummings, E. M., Greenberg, M. T., and Marvin, R. S. (1990). An organizational perspective on attachment beyond infancy. In Attachment in the Preschool Years: Theory, Research, and Intervention, ed. M. T. Greenberg and E. M. Cummings. pp. 3～49. Chicago: University of Chicago Press.

115. Coie, J. D., and Dodge, K. A. (1998). Aggression and antisocial behaviour. In Handbook of Child Psychology (5th ed.): Vol, 3. Social, Emotional, and Personality Development, ed. W. Damon, pp. 779～862. New York: Wiley.

116. Coie, J. D., and Lenox, K. F. (1994). The development of antisocial individuals. In Psychopathy and Antisocial Personality: A Developmental Perspective, ed. D. Fowles, P. Sutker, and S. Goodman, pp. 45～72. New York : Springer.

117. Coie, J. D., Terry, R., Lochman, J., and Hyman, C. (1996). Childhood peer rejection and aggression as predictors of stable patterns of adolescent disorder. Development and Psychopat- hology 7 : 697～713.

118. Cole, P. M., Michel, M. K., and Teti, L. O. (1994). The development of emotion regulation and dysregulation: a clinical perspective. Monographs of the Society for Research in Child Development 59 : 73～102.

119. Colin, V. L. (1996). *Human Attachment*. New York: McGraw-Hill.

120. Collins, N. L., and Read, S. J. (1990). Adult attachment, working models and relationship quality in dating couples. Journal of Personality and Social Psychology 58 : 633～644.

121. Compton, A. (1981a). On the psychoanalytic theory of instinctual drives : Patt III, the complications of libido and narcissim. *Psychoanalytic Quarterly* 50 : 345～562

122. _____. (1981b). On the psychoanalytic theory of instinctual drives: Part IV, instinctual drives and the ego-id-superego model. *Psychoanalytic Quarterly* 50 : 363～392.

123. Craik, K. (1943). *The Nature of Explanation.* Cambridge: Cambr- idge University Press.

124. Crews, F. (1995). *The Memory Wars: Freud's Legacy in Dispute.* London : Granta.

125. Crick, N. R., and Dodge, K. A. (1994). A review and reformuiation of social information-processing mechanisms in children's social adjustment. *Psychological Bulletin* 115 : 74～101. 126.

126. Crittenden. P. A. (1992). Quality of attachment in the preschool years. *Development and Psychopathology* 4 : 209～241.

127. Crittenden, P. M. (1985). Social networks, quality of child rearing and child development. *Child Development* 56 : 1299～1313.

128. _____. (1994). Internal representational models of attachment relationships. *Infant Mental Health Journal* 11 : 259～277.

129. _____. (1994). Peering into the black box: an exploratory treatise on the development of self in young children. In *Disorders and Dysfunctions of the Self. Rochester Symposium on Develop- mental Psychopathology, vol 5.,* ed. D. Cicchetti and S. L. Toth, pp. 79～148. Rochester, NY: University of Rochester Press.

130. Crnic, K. A., Greenberg, M. T., Ragozin, A. S., Robinson, N. M., and Basham, R. B. (1983). Effects of stress and social support on mothers and premature and full-term

infants. *Chid Development* 54 : 209∽217.

131. Crnic, K. A., Greenberg, M. T., and Slough, N. M. (1986). Early stress and social support influence on mothers' and high-risk infant's functioning in late infancy. *Infant Mental Health Journal* 7 : 19∽33.

132. Crowell, J. A., Frayley, R. C., and Shaver, P. R. (1999). Measur- ement of individual differences in adolesent and adult attach- ment. In *Handbook of Attachment: Theory, Research and Cli- nical Applications*, ed. J. Cassidy and P. R. Shaver, pp. 434∽465. New York : Guilford.

133. Crowell, J. A., and Owens, G. (1996). Current Relationship Interview and scoring system. State University of New York at Stony Brook, New York. Unpublished manuscript.

134. Crowell, J. A., Waters, E., Treboux, D., and O'Connor, E. (1996). Discriminant validity of the Abult Attachment Inte- rview. *Child Development* 67 : 2584∽2599.

135. Cutting, A. L., and Dunn, J. (1999). Theory of mind, emotion understanding, language, and family background: individual differences and interrelations. *Child Development* 70 : 853∽ 865.

136. Davies, P. T., and Cummings, E. M. (1995). Marital conflict and child adjustment: An emotional security hypothesis. *Psychol- ogical Bulletin* 116 : 387∽411.

137. _____. (1998). Exploring children' security as a mediator of the link between marital relations and child adjustment. *Child Development* 69 : 124∽139.

138. De Wolff, M. S., and van Ijzendoorn, M. H. (1997). Sensitivity and attachment: a meta-analysis on parental antecedents of infant attachment. *Child Development* 68 : 571∽591.

139. DeCasper, A. J., and Carstens, A. A. (1981). Contingencies of stimulation: effects on learning and emotion in

neonates. *Infant Behavior and Development* 4 : 19∼35.

140. Del Carmen, R., Pedersen, F., Huffman, L., and Bryan, Y. (1993). Dyadic distress management predicts security of attachment. *Infant Behavior and Development* 16 : 131∼147.

141. Dishion, T. J., Andrews, D. W., and Crosby, L. (1995). Antisocial boys and their friends in early adolescence. *Child Development* 66 : 139∼151.

142. Dozier, M. (1990). Attachment organization and treatment use for adults with serious psychopathological disorders. *Development and Psychopathology* 2 : 47∼60.

143. Dozier, M., Cue, K., and Barnett, L. (1994). Clinicians as care givers: the role of attachment organization in treatment. Journal of *Consulting and Clinical Psychology* 62 : 793∼800.

144. Dozier, M., Stevenson, A. L., Lee, S. W., and Velligan, D. I. (1991). Attachment organization and familiar overinvolvement for adults with serious psychopathological disorders. *Development and Psychopathology* 3 : 475∼489.

145. Dozier, M., Stovall, K. C., and Albus, K. E. (1999). Attachment and psychopathology in adulthood. In *Handbook of Attachment : Theory, Research and Clinical Applications*, ed. J. Cassidy and P. R. Shaver, pp. 497-519. New York: Guilford.

146. Dunn, J. (1996). Children's relationships: bridging the divide bet ween cognitive and social development. *Journal of Child Psychology and Psychiatry* 37 : 507∼518.

147. Eagle, M. (1995). The developmental perspectives of attachment and psychoanalytic theory. In *Attachment Theory: Social, Developmental and Clinical Perspectives*, ed. S. Goldberg, R. Muir, and J. Kerr, pp. 123∼150. New York: Analytic

Press.

148. _____. (1996). Attachment research and psychoanalytic theory. In *Psychoanalytic Perspectives on Developmental Psychology: Empirical Studies of Psychoanalytic Theories*, ed. J. M. Masling, R. F. Bornstein, et al, vol. 6, pp. 105~149. Washin- gton, DC: American Psychological Association.

149. _____. (1997). Attachment and psychoanalysis. *British Journal of Medical Psychology* 70 : 217~229.

150. _____. (1998). *The relationship between attachment theory and psychoanalysis*. Paper presented at the American Psychological Association Convention, Washington, DC.

151. _____. (1999). *Attachment research and theory and psycho- analysis*. Paper presented at the Psychoanalytic Association of New York, November 15, 1999.

152. Eagle, M. N. (1984). *Recent Developments in Psychoanalysis: A Critical Evaluation*. Cambridge, MA: Harvard University Press.

153. Edelman, G. M. (1987). *Neural Darwinism: The Theory of Neuronal Group Selection*. New York: Basic Books.

154. Ehrenberg, D. (1993). The *Intimate Edge. New* York: Norton.

155. Eisenberg, N., and Fabes, R. A. (1992). Emotion, regulation and the development of social competence. In *Review of Personality and Social Psychology: Vol 14. Emotion and Social Behaviour*, ed. M. Clarke, pp. 119~150. Newbury Park, CA: Sage.

156. Elicker, J., Englund, M., and Sroufe, L. A. (1992). Predicting peer competence and peer relatonships in childhood from early parent-child relationships. In *Family-Peer Relationships: Modes of Linkage*, ed. R. Parke and G. Ladd, pp. 77~106. Hillsdale, NJ: Erlbaum.

157. Elkin, I. (1994). The NIMH treatment of depression collaborative

research program: where we began and where we are. In *Handbook of Psychotherapy and Behavior Change*, ed. A. E. Bergin and S. L. Garfield, pp. 114～139. New York: Wiley.

158. Elman, J. L., Bates, A. E., Johnson, M. H., et al. (1996). Rethinking Innateness: *A Connectionist Perspective on Development*. Cambridge, MA: MIT Press.

159. Emde, R. N. (1980a). A developmental orientation in psych-oanalysis: ways of thinking about new knowledge and further research. *Psychoanalysis and Contemporary Thought* 3: 213～235.

160. _____. (1980b). Toward a psychoanalytic theory of affect: Part 1, the organizational model and its propositions. In *The Course of Life: Infancy and Early Childhood*, ed. S. I. Greenspan and G. H. Pollock, pp. 63-83. Washington, DC: DHSS.

161. _____. (1980c). Toward a psychoanalytic theory of affect: Part II, emerging models of emotional development in infancy. In *The Course of Life: Infancy and Early Childhood*, ed. S. I. Greenspan and G. H. Pollock, pp. 85～112. Washington, DC: DHSS.

162. _____. (1981). Changing models of infancy and the nature of early development: remodelling the foundation. *Journal of the American Psychoanalytic Association* 29: 179～219.

163. _____. (1983). Pre-representational self and its affective core. *Psychoanalytic Study of the Child* 38: 165～192. New Haven, CT: Yale University Press.

164. _____. (1988a). Development terminable and interminable. II. Recent psychoanalytic theory and therapeutic considerations. *International Journal of Psycho-Analysis* 69: 283～286.

165. _____. (1988b). Development terminable and interminable.

Ⅰ. Innate and motivational factors from infancy. *International Journal of Psycho-Analysis* 69 : 23～42.

166. Engel, G. L. (1971). Attachment behaviour, object relations and the dynamic point of view, A critical review of Bowlby's Attachment and Loss. *International Journal of Psycho-Anaysis* 52 : 183～196.

167. Erel, O., and Burman, B. (1995). Interrelatedness of marital relations and parent-child relations. *Psychological Bulletin* 118 : 108～132.

168. Erickson, M. F., Sroufe, L. A., and Egeland, B. (1985). The relationship between quality of attachment and behavior problems in preschool in a high-risk sample. *Monographs of the Society for Research in Child Development* 50(1～2) : 147～166.

169. Erikson, E. H. (1950). *Childhood and Society.* New York: Notton.

170. _____. (1956). The problem of ego identity. In *Identity and the Life Cycle*, pp. 104～164. New York: International Universities Press, 1959.

171. _____. (1959). *Identity and the Life Cycle.* New York: International Universities Press.

172. _____. (1964). *Insight and Responsibility.* New York: Norton.

173. _____. (1968). *Identity, Youth and Crisis.* New York: Norton.

174. Fagot, B. I., and Kavanagh, K. (1990). The Prediction of antisocial behavior from avoidant attachment classifications. *Child Devlopment* 61 : 864～873.

175. Fairbairn, W. R. D. (1952a). *An Object-Relations Theory of the Personality.* New York : Basic Books, 1954.

176. _____. (1952b). *Psychoanalytic Studies of the Personality.* London: Tavistock.

177. _____. (1954). Observations on the nature of hysterical states.

British Journal of Medical Psychology 29 : 112～127.

178. _____. (1963). Synopsis of an object-relations theory of the personality. *International Journal of Psycho-Analysis* 44 : 224～225.

179. Feiring, C., and Lewis, M. (1996). Finality in the eye of the beholder: multiple sources, multiple time points, multiple paths. *Development and Psychopathology* 8 : 721～723.

180. Ferenczi, S. (1933). A confusion of tongues between adults and the child. In *Final Contributions to the Problems and Methods of Psychoanalysis*, pp. 156～167. London: Hogarth.

181. Figueroa, E., and Silk, K.R. (1997). Biological implications of childhood sexual abuse in borderline personality disorder. J Personal Disor 11(1):71～92.

182. Fisher, L. A., Ames, E. W., Chisholm, K., and Savoie, L. (1997). Problems reported by parents of Romanian orphans adopted to British Columbia. *International Journal of Behavioral Development* 20 : 67～82.

183. Fonagy, I., and Fonagy, P. (1995). Communication with pretend actions in language, literature and psychoanalysis. *Psychoanalysis and Contemporary Thought* 18 : 363～418.

184. Fonagy, P. (1982). Psychoanalysis and empirical science. *International Review of Psycho-Analysis* 9 : 125～145

185. _____. (1991). Thinking about thinking: some clinical and theoretical considerations in the treatment of a borderline patient. *International Journal of Psycho-Analysis* 72 : 1～18.

186. _____. (1997). Attachment and theory of mind: overlapping constructs? *Association for Child Psychology and Psychiatry Occasional Papers* 14 : 31～40.

187. _____. (199a). Male perpetrators of violence against women: an attachment theory perspective. *Journal of Applied Psychoanlytic*

Studies 1 : 7～27

188. ____. (1999b). Memory and therapeutic action (guest editorial). *International Journal of Psycho-Analysis* 80 : 215～223

189. Fonagy, P., and Cooper, A. (1999). Joseph Sandler's intellectual contributions to theoretical and clinical psychoanalysis. In *Psychoanalysis on the Move: The Work of Joseph Sandler*, ed. P. Fonagy, A. Cooper, and R. Wallerstein, pp. 1～29. London: Routledge.

190. Fonagy, P., Leigh, T., Steele, M., et al. (1996). The relation of attachment status, psychiatric classification, and response to psychotherapy. *Journal of Consulting and Clinical Psychology* 64 : 22～31.

191. Fonagy, P., Moran, G. S., and Target, M. (1993). Aggression and the psychological self. *International Journal of Psycho-Analysis* 74 : 471～485.

192. Fonagy, P., Redfern, S., and Charman, T. (1997). The relatio ship between belief-desire reasoning and a projective measure of attachment security (SAT). *British Journal of Developmental Psychology* 15 : 51～61.

193. Fonagy, P., Steele, H., Moran, G., Steele, M., and Higgitt, A. (1991). The capacity for understanding mental states: the reflective self in parent and child and its significance for security of attachment. *Infant Mental Health Journal* 13 : 200～217

194. ____. (1992). The integration of psychoanalytic theory and work on attachment: the issue of intergenerational psychic processes. In *Attaccamento E Psiconalis*, ed. D. Stern and M. Ammaniti, pp. 19～30. Bari, Italy: Laterza.

195. ____. (1993). Measuring the ghost in the nursery: An empirical study of the relation between parents' mental representations of childhood experiences and their infants'

security of attachment. *Journal of the American Psychoanalytic Association* 41 : 957～989.

196. Fonagy, P., Steele, H., and Steele, M. (1991). Maternal representations of infant-mother attachment at one year of age. *Child Development* 62 : 891～905.

197. Fonagy, P., Steele, M., Steele, H., Higgitt, A., and Target, M. (1994). Theory and practice of resilience. *Journal of Child Psychology and Psychiatry* 35 : 231～257.

198. Fonagy, P., Steele, H., Steele, M., and Holder, J. (in press). Quality of attachment to mother at 1 year predicts belief desire reasoning at 5 years. *Child Development*.

199. Fonagy, P., Steele, M., Steele, H., Leigh, T., Kennedy, R., Mattoon, G., and Target, M. (1995a). Attachment, the reflective self, and borderline states: the predictive specificity of the Adult Attachment Interview and pathological emotional development. In *Attachment Theory: Social, Developmental and Clinical Pers- pectives*, ed. S. Goldberg, R. Muir, and J. Kerr, pp. 233～278.

200. _____. (1995b). The predictive validity of Mary Main's Adult Attachment Interview: a psychoanalytic and developmental perspective on the transgenerational transmission of attachment and borderline states. In *Attachment Theory: Social, Developmental and Clinical Perspectives*, ed. S. Goldberg, Muir, and J. Kerr, pp. 233～278. Hillsdale, NJ: Analytic Press.

201. Fonagy, P., Steele, M., Steele, H., and Target, M. (1997). *Reflective Functioning Manual, version 4.1, for Application to Adult Attachment Interviews*. London: University College of London.

202. Fonagy, P., and Target, M. (1995a). Towards understanding violence: the use of the body and the role of the father.

International Journal of Psycho-Analysis 76 : 487~502.

203. _____. (1995b). Understanding the violent patient. *International Journal of Psycho-Analysis* 76 : 487~502.

204. _____. (1996). Playing with reality: I. Theory of mind and the normal development of psychic reality. *International Journal of Psycho-Analysis* 77 : 217~233.

205. _____. (1997). Attachment and reflective function: their role in self-organization. *Development and Psychopathology* 9 : 679~700.

206. Fonagy, P., Target, M., Steele, M., and Steele, H. (1997). The development of violence and crime as it relates to security of attachment. In *Children in a Violent Society*, ed. J. D. Osofsky, pp. 150-177. New York: Guilford.

207. Fonagy, P., Target, M., Steele, M., Steele, H., Leigh, T., Levinson, A., and Kennedy, R. (1997). Morality, disruptive behavior, borderline personality disorder, crime, and their relationships to security of attachment. In *Attachment and Psychopathology*, ed. L. Atkinson and K. J. Zucker, pp. 223~274. New York: Guilford.

208. Fox, N. A. (1994). Dynamic cerebral processes underlying emotion regulation. *Monographs of the Society for Research in Child Development* 59 : 152~166.

209. Fraiberg, S. (1980). *Clinical Studies in Infant Mental Health.* New York: Basic Book.

210. _____. (1982). Pathological defenses in infancy. *Psychoanalytic Quarterly* 51 : 612~635.

211. Fraiberg, S. H., Adelson, E., and Shapiro, V. (1975). Ghosts in the nursery: a psychoanalytic approach to the problem of impaired infant-mother relationships. *Journal of the American Academy Child Psychiatry* 14:387~422.

212. Franz, C. E., and White, K. M. (1985). Individuation and

attachment in personality development. *Journal of Personality* 53 : 224〜256.

213. Freud, A. (1926a). Four lectures on child analysis. In *The Writings of Anna Freud*, Vol. Ⅰ, pp. 3〜69. New York: International Universities Press.

214. _____. (1936). *The Ego and the Mechanisms of Defence*. New York: International Universities Press, 1946.

215. _____. (1941〜1945). Reports on the Hampstead Nurseries. In *The Writings of Anna Freud*. New York: International Universities Press, 1974.

216. _____. (1954). The widening scope of indications for psychoanalysis: discussion. Journal of the American Psychoanalytical Association 2 : 607〜620.

217. _____. (1955). The concept of the rejecting mother. In *The Writings of Anna Freud*, pp. 586-602. New York: International Universities Press, 1968.

218. _____. (1960). Discussion of Dr. Bowlby's paper, "Grief and mourning in infancy and early childhood." In *The Writings of Anna Freud*, pp. 167〜186. New York: International Universities Press.

219. _____. (1963). The concept of developmental lines. *Psychoanalytic Study of the Child* 18 : 245〜265. New York: International Universities Press.

220. _____. (1965). *Normality and pathology in childhood*. Harmondsworth: Penguin.

221. _____. (1970). Child analysis as a subspecialty of psychoanalysis. In *The Writings of Anna Freud*, pp. 204〜219. New York: International Universities Press, 1971.

222. Freud, A., and Burlingham, D. (1944). *Infants Without Families*. New York: International Universities Press.

223. Freud, S. (1990). The interpretation of dreams. *Standard*

Edition 4,5 : 1～715.

224. _____. (1905). Three essays on the theory of sexuality. *Standard Edition* 7 : 123～230.

225. _____. (1906). My views on the part played by sexuality in the aetiology of the neuroses. *Standard Edition* 7 : 269～280.

226. _____. (1911). Formulations on the two principles of mental functioning. *Standard Edition* 12 : 213～226.

227. _____. (1915). Mourning and melancholia. *Standard Edition* 14 : 237～258.

228. _____. (1917). Introductory lectures on psycho-analysis: Part III, general theory of the neuroses. *Standard Edition* 16 : 243～463.

229. _____. (1920). Beyond the pleasure principle. *Standard Edition* 18 : 1～64.

230. _____. (1923). The ego and the id. *Standard Edition* 19 : 1～59.

231. _____. (1926b). Inhibitions, symptoms and anxiety. *Standard Edition* 20 : 77～172.

232. _____. (1931). Female sexuality. *Standard Edition* 21 : 221～246.

233. _____. (1933). New introductory lectures on psychoanalysis. *Standard Edition* 22 : 1～182.

234. _____. (1938). An outline of psychoanalysis. *Standard Edition* 23 : 139～208.

235. _____. (1939). Moses and monotheism. *Standard Edition* 23 : 3～137.

236. Freud, S., and Breuer, J. (1895). Studies on hysteria. *Standard Edition* 2 : 1～305.

237. Frosch, A. (1995). The preconceptual organization of emotion. *Journal of the American Psychoanalytic Association*

43 : 423~447.

238. Garbarino, J. (1995). *Raising Children in a Socially Toxic Environment*. San Francisco: Jossey Bass.

239. Garmezy, N., and Masten, A. (1994). Chronic adversities. In *Child and Adolescent Psychiatry: Modern Approaches*, ed. M. Rutter, E. Taylor, and L. Hersov, pp. 191~208. Oxford: Blackwell Scientific Publications.

240. Garnham, A. (1987). *Mental Models as Representations of Discourse and Text*. Chichester: Ellis Horwood.

241. Gorge, C., Kaplan, N., and Main, M. (1996). The Adult Attachment, Interview Protocol, 3rd Edition. Department of Psychology, University of California at Berkeley. Unpublished manuscript.

242. George, C., and Solomon, J. (1996). Representational models of relationships: links between caregiving and attachment. In *Defining the Caregiving System (Infant Mental Health Journal Volume 17)*, ed. C. George and J. Solomon, pp. 198~216. New York: Wiley.

243. Gergely, G. (1991). Developmental reconstructions: infancy from the point of view of psychoanalysis and developmental psychology. *Psychoanalysis and Contemporary Thought* 14 : 3~55.

244. _____. (in press). Reapproaching Mahler: new perspectives on normal autism, normal symbiosis, splitting and libidinal object constancy from cognitive developmenntal theory. *Journal of the American Psychoanalytic Association*.

245. Gergely, G., and Watson, J. (1996). The social biofeedback model of parental affect-mirroring. *International Journal of Psycho-Analysis* 77 : 1181~1212.

246. Gianino, A. F., and Tronick, E. Z. (1988). The mutual regulation model: the infant's self and interactive regulation

and coping and defensive capacities. In *Stress and Coping Across Deve- lopment*, ed. T. M. Field, P. M. McCabe, and N. Schneiderman, pp. 47~68. Hillsdale, NJ: Erlbaum.

247. Gill, M. M. (1982). *Analysis of Transference, Vol 1: Theory and Technique.* New York: International Universities Press.

248. Giovacchini, P. (1987).The 'unreasonable' patient and the psychotic transference. In *The Borderline Patient: Emerging Concepts in Diagnosis, Psychodynamics and Treatment*, ed. J. S. Grotstein and J. A. Lang, pp. 59~68. Hillsdale, NJ: Analytic Press.

249. Goldberg, S. (1995). Introduction. In *Attatchment Theory: Social, Developmental and Clinical Perspectives*, ed. S. Goldberg, R. Muir, and J. Kerr, pp. 1~15. New York: Analytic press.

250. Goldberg, S., Gotowiec, A., and Simmons, R. J. (1995). Infant-mother attachment and behavior problems in healthy and chronically ill pre-schoolers. *Development and Psychology* 7 : 267~282.

251. Goldberg, W. A. and Easterbrooks, M. A. (1984). The role of marital quality in toddler developmemt. *Developmental Psychology* 20 : 504~514

252. Goosens, F., and van Ijzendoorn, M. (1990). Quality of infant's attachment to professional caregivers. *Child Development* 61 : 832~837.

253. Gopnik, A., and Slaughter, V. (1991). Young children's under-standing of changes in their mental states. *Child Develop-memt* 62 : 98~110.

254. Green, A. (1975). The analyst, symbolisation and absence in the analytic setting: on changes in analytic practice and analytic experience. *International Journal of Psycho-Analysis* 56 : 1~22.

255. Green, J. (2000). A new method of evaluating attachment representations in young school-age chilren: the Manchester Child Evaluation Story Task. *Attachment and Human Development* 2(1) : 48~70.

256. Greenacre, P. (1952). Pregenital patterning. *International Journal of Psycho-Analysis* 33 : 410~415.

257. Greenburg, J. R., andMitchell, S. A. (1983). *Object Relations in Psychoanalytic Theory*. Cambridge, MA: Harvard University Press.

258. Greenburg, M. T. (1999). Attachment and psychopathology in childhood. In *Handbook of Attachment: Theory, Research, and Clinical Applications*, ed. J. Cassidy and P. R. Shaver, pp 469~496. New York: Guilford.

259. Greenburg, M. T. Speltz, M. L., DeKlyen, M,. and Endriga, M, C. (1991). Attachment security in preschoolers with and without externalizing problems: a replication. *Development and Psychopathology* 3 : 413~430.

260. Grice, H. P. (1989). *Studies in the Way of Wards*. Cambridge, MA: Havard University Press.

261. Griffin, D. W., and Bartholomew, K. (1994). The metaphysics of measurement: the case of adult attachment. In *Advances in Personal Relationships: Vol 5. Attachment Processes in Adulthood*, ed. K. Barthohmew and D. Perlman, pp. 17~52. London: Jessica Kingsley.

262. Grosskruth, P. (1987). *Melanie Klein: Her World and her Work*. Cambridge, MA: Harvard University Press.

263. Grossman, K. E., and Grossman, K. (1991). Attachment Quality as an organizer of emotional and behavioural responses in a longitudinal perspective. In *Attachment Across the Life Cycle*, ed. C. M. Parkes, J. Stevenson-Hinde, and J. Marris, pp. 93~114. London and New York: Routledge.

264. Grossman, K. E., and Grossman, K., Winter, M., and Zimmerman, P. (in press). Attachment relationships and appraisal of partnership: from early experience of sensitive support to later relationship representation. In *Paths to Succesful Developoment*, ed. L. Pulkkinen and A. Caspi. Cambridge University Press.

265. Grossman, K. E., Grossman, K., and Zimmermann, P. (1999). A wider view of attachment and exploration. In *Handbook of Attachment: Theory, Reseatch and Clinical Applications*, ed. J. Cassidy and P. R. Shaver, pp. 760~786. New York: Guilford.

266. Gunderson, J. G. (1996). The borderline patient's intolerance of aloneness: Insecure attachments and therapist availability. *American Journal of Psychiatry* 153(6) : 752~758.

267. Guntrip, H. (1961). *Personality Structure and Human Interaction.* New York: International universities press.

268. _____. (1969). *Schizoid Phenomena, Object Relations and the Self.* New York: International universities press.

269. Hamilton, C. E. (in press). Continuity and discontinuity of attachment from infancy through adolescence. *Child development.*

270. Hamilton, V. (1996). *The Analyst's Preconscious.* Hillsdale, NJ: Analytic Press.

271. Hanley, C. (1978). A critical consideration of Bowlby's ethological theory of anxiety. *Psychoanalytic Quarterly* 47 : 364~380.

272. Hann, D. M., Castino, R. J., Jarosinski, J., and Britton, H. (1991). *Relating mother-toddler negotiation patterns to infant attachment and maternal depression with an adolescent mother sample.* Paper presented at The Consequences of Adolescent Parenting: Predicting Behavior Problems

in Toddler and Preschoolers. Symposium conducted at the biennial meeting of the Society for Research in Child Development, Seattle, WA, April.

273. Harlow, H. F. (1958). The nature of love. *American Psychologist* 13 : 673～678.

274. Hart, J., Gunnar, M., and Cicchetti, D. (1995). Salivary cortisol in maltreated children: evidence of relations between neuroendocrine activity and social competence. Special issue: emotions in developmental psychopathology. *Development and Psychopathology* 7:11～26.

275. Hartmann, H. (1950). *Comments on the Psychoanalytic Theory of the Ego*. New York: International Universities Press, 1964.

276. ＿＿＿. (1952). The mutual influences in the development of ego and id. In *Essays on Ego Psychology,* pp. 155～182. New York: International Univerdities Press, 1964.

277. ＿＿＿. (1955). Notes on the theory of sublimation. In *Essays on Ego Psychology*, pp. 215-240. New York: International Yniversities Press, 1964.

278. Hartmann, H., Kris, E., and Loewenstein, R. (1946). Comments in the formation of psychic structure. *Psychoanalytic Study of the Child* 2 : 11～38. New York International Universities Press.

279. Hazan, C., and Shaver, P. (1987). Romantic love conceptualized as an attachment process. *Journal of Personality and Social Psychology* 52 : 511～524.

280. ＿＿＿. (1990). Love and work: an attachment the theoretical perspective. *Journal of Personality and Social Psychology* 59 : 270～280.

281. Hegel, G. (1807). *The Phenomenology of Spirit.* Oxford: Oxford University Press.

282. Heinicke, C., and Westheimer, I. J. (1966). *Brief Separations.* New York: International Universities Press.

283. Hermann, I. (1923). Zur Psychologie der Chimpanzen. *Inernationale Zeitschrift fur   Psychoanalyse* 9 : 80~87.

284. Hertsgaad, L., Gunnar, M., Erickson, M. F., and Nachmias, M. (1995). Adrenocortical response to the strange situation in infants with disorganized/disoriented attachment relationships. *Child Development* 66 : 1100~1106.

285. Hesse, E. (1999). The Adult Attachment Interview. In *Handbook of Attachment*: Theory, Research and Clinical Applications, ed. J. Cassidy and P. R. Shaver, pp. 395~433. New York: Guilford.

286. Hesse, E., and Main, M. (in press). Disorganization in infant and adult attachment: description, correlates and implications for developmental psychopathology. *Journal of the American Psychoanalytic Association.*

287. Hirschi, T. (1969). *Causes of Delinquency.* Berkeley, CA: University of California Press.

288. Hodges, J., and Tizard, B. (1989). Social and family relationships of exinstitutional adolescents. *Journal of Child Psychology and Psychiatry* 30 : 77-97.

289. Hofer, M. A. (1990). Early symbiotic processes: hard evidence from a soft place. In *Pleasure Beyond the Pleasure Principle,* ed. R. A. Glick and S. Bone, pp. 13~25. New Haven: Yale University Press.

290. _____. (1995). Hidden regulators: implications for a new understanding if attachment, separation and loss. In *Attachment Theory: Social, Developmental, and Clinical Perspectives,* ed. S, Goldberg, R. Muir, and J. Kerr, pp. 203~230. Hillsdale, NJ: Analytic Press.

291. _____. (1996). On the nature and consequences of early

loss. *Psychosomatic Medicine* 58 : 570-581.

292. Hoffman, I. Z. (1994). Dialectic thinking and therapeutic action in the psychoanalytic process. *Psychoanalytic Quarterly* 63 : 187～218.

293. Holland, R. (1990). Scientificity and psychoanalysis: insights from the controversial discussions. *International Review of Psycho-Analysis* 17 : 133～158.

294. Holmes, J. (1993a). Attachment theory: a biological basis for psychotherapy? *British Journal of Psychiatry* 163 : 430～438.

295. _____. (1993b). *John Bowlby and Attachment Theory.* London: Routledge.

296. _____. (1995). Something there is that does not love a wall: John Bowlby, attachment theory and psychoanalysis. In *Attachment Theory: Social, Developmental and Clinical Perspectives*, ed. S. Goldberg, R. Muir, and J. Kerr, pp 19-45. New York: Analytic Press.

297. _____. (1996a). *Attachment, Intimacy, Autonomy: Using Attachment Theory in Adult Psychotherapy.* Northville, NJ: Jason Aronson.

298. _____. (1996b). Psychotherapy and memory-an attachment perspective. *British Journal of Psychotherapy* 13(2) : 204～218.

299. _____. (1997). Attachment, autonomy, intimacy: some clinical implications of attachment theory. *British Journal if Medical Psychology* 70 : 231～248.

300. _____. (1998a). The changing aims of psychoanalytic psychotherpy: An integrative perspective. *International Journal of Psycho-Analysis* 79 : 227～240.

301. _____. (1998a). Defensive and creative uses of narrative in psychotherapy: an attachment perspective. In *Narrative*

and Psychotherapy and Psychiatry, ed. G. Roberts and J. Holmes, pp. 49~68. Oxford: Oxford University Press.

302. _____. (2000). Manual for Brief Attachment Based Intervention. Devon Health Authority. Unpublished manuscript.

303. _____. (in press). Attachment theory and psychoanalysis: a rapprochement. *International Journal of Psycho-Analysis.*

304. Holtzworth-Munroe, A., Stuart, A., and Hutchison, G. (1997). Violent vs. non-violent husbands: difference in attachment patterns, dependency and jealousy. *Journal of Family Psychology* 11 : 314~331.

305. Horowitz, L. M., Rosenberg, S. E., and Bartholomew, K. (1996). Interpersonal problems, attachment styles and outcome in brief dynamic psychotherapy. *Journal of Consulting and Clinical Psychology* 61 : 549~560.

306. Howes, C., Hamilton, C. E., and Matheson, C. C, (1994). Children's relationships with peers: diffirintial associations with aspects of the teacher-child relationship. *Child Development* 65 : 253~263.

307. Hubbs-Trait, L., Osofsky, J., Hann, D., and Culp, A. (1994). Predicting behavior problems and social competence in children of adolescent mothers. *Family relations* 43 : 439~446.

308. Hughes, C., Dunn, J., and White, A. (1998). Trick or treat? Uneven understanding of mind and emotion and executive dysfunction in "hard-to-manage" preschoolers. *Journal of Child Psychology and Psychiatry* 39 : 981~994.

309. Insel, T. (1997). A neurobiological basis of social attachment. *American Journal of Psychiatry* 154 : 726~735.

310. Isabella, R., and Belsky, J. (1991). Interactional synchrony and the origins of infant-mother attachment: a raplication study. *Child Development* 62 : 373~384.

311 Jacobovitz, D., and Hazen, N. (1999). Developmental pathways

from infant disorganization to childhood peer relationships. In *Attachment Disorganization*, ed. J. Solomon and C. George, pp. 127~159. New York: Guilford Press.

312. Jacobovitz, D., and Hazen, N., and Riggs, S. (1997). *Disorganized mental processes in methers, frightening/ frightened caregiving and disoriented/disorganized bahavior in infancy.* Paper presented at the Biennal Meeting of the Society for Resaerch in Child Development, Washinton, DC.

313. Jcobsen, T., Edelstein. W., and Hofmann, V. (1994). A longitudinal study of the relation betweem representations of attachment in childhood and adolescence. *Developmental Psychology* 30 : 112~124.

314. Jacobsen, T., Huss, M., Fendrich, M., Kruesi, M. J. P., and Ziegenhain, U. (1997). Children's ability to delay gratification: longitudinal relations to mother-child attachment. *Journal of Genetic Psychology* 158 : 411~426.

315. Jacobson, E. (1954a). Contribution to the metapsychology of psychotic identifications. *Journal of the American Psychoanalytic Association* 2 : 239~262.

316. _____. (1954b). The self and the object world: vicissitudes of their infantile cathexes and their influence on ideational affective development. *Psychoanalytic Study of the Child* 9 : 75~127. New York: International Universities Press.

317. _____. (1964) *The Self and the Object World.* New York: International Universities Press.

318. Johnson, J.G., Cohen, P., Brown, J., Smailes, E. M., and Bernstein, D. P. (1999). Childhood maltreatment increases risk for personality disorders during early adulthood. *Archives of General Psychiatry* 56 : 600~605.

319. Johnson-Laird, P. N. (1983). *Mental Models: Towards a*

Cognitive Science of language, Inference and Consciousness.
Cambridge: Cambridge University Press.

320. _____. (1990). The development of reasoning ability. In
Causes of *Development: Interdisciplinary Perspectives,*
ed. G. Butterworth and P. Bryant, pp. 85～110. Hillsdale,
NJ: Erlbaum.

321. Johnson-Laird, P. N., and Byrrie, R. M. (1991). *Deduction,*
Hillsdale, NJ: Erlbaum.

322. _____. (1993). Precis of deduction. *Behavior and Brain Sciences*
16 : 323～380.

323. Joseph, B. (1989). *Psychic Equilibrium and Psychic Change.*
London: Routledge.

324. Kahn, M. (1974). *The Privacy of the Self.* London: Hogarth.

325. _____. (1978). Secret and potential space. In *Hidden Selves.*
London" Hogarth, 1983.

326. Kandel, E. R. (1998). A new intellectual framework for
psychiatry. *Amenrican Journal of Psychiatry* 155 : 457～469.

327. _____. (1999). Biology and the future of psychoanalysis: a
new intellecrual framework for psychiatry revisited. *American
Journal of Psychiatry* 156 : 505～524.

328. Kaplan, N. (1987). *Individual Differences in 6-Year-Olds'
Thoughts about Separation: Predicted from Attachment to
Mother at Age* 1. Berkeley: University of California.

329. Karen, R. (1994). *Becoming Attached.* New York: Warner.

330. Kellman, P. J., and Spelke, E. S. (1983). Perception of partly
occluded objects in infancy. *Cognitive Psychology* 15 :
483～524.

331. Kennedy, H., and Moran, G. (1991). Reflections on the aims of
child psychoanalysis. *Psychoanalytic Study of the Child*
46 : 181～198. New Haven, CT: Yale University Press.

332. Kennedy, H., and Yorke, C. (1980). Childhood neurosis v.

developmental deviations: two clinical case histories. *Dialogue: A Journal of Psychoanalytic Perspectives* 4 : 20～33.

333. Kernberg, O. F. (1967). Borderline personality organization. *Journal of the American Psychoanalytic Association* 15 : 641～685.

334. ＿＿＿. (1975). *Borderline Conditions and Pathological Narcissism*. New York: Jason Aronson.

335. ＿＿＿. (1976a). *Object Relations Theory and Clinical Psychoanalysis*. New York: Jason Aronson.

336. ＿＿＿. (1976b). Technical considerations in the treatment of borderline personality organization. *Journal of the American Psychoanlytic Association* 24 : 795～829.

337. ＿＿＿. (1977). The structural diagnosis of borderline personality organization. In *Borderline Personality Disorders: The Concept, the Syndrome, the Patient*, ed. P. Nartocollis, pp. 87～121. New York: International Universities Press.

338. ＿＿＿. (1980). *Internal World and External Reality: Object Relations Theory Applied*. New York: Jason Aronson.

339. ＿＿＿. (1982). Self, ego, affects and drives. *Journal of the American Psychoanlytic Association* 30:893-917.

340. ＿＿＿. (1984). *Severe Personality Disorders: Psychotherapeutic Strategies*. New Haven, CT: Yale University Press.

341. ＿＿＿. (1987). Borderline personality disorder: a psychodynamic approach. *Journal of Persnality Disorders* 1 : 344～346.

342. ＿＿＿. (1988). Object relations theory in clinical practice. *Psychoanalytic Quarterly* LVII : 481～504.

343. ＿＿＿. (1993). The current status of psychoanalysis. *Journal of the American Psychoanalytic Association* 41 : 45～62.

344. Kernberg, O. F., Selzer, M. A., Koenigsberg, H. W., Carr, A. C., and Appelbaum, A. H. (1989). *Psychodynamic Psychotherapy of Borderline Patients*. New York: Basic

Books.

345. Klein, G. S. (1976). Freud's two theories of sexuality. *Psychological Issues* 36 : 14～70.

346. Klein, M. (1929). Infantlie anxiety-situations reflected in a work of art and in the creative impulse. In *Contributions to Psychoanalysis*, 1921～1945, pp. 227～235. New York: McGraw-Hill, 1964.

347. ＿＿＿. (1930) The importance of symbol-formation in the development of the ego. In *Contributions to Psychoanalysis*, 1912～1945. New York: McGraw-Hill, 1964.

348. ＿＿＿. (1932a) *The Psycho-Analysis of Children*. London: Hogarth.

349. ＿＿＿. (1932b) The psycho-analysis of children. In *The Writings of Melanie Klein*. London: Hogarth, 1975.

350. ＿＿＿. (1935) A contribution to the psychogenesis of manic-depressive states. In *The Writings of Melanie Klein*, pp. 236～289. London: Hogarth, 1975

351. ＿＿＿. (1936) The psychotherapy of the psychoses. In *Contributions to Psychoanalysis,* 1921-1945. New York: McGraw-Hill, 1964

352. ＿＿＿. (1945) The Oedipus complex in the light of early anxieties. In *The Writings of Melanie Klein,* pp. 370～419. London: Hogarth, 1975

353. ＿＿＿. (1946) Notes on some schizoid mechanisms. In *Developments in Psychoanalysis*, ed. M. Klein, P. Heimann, S. Isaacs, and J.Rivlere, pp. 292～320. London: Hogarth.

354. ＿＿＿. (1957) Envy and gratitude. In *The Writings of Melanie Klein, vol. 3*, pp. 176～235. London: Hogarth.

355. ＿＿＿. (1959) Our adult world and its roots in infancy. In *The Writings of Melanie Klein, vol. 3*, ed. R. Money-Kyrle, pp. 247～263. London: Hogarth, 1975

356. _____. (1980) On Mahler's autistic and symbiotic phases: An exposition and evolution. *Psychoanalysis and Contemporary Thought* 4 : 69~105.

357. _____. (1981) On Mahler's autistic and symbiotic phases: An exposition and evaluation. *Psychoanalysis and Contemporary Thought* 4 : 69~105.

358. Kobak, R., and Sceery, A. (1988). Attachment in late adolescence: working models, affect regulation and perceptions of self and others. *Child Development* 59 : 135~149

359. Kohut, H. (1971). *The Analysis of the Self.* New York: international Universities Press.

360. _____. (1972) Thoughts on narcissism and narcissistic rage. *Psychoanalytic Study of the Child* 27 : 360~400. New Haven, CT: Yale University Press.

361. _____. (1977) *The Restoration of the self.* New York: International University Press.

362. _____. (1984) *How Does Analysis Cure?* Chicago: University of Chicago Press.

363. Kohut, H., and Wolf, E. S. (1978). The disorders of the self and their treatment: an outline. *International Journal of Psycho- Analysis* 59 : 413~426

364. Kramer, S. (1979). The technical significance and application of Mahler's separation-individuation theory. *Journal of the American Psychoanalytic Association* 27 : 241~262.

365. Kramer, S., and Akhtar, S.(1988). The developmental context of internalized preoedipal object relations: clinical applications of Mahler's theory of symbiosis and separation-individuation. *Psychoanalytic Quarrerly* LVII: 547~576

366. Kris, E. (1952). *Psychoanalytic Explorations in Art.* New York: International University Press.

367. Kupersmidt, K. B. Coie, J. D., and Dodge, K. A. (1990). The role of poor peer relationships in the development of disorder. In *Peer Rejection in Childhood,* ed, S. R. Asher and J. D. Coie, pp. 274〜305. Cambridge: Cambridge University Press.

368. Laible, D. J., and Thompson, R. A. (1998). Attachment and emotional understanding in pre-school children. *Developmental Psychology* 34 : 1038〜1045.

369. Lamb, M. (1987). Predictive implications of individual differences in attachment. *Journal of Consulting Clinical Psychology* 55 : 817〜824.

370. Lamb, M. E., Thompson, R. A., Gardner, W., and Charnov, E, (1985). *Infant-Mother Attachment: The Origins and Developmental Significance of Individual Differences in Strange Situstion Behaivior.* Hillsdale, NJ: Erlbaum

371. Lecours, S., and Bouchard, M. A. (1997). Dimensions of mentali- sation: outlining levels of psychic transformation. *International Journal of Psycho-Analysis* 78 : 855〜875.

372. LeDoux, J. E. (1995). Emotion: clues from the brain. *Annual Review of Psychology* 46 : 209〜235

373. Levenson, E. (1972). *The Fallacy of Understanding.* New York: Basic Books.

374. _____. (1983). *The Ambiguity of Change.* New York: Basic Books.

375. _____. (1991) *The Purloined Self.* New York: Contemporary Psycho-analysis   Books.

376. Levinson, A., and Fonagy, P. (in press). Attachment classification in prisoners and psychiatric patients.

377. Lewin, K. (1952). *Field Theory and Social Science.* London: Tavistock Publications.

378. Lewis, M., and Feiring, C. (1989). Early predictor of childhood

friendship. In *Peer Relationships* in Child Development, ed. T. J. Berndt and G. W. Ladd, pp. 246~73. New York: Wiley.

379. Lichtenberg, J. (1989). *Psychoanalysis and Motivation.* Hillsdale, NJ: Analytic Press.

380. Lichtenberg, J. D. (1995). Can empirical studies of development impact on psychoanalytic theory and technique? In *Research in Psychoanalysis: Process, Development, Outcome,* ed. T. Shapiro and R. N. Emde, pp. 261~276. New York: International Universities Press.

381 Lichtenstein, H. (1961). Identity and sexuality: a study of their interrelationship in man. *Journal of the American Psychoan- alytic Association* 9 : 179~260

382. _____. (1963). The dilemma of human identity. Notes on self-transformation, self-observation, and metamorphosis. *Journal of the American Psychoanalytic Association* 11 : 173~223

383. Lieberman, A. F. (1991). Attachment theory and infant-parent psychotherapy: Some conceptual, clinical and research issues. In *Rochester Symposium on Developmental Psychopathology: Vol.3. Models and Integrations,* ed. D. Cicchette and S. Toth, pp. 261-288. Hillsdale, MJ: Erlbaum.

384. Lieberman, A. F., and Pawl, J. (1993). Infant-parent psychotherapy. In *Handbook of Infant Mental Health,* ed. C. G. Zeanah, pp. 427~442. New York: Guilford.

385. Lieberman, A. F. and Zeanah, C. H. (1999). Contributions of attachment theory to infant-parent psychotherapy and other interventions with infants and young children. In *Handbook of Attachment: Theory, Research ad Clinical Applications,* ed. J. Cassidy and P. R. Shaver, pp. 555~574. New York: Guilford.

386. Lilleskov, R. (1992). Review of "Attachment in the Pre-school

Years: Theory Research and intervention." *International Review of Psycho-Analysis* 19 : 126 ~ 130.

387. Liotti, G. (1995). Disorganized/disorientated attachment in the psychotherapy of the dissociative disorders. In *Attachment Theory: Social, Development, and Clinical Perspectives*, ed. S. Goldberg, R. Muir, and J. Kerr, pp. 343 ~ 363. Hillsdale, NJ: Analytic Press.

388. Loeber, R. (1990). Development and risk factors of juvenile antisocial behaviour and delinquency. *Clinical Psychology Review* 10 : 1 ~ 42.

389. Lorenz, K. (1935). Der Kumpan in der Umvelt des Vogels [Companionship in   Bird Life]. In *Instinctive Behavior*, ed. & tras. C. H. Schiller, pp. 83 ~ 128, New York: International Universities Press.

390. Loquet, P. (1981). Le changement dans la mentalisation. *Revue Francais de Psychoanalyse* 45 : 1023 ~ 1028.

391. _____. (1987). Penser-Parler: un apport psychanalytique a la theorie du langage. In *La Parile Troublee*, ed. R. Chrstes, M. M. Christie-Luterbacher, and P. Luquer, pp. 161 ~ 300. Paris: Presses Uneversitaire de France.

392. _____. (1988). Langage. pensee er structure psychique. *Revue Francais de Psychoanalyse* 52 : 267 ~ 302.

393. Lyons-Ruth, K. (1991). Rapprochement or approchement: Mahler's theory reconsidered from the vantage point of recent research in early attachment relationships. *Psychoanalytic psychology* 8:1 ~ 23.

394. _____. (1995). Broadening our conceptual frameworks: can we reintroduce relational strategies and implicit representational systems to the study of psychopathology? *Developmental Psychology* 31 : 432 ~ 436.

395. _____. (1996a). Attachment relationships among children

with aggressive behavior problems: the role of disorganized early attachment patterns. *Journal of Consulting and Clinical Psychology* 64 : 32～40.

396. ＿＿＿. (1996b). Attachment relationships among children with aggressive behavior problems: the role of disorganized early attachment patterns. *Journal of Consulting and Clinical Psychology* 64 : 64～73.

397. ＿＿＿. (1999) The two person unconscious: intersubjective dialogue, enactive relational representation and the emergence of new forms of relational organization. *Psychoanalytic Inquiry* 19(4) : 576～617.

398. Lyons-Ruth, K., Alpern, L, and Repacholi, B. (1983). Disorganized infant attachment classification and maternal psychosocial problems as predictors of hostile-aggressive behavior in the preschool classroom. *Child Development* 64 : 572～585.

399. Lyons-Ruth, K., and Block, D. (1996). The disturbed caregiving system: relations among childhood trauma, maternal caregiving and infant affect and attachment. *Infant Mental Health Journal* 17 : 257～275.

400. Lyons-Ruth, K., Bronfman, E., and Atwood, G. (1999a). A reational diathesis model of hostile-helpless states of mind: expressions in mother-infant interaction. In *Attachment Disorganization*, ed. J. Solomon and C. George, pp. 33～70. New York: Guilford.

401. Lyons-Ruth, K., Bronfman, E., and Parsons. (1999b). Atypical attachment in infancy and early childhood among children at developmental risk. IV. Maternal frightened, frightening, or atypital behavior and disorganized infant attachment patterns. In *Typical Patterns of Infant Attachment: Theory, Research and Current Directions*, ed.

J. Vondra and D. Barnett, pp. 67~96. Monographs of the Society for Research Child Development, vol.64.

402. Lyons-Ruth, K., Connell, D. B., and Grunebaum, H. U. (1990). Infants at social risk: maternal depression and family support services as mediators of infant development and security of attachment. *Child Development* 61 : 85~98.

403. Lyons-Ruth, K., Easterbrooks, A., and Cibelli, C. (1997). infant attachment strategies, infant mental lag, and maternal depressive symptoms: predictors of internalizing and externalizing problems at age 7. *Developmental Psychology* 33 : 681~692.

404. Lyons-Ruth, K., and Jacobovitz, D. (1999). Attachment disorganization: unresolved loss, relational violence and lapses in behavioral and attentional strategies. In *Handbook of Attachment Theory and Research*, ed. J. Cassidy and P. R. Shaver, pp. 520~554. New York: Guilford.

405. Lyons-Ruth, K., Repacholi, B., McLeod, S., and Silver, E (1991). Disorganized attachment behavior in infancy: short-term stability, maternal and infant correlates, and risk-related sub- types. *Development and Psychopathology* 3 : 377~396.

406. Lyons-Ruth, K., Zoll, D., Connell, D., and Grunebaum, H. U. (1986). The depressed mother and her one-year-old infant: environment, interaction, attachment and infant development. In *Maternal depression and Infant Disturbance*, ed. E. Z. Tronick and T. Field, pp. 61~82. San Francisco: Jossey-Bass.

407. _____. (1989). Family deviance and family disruption in childood: associations with maternal behavior and infant maltreatment during the first two years of life. *Development and Psychopathology* 1 : 219~216.

408. Maccoby, E. E. (2000). Parenting and its effects on children: on reading and misreading behaviour genetics. *Annual Review of Psychology* 15 : 740～763.

409. Mace, C., and Margison, R. (1997). Attachment psychotherapy: an overview. *British Journal of Medical Psychology* 70 : 209～215.

410. Mahler, M. S. (1967). On human symbiosis and the vicissitudes of individuation. *Journal of the American Psychoanalytic Association* 15 : 740～763.

411. ＿＿＿. (1971). A study of separation-individuation process and its possible application to borderline phenomena in the psychoanalytic situation *Psychoanalytic study of the Child* 26 : 403～424. New Haven, CT: Yale University Press.

412. ＿＿＿. (1972a). On the first three subphases of the separation-individuation process. *International Journal of Psycho-Analysis* 53 : 333～338.

413. ＿＿＿. (1972b). Rappochement subphase of the separation-individuation process. *Psychoanalytic Quarterly* 41 : 487～506.

414. ＿＿＿. (1975). On human symbiosis and the vicissitudes of individuation. Journal of the American Psychoanalytic Association 23 : 740～763.

415. Mahler, M. S., and Furer, M. (1968). *On human symbiosis and the vicissitudes of individuation.* Vol. 1: Infantile psychosis. New York: International Universities Press.

416. Mahler, M. S., and Kaplan, L. (1977). Developmental aspects in the assessment of narcissistic and so-called borderline personalities. In *Borderline Personality Disorders: The Concept, the Syndrome, the Patient*, ed. P. Hartocollis, pp. 71～86. New York: International Universities Press.

417. Mahler, M., and McDevitt, J. F. (1980). The separation-individuation process and indentity formation. In *Infancy and Early Childhood, Vol. 1 of The Course of Life, Psychoanalytic Contributions toward Understanding Personality Development*, ed. S. I. Greenspan and G. H. Pollock, pp. 395∼406. Washington, DC: Publication No. (ADM) 80∼786. National Institute of Mental Health.

418. Mahler, M. S., Pine, F., and Bergman, A. (1975). *The Psychological Birth of the Human Infant: Symbiosis and Individuation*. New York: Basic Books.

419. Main, M. (1991). Metacognitive knowledge, mtacognitive monitoring, and singular (coherent) vs. multiple (incoherent) model of attachment: Findings and directions for future research. In *Attachment Across the Life Cycle*, ed. C. M. Parkes, J. Stevenson-Hinde, and P. Marris, pp. 127∼159. London: Tavistock/Routledge.

420. _____. (1995). Recent studies in attachment: overview, with selected implications for clinical work. In *Attachment theory: Social, Developmental, and Clinical Perspectives*, ed. S. Goldberg, R. Muir, and J. Kerr, pp. 407∼474. Hillsdale, NJ: Analytic Press.

421. Main, M., and Cassidy, J. (1988). Categories of response to reunion with the parent at age 6: Predictable from infant attachment classifications and stable over a 1-month period. *Develop- mental Psychology* 24 : 415∼426.

422. _____. (1995). Adult attachment classification system. In *Behavior and the Development of Representational Models of Attachment: Five Methods of Assessment*, ed. M. Main. Cambridge University Press.

423. _____. (1998). Adult attachment scoring and classification system. University of California at Berkeley. Unpublished

Manuscript.

424. _____. (1998a). Adult attachment scoring and classification system. University of California at Berkeley. Unpublished Manuscript.

425. _____. (1998b). Interview-based adult attachment scoring and classification: related to infant-mother and infant-father attachment. University of California at Berkeley. Unpublished Manuscript.

426. _____. (in press). Adult attachment scoring and classification system. In A *Typology of Human Attachment Organization Assessed in Discourse, Drawings and Interviews* (working title), ed. M. Main. New York: Cambridge University Press.

427. Main, M., and Goldwyn, R. (1998). Adult attachment scoring and classification systems. Unpublished manuscript, University of California at Berkeley.

428. Main, M. and Goldwyn, R. (in press). Adult attachment rating and classification systems. In a typology of Human Attachment Organization Assessed in Discourse, Drawings, and Interview. (Ed. M. Main), New York: Cambridge University Press.

429 Main, M., and Hesse, E. (1990). Parents' unresolved traumatic experiences are related to infant disorganized attachment status: Is frightened and/or frightening parental behavior the linking mechanism? In *Attachment in the Preschool Years: Theory, Research and Internation*, ed. M. Greenberg, D. Cicchetti, and E. M. Cummings, pp. 161～182. Chicago: University of Chicago Press.

430. _____. (1992). Disorganized/disorganized infant behavior in the Strange Situation, lapses in the monitoring of reasoning and discourse during the parent's Adult attachment Interview, and dissociative states. In *Attachment and*

Psychoanalysis, ed. M. Ammaniti and D. Stern, pp. 68～140. Rome: Gius, Latereza and Figli.

431. Main, M., Kaplan, N., and Cassidy, J. (1985a). Security in infancy, childhood and adulthood: a move to the level of representat ion. In *Growing Points of Attachment Theory and Research. Monographs of the Society for Research in Child Development, vol. 50,* ed. I. Bretherton and E. Waters, pp. 66～104. Chicago: University of Chicago Press.

432. _____. (1985b). Security in infancy, childhood and adulthood: a move to the level of representation. *Monographs of the Society for Research in Child Development* 50(1～2): 66～104.

433. Main, M., and Solomon, J. (1986). Discovery of an insecure disorganized/ disoriented attachment pattern. In *Affective Development in infancy*, ed. T. B. Brazelton and M. W. Yogman, pp. 95～124. Norwood, NJ: Ablex.

434. _____. (1990). Procedures for identifying infants as disorganized/ disoriented during the Ainsworth Strange Situation. In *Attachment During the Preschool Years: Theory, Research and Internation*, ed. M. Greenberg, D. Cicchetti, and E. M. Cummings, pp. 121～160 Chicago: University of Chicago Press.

435. Main, T. (1957). The ailment. *British Journal of Medical Psychology* 30 : 129～145.

436. Malatesta, C. Z., Culver, C., Tesman, J. R., and Shepard, B. (1989). The development emotion expression during the first two years of life. *Monographs of the Society for Research in Child Development* 54 : 1～104.

437. Malatesta, C. Z., Grigoryev, P., Lamb, C., Albin, and Culver, C. (1986). Emotional socialisation and expressive development in pre-term and full-term infants. *Child Development* 57 :

316~330.

438. Marcovitch, S., Goldberg, S., Gold, A., et al. (1997). Determinants of behavior problems in Romanian children adopted in Ontario. *International Journal of Behavioral Development* 20 : 17~31.

439. Marr, D. (1982). *Vision: A Computational Investigation into the Human Representation and Processing of Visual Information.* San Francisco: W. H. Freeman.

440. Marrone, M. (1998). *Attachment and Interaction.* London : Jessica Kingsley.

441. Martin, C. S., Earleywine, Blackson, T. C., et al. (1994). Aggres- sivity, inattention, hyperactivity, and impulsivity in boys at high and low risk for substance abuse. *Journal of Abnoraml Child Psychology* 22 : 177~203.

442. Marty, P. (1968). A major process of somatization: the progres sive disorganization. *International journal of Psycho- Analysis* 49 : 246~249.

443. _____. (1990). *La Psychosomatique de l'Adulte.* Paris: Presses Universitaire de France.

444. _____. (1991). *Mentalisation et Psychosomatique.* Paris: Laboratoire Delagrange.

445. Marvin, R. S., and Britner, P. A. (1999). Normative development: the ontogeny of attachment. In *Handbook of Attachment*: Theory, Reand Clinical Applications, ed. J. Cassidy and P. R. Shaver, pp. 44~67. New York: Guilford.

446. Maslin, C. A., and Bates, j. E. (1983). *Precursors of anxious and secure attachments: a multivariant model at age 6 months.* Paper presented at the Biennial meeting of the Society for Research in Child Development, Detroit, MI.

447. Masson, J. (1984). *The Assault on Truth: Freud's Suppression of the Seduction Theory.* New York: Farrar, Straus and Giroux.

448. Masterson, J. F. (1972). *Treatment of the Borderline Adolescent: A Developmental Approach.* New York: Wiley Interscience

449. _____. (1976). *Psychotherapy of the Borderline Adult: A Developmental Approach.* New York: Brunner/Mazel.

450. Masterson, J. F., and Rinsley, D. (1975). The borderline syndrome: the role of the mother in the genesis and psychic structure of the borderline personality. *International Journal of Psycho- Analysis* 56 : 63～177.

451. Matthys, W., Cuperus, J. M., and van Engeland, H. (1999). Deficient social problem-solving in boys with ODD/CD, with ADHD, and with both disorders. *Journal of the American Academy of Child and Adolescent Psychiatry* 38 : 311～321.

452. Mayes, L. C., and Spence, D. P. (1994). Understanding therapeutic action in the analytic situation: a second look at the develo- pmenmetaphor. *Journal of the American Psychoanalytic Association* 42 : 789～816.

453 McDougall, J. (1978). *Plea for a Measure of Abnormality.* New York: International Universities Press.

454. _____. (1989). *Theaters of the Body: A Psychoanalytic Approach to Psychosomatic Illness.* New York: Norton.

455. McGinn, C. (1989). *Mental Content.* Basil Blackwel

456. McLaughlin, J. (1991). Clinical and theoretical aspects of enactment. *Journal of the American Psychoanalytic Association* 39 : 595～614.

457. Meins, E., Fernyhough, C., Russel, J., and Clark-Carter, D. (1998). Security of attachment as a preditor of symbolic and mentalising abilities: a longitudinal study. *Social*

Development 7 : 1～24.

458. Meltzer, D. (1974). Mutism in infantile autism, schizophrenia and manic-depressive states. *International Journal of Psycho-Analysis* 55 : 397～404.

459. Meltzoff, A. N. (1995). Understanding the intentions of others: reenactment of intended acts by 18-month-old children. *Developmental Psychology* 31 : 838～850.

460. Meltzoff, A. N., and Moore, M. K. (1977). Imitation of facial and manual gestures by human neonates. *Science* 198 : 75～78.

461. ——— (1983). Newborn infants imitate adult facial gestures. *Child Development* 54 : 702～709.

462. ——— (1989). Imitation in newborn infants: exploring the range of gestures imitated and the underlying mechanisms. *Developmental Psychology* 25 : 954～962.

463. Migone, P., and Liotti, G. (1998). Psychoanalysis and cognitive-evolutionary psychology: an attempt at integration. *International Journal of Psycho-Analysis* 79 : 1071～1095.

464. Mitchell, S. (1998). Attachment theory and the psychoaintic tradition: reflections on human relationality. *British Journal of Psychotherapy* 15 : 177～193.

465. Mitchell, S. A. (1986). The wings of Icarus: Illusion and the problem of narcissism. *Contemporary Psychoanalysis* 22 : 107～132.

466. ———. (1988). *Relational Concepts in Psychoanalysis: An Integration*. Cambridge, MA: Harvard University Press.

467. ———. (1993a). Aggression and the endangered self. *Psychoanalytic Quarterly* 62 : 351～382.

468. ———. (1993b). *Hope and Dread in Psychoanalysis*. New York: Basic Books.

469. ———. (1995). Interaction in the Kleinian and interpersonal

traditions. *Contemporary Psychoanalysis* 31 : 65-91.

470. _____. (1996). Merton Gill: in appreciation. *Contemporary Psychoanalysis* 32 : 177～190.

471. _____. (1997). *Influence and Autonomy in Psychoanalysis*. Hillsdale, NJ: Analytic Press.

472. Mitchell. S. A., and Black, M. (1995). *Freud and Beyond*. New York: Basic Books.

473. Modell, A. (1963). Primitive object relationships and the predisposition to schizophrenia. *International Journal of Psycho-Analysis* 44 : 282～292.

474. _____. (1968). *Object Love and Reality*. New York: International UniPress.

475. _____. (1975). A narcissistic defense against affects and the illusion of self-sufficiency. *International Journal of Psycho-Analysis* 56 : 275～282.

476. _____. (1984). *Psychoanalysis in a New Context*. New York: Interuniversities Press.

477. _____. (1985). Object relations theory. In *Models of the Mind: Their Relationships to Clinical Work*, ed. A. Rothstein, pp. 85～100. New York: International Universities Press.

478. Morgan, A. C. (1998). Moving along to things left undone. *Infant Mental Health Journal* 19 : 324～332.

479. Morton, J., and Frith, U. (1995). Causal modeling: a structural approach to developmental psychology. In *Developmental psychopathology. Vol. I: Theory and methods*, ed. D. Cicchetti and D. J. Cohen, pp. 357～390. New York: Wiley.

480. Moss, E., Parent, S., and Gosselin, C. (1995). *Attachment and theory of mind: cognitive and metacognitive correlates of attachment during the preschool period*. Paper presented at the biennial meeting of the Society for Research in Child Development, Indianapolis, Indiana, March-April.

481. Moss, E., Parent, S., Gosselin, C., Rousseau, D., and St.-Laurent, D. (1996). Attachment and teacher-reported behavior problems during thé preschool and early school-age period. *Development and Psychopathology* 8 : 511-525.

482. Moss, E., Rousseau, D., Parent, S., St.-Laurent, D., and Saintong, J. (1998). Correlates of attachment at school-age: maternal reted stress, mother-child interaction and behavior problems. *Child Development* 69 : 1390-1405.

483. Moss, E., and St. Laurent, D. (1999). Disorganized attachment and developmental risk at school age. In *Attachment Disorganisation*, ed. J. Solomon and C. George, pp. 160－186. New York: Guilford.

484. Murphy, L. B., and Moriarty, A. E. (1976). *Vulnerability, Coping, and Growth: From Infancy to Adolescence.* New Haven, CT: Yale University Press.

485. Murray, L., and Cooper, P. J. (1997). The role of infant and maternal factors in postpartum depression, mother-infant interactions and infant outcome. In *Postpartum Depression and Child Development*, ed. L. Murray and P. J. Cooper, pp. 111－135. New York: Guilford.

486. Nesse, R. M. (1990). The evolutionary functions of repression and the ego defences. *Journal of the American Academy of Psychoanalysis* 18 : 260－285.

487. Nesse, R. M., and Lloyd, A. T. (1992). The evolution of psychod- ynamic mechanisms. In *The Adapted Mind*, ed.J. H. Barkow, L. Cosmides, and J. Tooby, pp. 601－624. New York: Oxford University Press.

488. NICHD Early Child Care Research Network (1997). The effects of infant child care on infant-mother attachment: security: results of the NICHD study of early child care. *Child Development* 68 : 860－879.

489. O'Connor, M. J., Sigman, M., and Brill, N. (1987). Disorganization of attachment in relation to maternal alcohol consumption. *Journal of Consulting and Clinical Psychology* 55 : 831～836.

490. O'Connor, T. G., Rutter, M., and Kreppner, j. (2000). The effects of global severe privation of cognitive competence: extension and longitudinal follow-up. *Child Development* 71(2) : 376～390.

491. Ogawa, j. R., Sroufe, L. A., Weinfield, N. S., Carlson, E. A., and Ege-land, B. (1997). Development and the fragmented self: longitudinal study of dissociative symptomatology in a nonclinical sample. *Development and Psychopathology* 9 : 855～879.

492. Ogden, T. (1994). The analytic third: working with intersubjective clinical facts. *International Journal of Psycho-Analysis* 75 : 3～19.

493. Ogden, T. H. (1989). *The Primitive Edge of Experience*. New York: Jason Aronson.

494. Oppenheim, D., Emde, R., and Warren, S. (1997). Children's narrative representations of mothers: their development and associations with child and mother adaptation. *Child Development* 68 : 127～138.

495. Orbach, S. (1978). *Fat is a Feminist Issue*. London: Paddington Press.

496. ＿＿＿. (1986). *Hunger Strike*. London: Faber and Faber.

497. O'Shaughnessy, E. (1989). The invisible Oedipus complex. In *The Oedipus Complex Today*, ed. J. Steiner, pp. 129～150. London: Karnac.

498. Owen, M. T., and Cox, M. J. (1997). Marital conflict and the development of infant-parent attachment relationships. *Journal of Family Psychology* 11 : 152～164.

499. Parens, H. (1979). *The Development of Aggression in Early Childhood*. New York: Jason Aronson.

500. _____. (1980). An exploration of the relations of instinctual drives and the symbiosis/separation-individuation process. *Journal of the American Psychoanalytic Association* 28 : 89～114.

501. Patrick, M., Hobson, R. P., Castle, D., Howard, R., and Maughan, B. (1994). Personality disorder and the mental representation of early social experience. *Developmental Psychopathology* 6 : 375～388.

502. Pawl, J., and Lieberman, A. F. (1997). Infant-parent psychotherapy. In *Handbook of Child and Adolescent Psychiatry*, vol. 1, ed. J. Noshpitz, pp. 339～351. New York: Basic Books.

503. Pederson, D. R., Gleason, K. E., Moran, G., and GBento, S. (1998). Maternal attachment, representations, maternal sensitivity and the infant-mother attachment relationship. *Developmental Psychology* 34 : 925～933.

504. Perry, B. (1997). Incubated in terror: neurodevelopmental factors in the "cycle of violence." In *Children in a Violent Society*, ed. J. Osofsky, pp. 124～149. New York: Guilford .

505. Perry, D. G., Perry, L. C., and Kennedy, E. (1992). Conflict and the development of antisocial behavior. In *Conflict in Child and Adolescent Development*, ed. C. U. Shantz and W. W. Hartup, pp. 301～329. Cambridge: Cambridge University Press.

506. Peterfreund, E. (1978). Some critical comments on psychoanalytic conceptualizations of infancy. *International Journal of Psycho-Analysis* 59 : 427～441.

507. Polan, H. J., and Hofer, M. (1999). Psychobiological

origins of infant attachment and separation responses. *In Handbook of Attachment: Theory, Research and Clinical Applications*, ed. J. Cassidy and P. R. Shaver, pp. 162～180. New York: Guilford.

508. Pope, A. W., and Bierman, K. L. (1999). Predicting adolescent peer problems and antisocial activities: the relative roles of aggression and dysregulation. *Developmental Psychology* 35 : 335～346.

509. Posada, G., Gao, Y., Wu, F., et al. (1995). The secure based phenomenon across cultures: children's behavior, mothers' preferences and experts' concepts. *Monographs of the Society for Research in Child Development* 60 : 27～48.

510. Pottharst. K. (1990). *Explorations in Adult Attachment*. New York: Peter Lang.

511. Quinodoz, J. M. (1991). Accepting fusion to get over it. *Review Francais de Psychoanalyse* 5 : 1697～1700.

512. Radke-Yarrow, M., Cummings, E. M., Kuczynski, L., and Chapman, M. (1985). Patterns of attachment in two-and three-year-olds in normal families and families with parental depression. *Child Development* 56 : 884～893.

513. Rajecki, D. W., Lamb, M., and Obmascher, P. (1978). Toward a general theory of infantile attachment: a comparative review of aspects of the social bond. *Behavioral and Brain Science* 3 : 417～464.

514. Rapaport, D., and Gill, M. M. (1959). The points of view and assumptions of metapsychology. *International Journal of Psycho-Analysis* 40 : 153～162.

515. Rayner, E. (1991). *The Independent Mind in British Psycho-analysis*. London: Free Association Books.

516. Reiss, D., Hetherington, E. M., Plomin, R., et al. (1995).

Genetic questions for environmental studies: differential parenting and psychopathology in adolescence. *Archives of General Psychiatry* 52 : 925～936.

517. Renik, O. (1993). Analytic interaction: conceptualizing technique in the light of the analyst's irreducible subjectivity. *Psychoanalytic Quarterly* 62 : 553～571.

518. Richters, J., and Walters, E. (1991). Attachment and socialization: the positive side of social influence. In *Social influences and socialisation in infancy*, ed. M. Lewis and S. Feinman, pp. 185 -213. New York: Plenum.

519. Rinsley, D. B. (1977). An object relations view of borderline personality In *Borderline Personality Disorders: The Concept, the Syndrome, the Patient*, ed. P. Hartocollis, pp. 47～70. New York: International Universities Press.

520. _____. (1978). Borderline psychopathology: a review of etiology dynamics and treatment. *International Review of Psycho-Analysis* 5 : 45～54.

521. _____. (1982). Borderline and Other Self Disorders: A Developmental and Object Relations Perspective. New York: Jason Aronson.

522. Riviere, J. (1927). Contribution to symposium on child analysis. *International Journal of Psycho-Analysis* 8 : 373～377.

523. Robertson, J. (1962). *Hospitals and Children: A Parent's Eye View*. New York: Gollancz.

524. Rochlin, G. (1971). Review of Bowlby, J., *Attachment and Loss: Attachment. Psychoanalytic Quarterly* 50 : 504～506.

525. Rodning, C., Beckwith, L., and Howard, J. (1991). Quality of attachment and home environment in children prenatally exposed to PCP and cocaine. *Development and Psychopathology* 3 : 351～366.

526. Rogers, J. H., Widiger, T., and Krupp, A. (1995). Aspects of

depression associated with borderline personality disorder. *American Journal of Psychiatry* 152 : 168∽270.

527. Roiphe, H. (1976). Review of J. Bowlby, *Attachment and Loss. II: Separation, Anxiety and Anger. Psychoanalytic Quarterly* 65 : 307∽309.

528. Rosenblatt, A. D., and Thickstun, J. T. (1977). *Modern Psychoanalytic Concepts in a General Psychology. Part* 1: General Concepts and Principles. Part 2: Motivation. New York: International Universities Press.

529. Rosenblum and Coplan. (1994). Adverse early experiences, affect, noradrenergic and serotonergic functioning in adult primates. *Biological Psychiatry* 3 : 221∽227.

530. Rosenfeld, H. (1964). On the Psychopathology of narcissism: a clinical approach. *International Journal of Psycho-Analysis* 45 : 332∽337.

531. _____. (1965). *Psychotic States: A Psychoanalytic Approach.* New York: International Universities Press.

532. _____. (1971a). A clinical approach to the psychoanalytic theory of the life and death instincts: an investigation into to the aggressive aspects of narcissism. *International Journal of Psycho-Analysis* 52 : 169∽178.

533. _____. (1971b). Contribution to the psychopathology of psychotic states: the importance of projective identification in the ego structure and object relations of the psychotic patient. In *Melanie Klein Today*, ed. E. B. Spillius, pp. 117∽137. London: Routledge, 1988.

534. Roy, P. R., and Pickles, A. (2000). Institutional care: risk from family background or pattern of rearing? *Journal of Child Psychology and Psychiatry* 41(2) : 139∽149.

535. Rumelhart, D. E., and McClelland, J. L. (1986). *Parallel Distributed Processing.* Cambridge, Mass: MIT Press.

536. Rutter, M. (1971). *Maternal Deprivation Reassessed* Harmonds-
worth, Middlesex: Penguin.

537. _____. (1999). Psychosocial adversity and child pychopathology.
British Journal of Psychiatry 174 : 480~493.

538. Rutter, M., O'Connor, T. (1999). Implications of attachment
theory for child care policies. In *Handbook of Attachment*, ed.
J Cassidy and P. R. Shaver, pp. 823~844. New York:
Guilford.

539. Sagi, A., van Ijzendoorn, M. H., Scharf, M., et al. (1994).
Stability and discriminant validity of the Adult Attachment
Interview: a psychometric study in young Israeli adults.
Develomental Psychology 30 : 771~777.

540. Sander, L. (in press). Interventions that effect therapeutic
change. *Infant Mental health Journal.*

541. Sander, L. W. (1962). Issues in early mother-child interaction.
Journal of the American Academy of Child Psychiatry 1 :
141~166.

542. Sandler, J. (1960a). The background of safety. In *From
Safety to Superego: Selected Paper of Joseph Sandler*, pp.
1~8. London: Karnac, 1987.

543. _____. (1960b). The background of safety. In *From Safety
to Superego: Selected Paper of Joseph Sandler*. London:
Karnac, 1975.

544. _____. (1960c). On the concept of superego. *Psychoanlytic
Study of the Child* 15 : 128~162. New York: International
Universities Press.

545. _____. (1962). The Hampstead Index as an Instrument of
Psychoanalytic Research. *Internal Journal of Psycho-
Analysis* 43 : 287~291.

546. _____. (1974). Psychological conflict and the structural model:
some clinical and theoretical implications. *International*

Journal of Psycho-Analysis 55 : 53-72.

547. _____. (1976a). Actualization and object relationships. *Journal of the Philadelphia Association of Psychoanalysis* 3 : 59~70.

548. _____. (1976b). Countertransference and role-responsiveness. *International Review of Psycho-Analysis* 3 : 43~47.

549. _____. (1981). Character traits and object relationships. *Psychoanalytic Quarterly* 50 : 694~708.

550. _____. (1983). Reflections on some relations between psychoanalytic concepts and psychoanalytic practice. *International Journal of Psycho-Analysis* 64 : 35-45.

551. _____. (1985). Towards a reconsideration of the psychoanlytic theory of motivation. *Bulletin of the Anna Freud Centre* 8 : 223~243.

552. _____. (1987a). The concept of projective identification. In *Projection, Identification, projection Identification*, pp. 13~26. Madison, CT: International Universities Press.

553. _____. (1987b). *From Safety to Superego: Selected Papers of Joseph Sandler.* New York: Guilford.

554. _____. (1987c). *Projection, Identification, Projective Identification.* London: Karnac.

555. _____. (1990). On the structure of internal objects and internal objects relationships. *Psychoanalytic Inquiry* 10(2) : 163~181.

556. _____. (1992). Reflections on developments in the theory of psychoanalytic technique. 37th Congress of the International Psychoanalytical Association: Psychic change: Developments in the theory of psychoanalytic technique (1991, Buenos Aires, Argentina). *International Journal of Psycho-Analysis* 73(2) : 189~198.

557. _____. (1993). Communication from patient to analyst: not everything is projective identification. *British Psycho-*

Analytical Society Bulletin 29 : 8~16.

558. Sandler, J., Holder, A., Dare, C., and Dreher, A. U. (1997). *Freud's Models of the Mind: An Introduction.* London: Karnac.

559. Sandler, J., and Rosenblatt, B. (1962). The representational world. In *From Safety to Superego: Selected Papers of Joseph Sandler*, pp. 58-72. London: Karnac, 1987.

560. Sandler, J., and Sandler, A. M. (1978). On the development of object relationships and affects. *International Journal of Psycho-Analysis* 59 : 285~196.

561. _____. (1998). *Object relations Theory and Role Responsiveness.* London: Karnac.

562. Sapolsky, R. M. (1996). Why stress is bad for your brain. *Science* 273 : 749~750.

563. Schachter, D. L. (1992). Understanding implicit memory: a cognitive neuroscience approach. *American psychologist* 47 : 559~569.

564. Schafer, R. (1974). Problems in Freud's psychology of women. *Journal of the American psychoanalytic Association* 22 : 459~485.

565. _____. (1983). *The Analytic Attitude.* New York: Basic Books.

566. Schore, A. N. (1997). Early organization of the nonlinear right brain and development of a predisposition to psychiatric disorders. *Development and Psychopathology* 9 : 595~631.

567. Schuengel, C., Bakermans-Kranenburg, M., and van Ijzendoorn, M. (1999a). Frightening maternal behaviour linking unresolved loss and disorganised infant attachment. *Journal of Consulting and Clinical psychology* 67 : 54~63.

568. Schuengel, C., Bakermans-Kranenburg, M. J., van Ijzendoorn, M. H., and Blom, M. (1996b). Unresolved loss and infant disorganisation : links to frightening maternal behaviour. In

Attach- ment Disorganization, ed. J. Solomon and C. George, pp. 71~94. New York: Guilford.

569. Schur, M. (1960). Discussion of Dr. John Bowlby's paper. *Psychoanalytic study of the Child* 15:63-84. New York: International Universities Press.

570. Searles, H. F. (1986). *My Work with Borderline Patients.* Northvale, NJ: Jason Aronson.

571. Segal, H. (1957). Notes on symbol formation. *International Journal of Psycho-Analysis* 38 : 391~397.

572. Settlage, C. F. (1977). The psychoanalytic understanding of narcissistic and borderline personality disorders: advances in developmental theory. *Journal of the American psychoanalytic Association* 25 : 805~833.

573. _____. (1980). The paychoanalytic theory and understanding of psychic development during the second and third years of life. In *The Course of Life*, ed. S. I. Greenspan and G. H. Pollock, pp. 523~539. Washington, D.C.: NIMH.

574. Shane, M., Shane, E., and Gales, M. (1997). *Intimate Attachments: Toward a New Self Psychology.* New York: Guilford.

575. Shaw, D., and Bell, R. Q. (1993). Developmental theories of parental contributors to antisocial behavior. *Journal of Abnormal Child Psychology* 21:493~518.

576. Shaw, D. S., Owens, E B., Vondra, J. I., Keenan, K., and Winslow, E. B. (1996). Early risk factors and pathways in the development of early disruptive behavior problems. *Development and Psychology* 8 : 679~699.

577. _____. (1997) Early risk factors and pathways in the development of early disruptive behavior problems. *Development and Psychopathology* 8 : 679~700.

578. Shaw, D. S., and Vondra, J. I. (1995). Infant attachment security

and maternal predictors of early behavior problems: a longitudinal study of low-income families. *Journal of Abnormal Child Psychology* 23 : 335∼357.

579. Shelton, T. L., Barkley, R. A., Crosswait, C., et al. (1998). Psychiatric and psychological morbidity as a function of adaptive disability in preschool children with aggressive and hyperactive-impulsive-inattentive behavior. *Journal of Abnormal Child Psychology* 26 : 475∼494.

580. Silverman, R., Lieberman, A. F., and Pekarsky, J. H. (1997). Anxiety disorders. In *Casebook of the Zero to Three Diagnostic Classification of Mental Health and Developmental Disorders of Infancy and Early Childhood*, ed. A. F. Lieberman, S. Wieder, and E. Fenichel, pp. 47∼59. Arlington, VA: Zero to Three.

581. Simpson, J. A., Rholes, W. S., and Nelligan, J. S. (1992). Support seeking and support giving within couples in an anxiety provoking situation: the role of attachment styles. *Journal of Personality and Social Psychology* 60 : 434∼446.

582. Slade, A., (1987). Quality of attachment and early symbolic play. *Developmental Psychology* 17 : 326∼335.

583. _____. (1996). A view from attachment theory and research. *Journal of Clinical Psychoanalysis* 5 : 112∼123.

584. _____. (1999a). Attachment theory and research: implications for the theory and practice of individual psychotherapy with adults. In *Handbook of Attachment: Theory, Research and Clinical Applications*, ed. J. Cassidy and P. R. Shaver, pp. 575∼594. New York: Guilford.

585. _____. (1999b). Representation, symbolization and affect regulation in the concomitant treatment of a mother and child: attachment theory and child psychotherapy.

Psychoanalytic Inquiry 19 : 824～857.

586. ＿＿＿. (in press). The development and organization of attachment: implications for psychoanalysis. Journal of the American Psychoanalytic Association.

587. Slade, A., Belsky, J., Aber, J. L., and Phelps, J. L. (1999a). Mother's representation of their relationships with their toddlers links to adult attachment and observed mothering. Developmental Psychology 35 : 611～619.

588. ＿＿＿. (1999b). Maternal representations of their toddlers: links to adults attachment and observed mothering. *Developmental Psychology* 35 : 611～619.

589. Slough, N. M., and Greenberg, M. T. (1990). 5-year-olds' representations of separations from parents: responses from the perspective of self and other. *New Directions for Child Development* 48 : 67～84.

590. Solomon, J., and George, C. (1999a). *Attachment Disorganization*. New York: Guilford.

591. ＿＿＿. (1999b). The measurement of attachment security in infancy and childhood. In *Handbook of Attachment: Theory, Research and Clinical Applications*, ed. J. Cassidy and P. R. Shaver, pp. 287～316. New York: Guilford.

592. Solomon, J., George, C., and Dejong, A. (1995). Children classified as controlling at age six: evidence of disorganized representational strategies and aggression at home and at school. *Development and Psychopathology* 7 : 447～463.

593. Spangler, G., and Grossman, K. E. (1993). Biobehavioral organization in securely and insecurely attached infants. *Child Development* 64 : 1439～1450.

594. Spangler, G., and Schieche, M. (1998). Emotional and adrenocortical responses of infants to the strange situation: the

differential function of emotional expression. *International Journal of Behavioral Development* 22 : 681~706.

595. Spelke, E. S. (1985). Preferential looking methods as tools for the study of cognition in infancy. In *Measurement of Audition and Vision in the First Year of Post-Natal Life*, ed. G. Gottlieb and N. Krasnegor, pp. 323~363. Hillsdale, NJ: Erlbaum.

596. _____. (1990). Principles of object perception. *Cognitive Science* 14 : 29~56.

597. Speltz, M. L., Greenberg, M. T., and DeKlyen, M. (1990). Attachment in preschoolers with disruptive behavior: a comparison of clinic-referred and non-problem children. *Development and Psychopathology* 2 : 31~46.

598. Spemann, H. (1938). *Embryonic Development and Induction.* New Haven: Yale University Press.

599. Spillius, E. B. (1992). Discussion of *"Aggression and the Psychological Self."* Given at scientific meeting 'Psychoanalytic Ideas & Developmental Observation' in honour of George S. Moran, London, June.

600. _____. (1994). Developments in Kleinian thought: overview and personal view. *Psychoanalytic Inquiry* 14 : 324~364.

601. Spitz, R. (1945). Hospitalism: an inquiry into the genesis of psychiatric conditions in early childhood. *Psychoanalytic Study of the Child* 1 : 53~73. New York: International Universities Press.

602. _____. (1959). *A Genetic Field Theory of Ego Formation*: Its Implications for Pathology. New York: International Universities Press.

603. _____. (1960). Discussion of Dr. John Bowlby's paper. *Psychoa- nalytic study of the Child* 15 : 85-94. New York: International Universities Press.

604. _____. (1965). *The First Year of Life.* New York: International Universities Press.

605. Sroufe, L. A. (1986). Bowlby's contribution to psychoanalytic theory and developmental psychopathology. *Journal of Child Psycho- logy and Psychiatry* 27 : 841~849.

606. _____. (1990). An organizational perspective on the self. In *The Self in Transition: Infancy to Childhood*, ed. D. Cicchetti and M. Beeghly, pp. 281~307. Chicago: University of Chicago Press.

607. _____. (1996). *Emotional Development: The Organization of Emotional Life in the Early Years.* New York: Cambridge University Press.

608. Sroufe, L. A., and Waters, E. (1997a). Attachment as an organizational construct. *Child Development* 48 : 1184~1199.

609. _____. (1997b). Heart rate as a convergent measure in clinical and developmental research. *Merrill-Palmer Quarterly* 23 : 3~28.

610. Stalker, C., and Davies, F. (1995). Attachment organization and adaptation in sexually abused women. *Canadian Journal of Psychiatry* 40 : 234~240.

611. Steele, H., Steele, M. Croft, C.., and Fonagy, P. (1999). Infant mother attachment at one year predicts children's understanding of mixed emotions at 6 years. Social Development 8 : 161~178.

612. Steele, H., Steele, M., and Fonagy, P. (1996a). Associations among attachment classifications of mothers, fathers, and their infants. *Child Development* 67 : 541~555.

613. _____. (1996b). Associations among attachment classifications of mothers, fathers, and their infants: evidence for a relationship-specific perspective. *Child Development* 67 : 541~555.

614. Stein, H., Jacobs, N. J., Ferguson, K. S., Allen, J. G., and Fonagy, P. (1998). What do adult attachment scales

measure? *Bulletin of The Menninger Clinic* 62(1): 33〜82.

615. Steiner, J. (1992). The equilibrium between the paranoid-schizoid and the depressive positions. In *Clinical Lectures on Klein and Bion*, ed. R. Anderson, pp. 46〜58. London: Routledge.

616. Stern, D. N. (1977). *The First Relationship: Mother and Infant*. Cambridge: Harvard University Press.

617. _____. (1985). *The Interpersonal World of the Infant: A View from Psychoanalysis and Development Psychology*. New York: Basic Books.

618. _____. (1994). One way to build a clinically relevant baby. *Infant Mental Health Journal* 15 : 36〜54.

619. _____. (1998). The process of therapeutic change involving implicit knowledge: some implications of developmental observations for adult psychotherapy. *Infant Mental Health Journal* 19 : 300〜308.

620. Stern, D. N., Barnett, R. K., and Spieker, S. (1983). Early transmission of affect: some research issues. In *Frontiers of Infant Psychiatry*, ed. J. D. Call and R. L. Tyson, pp. 74-85. New York: Basic Books.

621. Stolorow, R., and Atwood, G. (1991). The mind and the body. *Psychoanalytic Dialogues* 1 : 190〜202.

622. Stolorow, R., Brandchaft, B., and Atwood, G. (1987). *Psychoanalytic treatment: an intersubjective approach*. Hillsdale, NJ: Analytic Press.

623. Sullivan, H. S. (1953). *The Interpersonal Theory of Psychiatry*. New York: Norton.

624. _____. (1964). *The Fusion of Psychiatry and Social Science*. New York: Norton.

625. Suomi, S. J. (1999). Attachment in rhesus monkeys. *In Handbook of Attachment: Theory, Research and Clinical*

Applications, ed. J. Cassidy and P. R. Shaver, pp. 181～197 New York: Guilford.

626. Susman-Stillman, A., Kalkoske, M., Egeland, B., and Waldman, I. (1996). Infant temperament and maternal sensitivity as predictors of attachment security. *Infant Behavior and Development* 19 : 33～47.

627. Target, M., and Fonagy, P. (1996). Playing with reality II: the development of psychic reality from a theoretical perspective. *International Journal of Psycho-Analysis* 77 : 459～479.

628. Target, M. Shmueli-Goetz, Y., Fonagy, P., and Datta, A. (in prep-aration). Attachment representation in school-age children: the development and validity of the Child Attachment Interview (CAI). London: University College. Unpublished manuscript.

629. Teti, D. M., and Ablard, K. E. (1989). Security of attachment and infant-sibling relationships: a laboratory study. *Child Development* 60 : 1519～1528.

630. Teti, D. M., Gelfand, D., and Isabella, R.(1995). Maternal depression and the quality of early attachment: an examination of infants, preschoolers and their mothers. *Developmental Psychology* 31: 364～376.

631. Thompson, C. (1964). Transference and character analysis. In *Interpersonal Psychoanalysis*, ed. M. Green, pp. 22～31. New York: Basic Books.

632. Thompson, R. A. (1994). Emotion regulation: a theme in search of definition. *Monographs of the Society for Research in Child Development* 59 : 25～52.

633. ＿＿＿. (1999). Early attachment and later development. In *Handbook of Attachment: Theory, Research and Clinical Applications*, ed. J. Cassidy and P. R. Shaver, pp. 265-286.

New York: Guilford.

634. Trevarthen, C. (1984). Emotions in infancy: regulators of contracts and relationships with Person. In *Approaches to Emotion*, ed. K. Scherer and P. Elkman, pp. 129～157. Hillsdale, NJ: Erlbaum.

635. Trivers, R. L. (1974). Parental-offspring conflict. *American Zoologist* 14 : 249～264.

636. Tronick, E. Z. (1998). Dyadically expanded states of consciousness and the process of therapeutic change. *Infant Mental Health Journal* 19 : 290～299.

637. Vaillant, G. E (1992). *Ego Mechanisms of Defense: A Guide for Clinicians and Researchers*. Washington, DC: American Psychiatric Association Press.

638. van den Boom, D. C. (1994). The influence of temperament and mothering on attachment and exploration: an experimental manipulation of sensitive responsiveness among lower-class mother with irritable infants. *Child Development* 65 : 1449～1469.

639. van Ijzendoorn, M. H. (1995). Adult attachment representations, parental responsiveness, and infant attachment: a meta-analysis on the predictive validity of the Adult Attachment Interview. *Psychological Bulletin* 117 : 387～403.

640. van Ijzendoorn, M.H, and DeWolff, M. (1997). In search of the absent father: meta-analysis of infant-father attachment. *Child Development* 68 : 604～609.

641. van Ijzendoorn, M. H., Goldberg, S., Kroonenberg, P. M., and Frenkel, O. J. (1992). The relative effects of maternal and child problems on the quality of attachment: a meta-analysis of attachment in clinical samples. *Child Development* 59 : 147～156.

642. van Ijzendoorn, M. H., Juffer, F., and Duyvesteyn, M. G. C.

(1995). Breaking the intergenerational cycle of insecure attachment: a review of the effects of attachment-based interventions on maternal sensitivity and infant security. *Journal of Child Psyc- hology and Psychiatry* 36 : 225~248.

643. van Ijzendoorn, M. H., Scheunge., C., and Bakermanns Kranenburg, M. J. (in press). Disorganized attachment in early childhood: Meta-analysis of precursors, concomitants and sequelae. *Development and Psychopathology.*

644. van Ijzendoom, M. H., Vereijken, C. M. and Riksen Walraven, M. J. (in press). Is the Attachment Q-Sort a valid measure of attachment security in young children? In *Patterns of Secure- base Behavior: Q sort Perspectives on Attachment and Caregiving,* ed. E. Waters, B. Vaughn, and D. Teti. Mahwah, NJ: Erlbaum.

645. Vaughn, B. E, and Bost. K. K. (1999). Attachment and temperament. In *Handbook of Attachment: Theory, Research and Clinical Applications,* ed. J. Cassidy and P. R. Shaver, pp. 198~225. New York: Guilford.

646. Vinamaki, H., Kuikka, J., Tiihonen, J., and Lehtonen, J. (1998). Change in monoamine transporter density related to clinical recovery: a case-control study. *Nordic Journal of Psychiatry* 52 : 39~44.

647. Volling B. L., and Belsky, J. (1992). The contribution of mother-child and father-child relationships to the quality of sibling interaction: a longitudinal study. *Child Development* 63 : 1209~1222.

648. Vondra, J. I., Hommerding, K. D., and Shaw, D. S. (1999). A typical attachment in infancy and early childhood among children at developmental risk. VI. Stability and change in infant attachment in a low income sample. *Monographs of the Society for Research in Child Development* 64 :

119~144. Chicago: University of Chicago Press.

649. Waddington, C. H. (1996). *Principles of Development and Differentiation.* New York: Macmillan.

650. Warren, S. L., Houston, L., Egeland, B., and Sroufe, L. A. (1997). Child and adolescent anxiety disorders and early attachment. *Journal of the American Academy of Child and Adolescent Psychiatry* 36 : 637~644.

651. Wartner, U. G., Grossman, K., Fremmer-Bombrik, E., and Suess, G. (1994). Attachment patterns at age six in South Germany: predictability from infancy and implications for pre-school behaviour. *Child Development* 65 : 1014~1027.

652. Waters, E. (1995). The attachment Q-Set. *Monographs of the Society for Research in Child Development* 60 : 247~254.

653. Waters, E., and Deane, K. E. (1985). Defining and assessing individual differences in attachment relationships : Q-methodology and organization of behavior in infancy and early childhood. *Monographs of the Society for Research in Child Development* 50 : 41~65.

654. Waters, E., Merrick, S. K., Treboux, D., Crowell, J., and Albersheim, L, (in press). Attachment security from infancy to early adulthood: a 20-year longitudinal study. *Child Development.*

655. Watson, J. S. (1994). Detection of self: the perfect algorithm. In *Self-Awareness in Animals and Humans: Developmental Perspectives,* ed. S. Parker, R. Mitchell, and M. Boccia, pp. 131~149. Cambridge: Cambridge University Press.

656. Weil, A. P. (1970). The basic core. *Psychoanalytic Study of the Child* 25 : 442~460. New York: International University

Press.

657. _____. (1978). Maturational variations and genetic dynamic issues. *Journal of the American Psychoanalytic Association* 26 : 461–491.

658. Weinfield, N., Sroufe, L. A., and Egeland, B. (in press). Attachment from infancy to early adulthood in a high risk sample: continuity, discontinuity and their correlates. *Child Development.*

659. Weinfield, N. S., Sroufe, L. A. Egeland, B., and Carlson, A. E. (1999). The nature of individual differences in infant-caregiver attachment. In *Handbook of Attachment: Theory, Research and Clinical Applications*, ed. J. Cassidy and P. R. Shaver, pp. 66–88. New York: Guilford.

660. Weiss, B., Dodge, K. A., Bates, J. E., and Pettit, G. S. (1992). Some consequences of early harsh discipline: child aggression and a maladapative social information processing style. *Child Development* 63 : 1321–1335.

661. Weiss, J., Sampson, H., and the Mount Zion Psychotherapy Research Group (1986). *The Psychoanalytic Process: Theory, Clinical Observation and Empirical Research.* New York : Guilford.

662. West, M., and George, C. (in press). Abuse and violence in intimate adult relationships: new perspectives from attachment theory. In *Treatment of Assaultiveness*, ed. D. G. Dutton. New York: Guilford.

663. West, M. L., and Seldon-Keller, A. E. (1994). *Patterns of Relating : An Adult Attachment Perspective.* New York: Guilford.

664. Westen, D. (1991). Social cognition and object relations. *Psycho- logical Bulletin* 109 : 429–455.

665. Westen, D., Moses, M. J., Silk, K. R., et al. (1992).

348 애착이론과 정신분석

Quality of depressive experience in borderline personality disorder and major depression: when depression is not just depression. *Journal of Personality Disorders* 6 : 383～392.

666. Whittle, P. (in press). Experimental psychology and psychoanalysis: What we can learn from a century of misunderstanding. *Neuropsychoanalysis* 2.

667. Winnicott, D. W. (1948). Paediatrics and psychiatry. In *Collected Papers*, pp. 157～173. New York: Basic Books, 1958.

668. ＿＿＿. (1953). Transitional objects and transitional phenomena. *International Journal of Psycho-Analysis* 34 : 1～9.

669. ＿＿＿. (1956) Mirror role of mother and family in child development. In *Playing and Reality*, pp. 111～118. London: Tavistock.

670. ＿＿＿. (1958a). The capacity to be alone. In *The Maturational Processes and the Facilitating Environment*, pp. 29～36. New York: International Universities Press, 1965

671. ＿＿＿. (1958b). *Collected Papers: Through Paediatrics to Psychoanalysis*. London : Tavistock.

672. ＿＿＿. (1960a). The theory of the parent infant relationship. *International Journal of Psycho-Analysis* 41 : 585～595.

673. ＿＿＿. (1960b). The theory of the parent infant relationship. In *the Maturational Process and the Facilitating Environmnet*, pp. 37～55. New York: International Universities Press.

674. ＿＿＿. (1962a). Ego integration in child development. In *The Maturational Process and the Facilitating Environmnet*, pp. 56～63 London : Hogarth, 1965.

675. ＿＿＿. (1962b). The theory of the parent-infant relationship

further remarks. *International Journal of Psycho-Analysis* 43 : 238 ~ 245.

676. _____. (1963a). Communicating and not communicating leading to a study of certain opposites. In *The Maturational Process and the Facilitating Environmnet*, pp. 179 ~ 192. New York: International Universities Press, 1965.

677. _____. (1963b). Morals and education. In *The Maturational Process and the Facilitating Environment*, pp. 93 ~ 105. New York: International University Press, 1965.

678. _____. (1963c). Psychotherapy of character disorders. In *The Maturational Processes and the Facilitating Environmnet*, pp. 203 ~ 216. London: Hogarth Press, 1965.

679. _____. (1965a). Ego distortion in terms of true and false self. In *The Maturational Processes and the Facilitating Environment*, pp. 140 ~ 152. New York: International Universities Press.

680. _____. (1965b). *The Maturational Processes and the Facilitating Environment*. London: Hogarth

681. _____. (1967). Mirror-role of the mother and family in child development. In *The Predicament of the Family: A Psycho-Analytical Symposium*. ed. P. Lomas, pp. 26 ~ 33. London : Hogarth.

682. _____. (1971a). *Playing and Reality*. London: Tavistock.

683. _____. (1971b). Playing: creative activity and the search for the self. In *Playing and Reality*, pp. 62 ~ 75. London: Penguin.

684. Wolf, E. (1988). *Treating the Self*. New York: Guilford.

685. Wolstein, B. (1977). Psychology, metapsychology, and the evolving American school. *Contemporary Psychoanalysis* 13 : 128 ~ 154.

686. _____. (1994). The evolving newness of interpersonal

psycho-analysis-from the vantage point of immediate experience. *Contemporary Psychoanalysis* 30 : 473～498.

687. Yehuda, R. (1998). Psychoneuroendocrinology of post-traumatic stress disorder. *Psychiatric Clinics of North America* 21(2) : 359～379.

688. Yorke, C. (1971). Some suggestion for a critique of Kleinian psychology. *Psychoanalaytic Study of the Child* 26 : 129-155. New Haven, CT: Yale University Press.

689. Young, J. E. (1990). *Cognitive Therapy for Personality Disorders*: A Schema-Focused Approach. Sarasota, FL : Professional Resource Exchange.

690. Youngblade, L .M., and Belsky, J. (1992). Parent-child antecedents of 5-year-olds' close friendships: a longitudinal analysis. *Develop- mental Psychology* 28 : 700～713.

영문 찾아보기

국문 찾아보기

애착이론과 정신분석

지은이 / Peter Fonagy

옮긴이 / 반건호

발행인 / 김미경

펴낸날 / 2005년 10월 9일

등록일 / 2002년 12월 2일 제 2002-6

펴낸곳/ 도서출판 빈센트

       경기도 안양시 만안구 석수 2동 309-6

       Tel 02-394-3466

값 15.000

파본은 바꾸어 드립니다.

ISBN 89-954278-01-7-93510

e-mail : vincent3466@yahoo.co.kr

전국공급대행

도서출판 한글

전화 02)363-0301 팩스 02)362-8635